慢性腎臟病及其合併症

治療與照護手冊

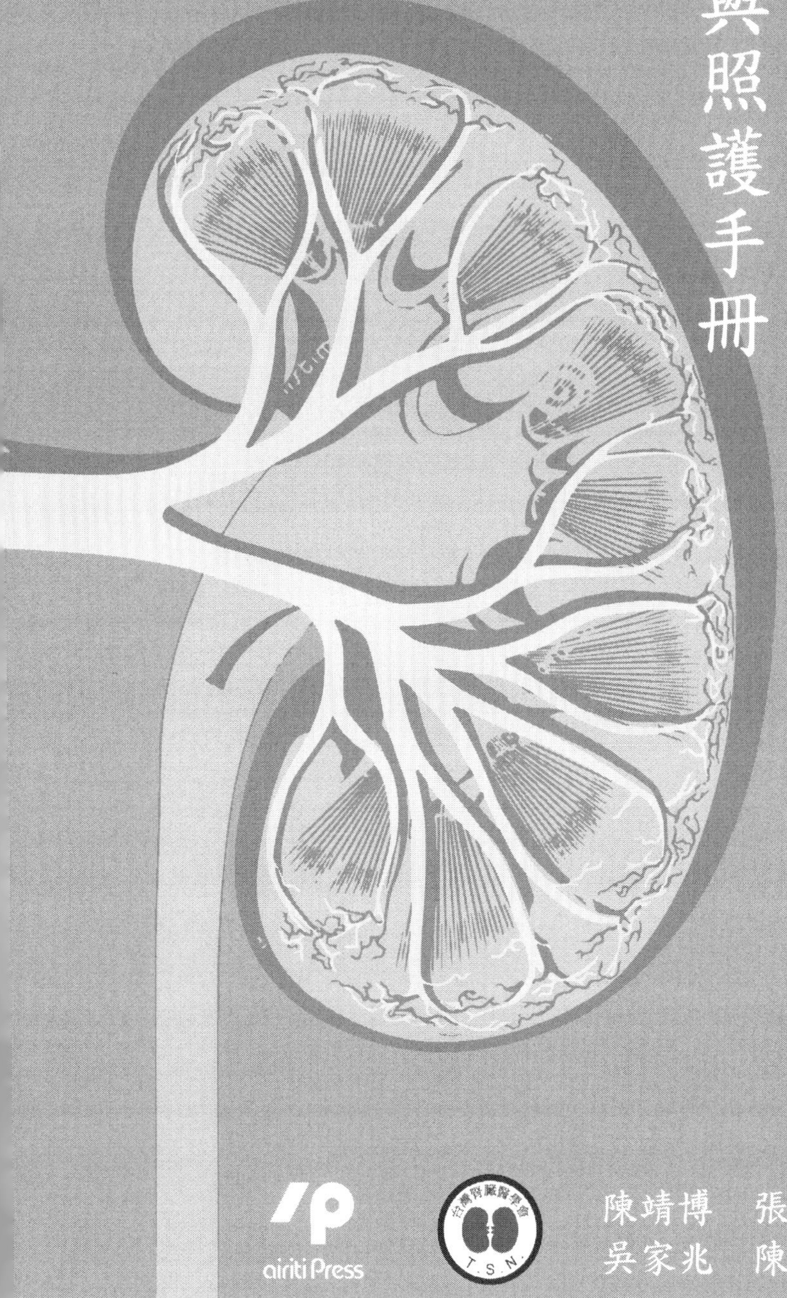

陳靖博　張家築　張浤榮
吳家兆　陳永昌　主編

airiti Press

序文

　　台灣末期腎衰竭的發生率及盛行率都很高，其原因除了年齡老化、糖尿病照護品質提升以及全民健保之外，良好的醫療水準提高病人存活率也是重要因素。做為慢性腎衰竭前身的慢性腎臟病也同樣有極高的盛行率，多年來在全體腎臟相關醫護人員的努力下，台灣慢性腎臟病的照護水平逐漸提高，照護模式也樹立了許多典範，成果在國際間也具相當知名度，這種種的成就，也感謝國民健康署及全民健保署的支持。

　　「腎臟與透析」雜誌創辦至今已有 28 年，期間經過歷任主編與編輯委員的努力，刊出了無數優秀的文章，提供國內腎臟相關醫護同仁許多寶貴的參考資料，也因此大幅提升國內腎臟醫療的照護水準，證實是國內極為重要的雜誌之一。本次更在陳靖博主編與全體編輯委員的努力下，整理出 31 篇歷年來關於慢性腎臟病及其併發症的治療及照護相關文章，編撰成冊重新出版，內容極為完整，相信溫故知新又能帶給大家寶貴的知識。

陳鴻鈞

台灣腎臟醫學會　理事長

2016 年 11 月 9 日

主編的話

　　生老病死是人生的大課題。許多疾病的發生常常令人措手不及。其中關聯到家庭社會的參與和負擔。腎臟是人體一個非常重要的器官，負責體內許多維持生命的功能，卻又如此的脆弱，常常遭受疾病的侵襲。台灣過去有許多慢性腎臟病的病人發病原因錯綜複雜，因而累積許多腎臟病防治與治療的寶貴經驗。台灣腎臟醫學會早在1988年有鑑於欲提高腎臟病照護醫療人員的水平，創辦了腎臟與透析雜誌。它是一本綜合醫學新知、專題探討、經驗分享及人文關懷的雜誌。走過28年頭，許多人經由此雜誌重新認識腎臟病照護技能，而獲得寶貴的新知、並分享其照護經驗，由此可知，此為一本兼具疾病治療與預防的雜誌。許多人因此期盼這些刊載於腎臟與透析雜誌的文章能集結成冊，永遠流傳下去。藉由第十屆腎臟與透析編輯群的努力，整理出此書。內容著重於慢性腎臟病及其併發症的治療及照護。衷心希望此書的發行能讓廣大的華人世界從事腎臟病照護的醫療人員有所助益與啟發。

主編　陳靖博

2016年11月9日

目錄

序文／陳鴻鈞 i

主編的話／陳靖博 ii

第一篇　慢性腎臟病合併症及其照護

第1章　評估腎臟功能的方法／吳明儒 3

第2章　慢性腎臟病與高血壓／王舒民、楊雅斐、黃秋錦 11

第3章　慢性腎臟病患者常見之心血管疾病／王守玠、楊得政 ..23

第4章　慢性腎衰竭血糖控制／蘇鈺壬、鄭本忠、郭健群、林景坤、李建德 33

第5章　高血脂與慢性腎臟病／蔡尚峰、陳呈旭、徐國雄、吳明儒 43

第6章　慢性腎臟病與血脂異常／蘇鈺壬、黃惠勇、楊智超、莊峰榮、許國泰 55

第7章　慢性腎臟病與營養不良／林家弘、高銘聰、黃秋錦 63

第8章　甲狀腺功能和慢性腎臟疾病／蘇鈺壬、吳建興、陳德全、李文欽、簡玉樹 71

第9章　如何執行慢性腎臟病個案管理：南部某醫學中心為例／王淑麗、蕭仕敏、邱怡文、黃尚志、陳鴻鈞 79

第二篇　慢性腎臟病之治療

第 10 章　合併使用 ACEI 和 ARB：對於腎臟保護是否有加成療效呢？／陳怡安 …… 89

第 11 章　鈣離子阻斷劑在慢性腎衰竭中所扮演的角色／林鈺琳、洪崇尹、
　　　　　彭聖曾 …… 97

第 12 章　慢性腎臟病的高血壓用藥／周獻章 …… 103

第 13 章　慢性腎臟疾病與高尿酸血症控制／賴美玉、陳鈺如、游顯妹、張浤榮 …… 113

第 14 章　痛風的治療用藥簡介／王奕山、張家築 …… 119

第 15 章　降血脂治療與延緩慢性腎衰竭之惡化／林靜皓 …… 133

第 16 章　紅血球生成素的使用是否可延緩腎功能的惡化／馬紹銘、彭聖曾 …… 141

第 17 章　紅血球生成刺激劑於慢性腎臟病之應用／曾偉誠、唐德成 …… 151

第 18 章　酮酸及胺基酸在慢性腎衰竭的使用／李宜哲、彭聖曾 …… 161

第 19 章　Pentoxifylline 對於慢性腎臟病的病人的保護作用／張立群 …… 167

第 20 章　TGF-β 阻斷劑與慢性腎衰竭的進展／洪崇尹 …… 173

第 21 章　慢性腎臟病病人維生素補充：需要那些？為什麼？劑量？／陳虹霖、
　　　　　張家築 …… 181

第 22 章　疫苗與慢性腎臟病／詹尚儒 …… 193

第三篇　慢性腎臟病之腎性骨病變

第 23 章　慢性腎臟病與骨病變／徐煜能、游棟閔、吳明儒 …… 205

第 24 章　慢性腎臟病患中鈣磷異常的流行病學／林彥仲、陳錫賢、吳麥斯 …… 217

第 25 章　慢性腎臟病之高血磷與降磷素失調／林彥仲、林志慶 …… 223

第 26 章　副甲狀腺素代謝物之生物活性及其臨床上之意義／陳甫安、吳采虹 …… 231

第 27 章　心臟血管疾病在慢性腎臟疾病與鈣磷代謝問題的相關探討／簡登淵、
　　　　　林堯彬 …… 237

第 28 章　慢性腎臟病之血管鈣化與治療／何韋德、陳薏如、黃錫培、何永和、劉文治、
　　　　　楊麗琼 …… 245

第 29 章　慢性腎臟病病人的磷結合劑使用／許喬欣、吳義勇 251

第 30 章　活性維他命 D 及其類似物於慢性腎臟病併發副甲狀腺機能亢進的治療／
　　　　　郭旭崇、林志慶 259

第 31 章　慢性腎衰竭病人的鈣、磷代謝異常之飲食對策／高治圻、許巧縈、
　　　　　張芳綺、林彥仲、吳麥斯、陳振文、陳錫賢 269

第一篇

慢性腎臟病合併症及其照護

第 1 章

評估腎臟功能的方法

10.6140/AP.9789864371389.ch_001

吳明儒
臺中榮民總醫院內科部腎臟科

本文修改自吳明儒：評估腎臟功能的方法，腎臟與透析 2007；19：45-9。

一、前言

　　過去十幾年來，全世界末期腎臟衰竭的患者人數隨著經濟發展和醫療的進步而快速地增加 [1,2]。在台灣，從西元 1991 年到西元 2000 年這十年之間，末期腎臟病患者的盛行率和新發生率都成倍數以上的增加。末期腎臟病的衝擊也已經變成全球很嚴重的醫療和社會經濟問題。根據最新台灣腎臟醫學會和美國腎臟資料系統 (United State Renal Data System, USRDS) 西元 2005 年的統計報告顯示，台灣是全世界末期腎衰竭新發生率最高的地區；至於末期腎衰竭的盛行率，台灣也占全世界第一位 (西元 2004 年僅次於日本，但西元 2005 年日本數據未列入)。在西元 2001 年，台灣就有超過七千名新的透析患者，當年度的透析總人數則超過三萬兩千人，而且這種趨勢持續至今並沒有太多的改變。但是，真正值得注意的是，台灣潛藏著非常多的慢性腎臟病的患者，正逐步邁向末期腎衰竭的不歸路。

　　過去對於腎臟病的分級很模糊，常常無法明確的界定其嚴重程度，現在腎臟科醫師已經有共識，依據美國國家腎臟基金會 (National Kidney Foundation, NKF) Kidney Disease Outcome Quality Initiative (KDOQI) 慢性腎臟病之分期來判定慢性腎臟病的嚴重度。這項標準對於慢性腎臟病的定義包括以下兩者：1. 在腎絲球過濾率 (glomerular filtration rate, GFR) 正常的情形下，腎臟功能受傷害達 3 個月以上，不論是合併尿液異常、放射線檢查異常或有腎臟病理變化。2. 不論腎臟有無明顯受損，只要 GFR 持續低於 60 ml/min/1.73 m^2 達 3 個月以上。以上兩個條件，任何一項成立就可以認定為慢性腎臟病 [3-5]。至於慢性腎臟病的病程就依照 GFR 區分為一至五級 (如表 1-1)。

二、評估腎臟功能的方法

　　肌酸酐是一個胺基酸衍生物，分子量為 113 道爾頓，可以被腎絲球自由地過濾。血清肌酸酐 (serum creatinine) 雖然是最常被用來評估腎臟功能的指標，但是，血清肌

表 1-1　美國國家腎臟基金會 KDOQI 慢性腎臟病之分期

病程	GFR (ml/min/1.73 m^2)	類型
第 1 期	≥ 90	腎功能正常有腎臟損傷者
第 2 期	60～89	輕度慢性腎衰竭
第 3 期	30～59	中度慢性腎衰竭
第 4 期	15～29	重度慢性腎衰竭
第 5 期	< 15	末期腎臟疾病

KDOQI: Kidney Disease Outcome Quality Initiative.

酸酐並非評估腎臟功能的良好指標，因為肌酸酐的產生取決於肌肉質量和飲食，不同的年齡、性別、種族和地理位置，都可能影響血清肌酸酐值。臨床上，還有很多因素都會影響血清肌酸酐的數值，例如：肌肉質量減少、發炎或營養不良時，血清肌酸酐值則會減少；肉類攝取增加、酮酸血症(ketoacidosis)時，則可能會增加血清肌酸酐。而且使用抗生素時，也可能因為影響腸道菌對肌酸酐的減低作用(degradation)。此外，trimethoprim 和 cimetidine，因為會抑制腎小管對肌酸酐的分泌作用，也會降低尿液肌酸酐廓清率(creatinine clearance, CrCl)、增加血清肌酸酐，但是並未真正影響 GFR [6,7]。

另一個用來評估腎臟功能的指標是血清 cystatin C。Cystatin C 是一個分子量只有 13 道爾頓的非糖化基本蛋白質，可以被腎絲球自由地過濾，所以 cystatin C 的清除率也可以用來評估腎功能。但是，cystatin C 在腎絲球過濾後，會被腎小管上皮細胞再吸收和代謝掉，只有很小的量會經由尿液排泄。因此，臨床上無法測量尿液的 cystatin C 廓清率。雖然血清 cystatin C 也會受年齡、性別、體重、身高、抽菸、C-reactive protein (CRP) 和使用類固醇的影響。與肌酸酐比較時，cystatin C 更不易受年紀、性別、肌肉質量等因素的影響。因此，一般認為血清 cystatin C 值，在輕度腎臟病(GFR 較高)時的偵測效果，比血清肌酸酐來得好。但是目前仍無證據肯定應該改用血清 cystatin C 來估算 GFR [8-12]。

一般認為唯有 GFR 才是腎臟功能最好的指標，但是臨床上直接測量 GFR 卻有其困難之處。目前大多數腎臟學專家普遍接受的黃金標準方法是以木菊糖(inulin)的廓清率作為測量 GFR。可是木菊糖廓清率的測量比較麻煩，必須經由靜脈注射木菊糖，再從尿液收集木菊糖，而且目前在台灣仍無法取得木菊糖，所以通常腎臟科醫師都會選擇其他的方法來評估病患的 GFR，例如以核子醫學檢查(測量 ^{99m}Tc-DTPA、^{51}Cr-EDTA、iohexol 或 ^{125}I-iothalamate 等的廓清率)、測量 24 小時尿液肌酸酐廓清率或利用公式估算等。然而除了放射性物質的考量之外，先前的研究也顯示，核子醫學的廓清率檢可能會有 5～20% 左右的測量誤差，因此目前最常被用來測量 GFR 的方法就是 24 小時尿液肌酸酐廓清率。方法是直接測量血清和 24 小時尿液中的肌酸酐，然後將 24 小時的小便總量，乘以尿液中肌酸酐的數值，再除以抽血測量得到的血清肌酸酐數值，最後再除以 1,440 即可(圖 1-1)。很多研究都證實 24 小時尿液肌酸酐廓清率和 GFR 有很好的相似性；而且，尿液肌酸酐廓清率也與血清肌酸酐的倒數有很好的相關性。但是，由於腎小管對肌酸酐有再分泌的作用，24 小時尿液肌酸酐廓清率通常會高估 GFR，這種現象在一般人大約高估 10～40%，然而在慢性腎臟病的患者通常還會更高。近年來許多研究更進一步發現，收集 24 小時尿液來評估 GFR 並不見得比利用公式估算 GFR 更值得信賴，況且病患在收集 24 小時尿液時很容易發生集尿不完全的情形。但是如果病患的年齡太小或太老、身材太胖或太瘦、有補充肌酸、截肢、肌肉耗損或有橫紋肌疾病、肢體麻痺、嚴重的營養不良或肥胖或素食者、急性腎衰竭、或是使用有腎毒性的藥物時，就必需直接收集 24 小時尿液來評估 GFR。

1. Cockcroft-Gault 公式

$$CrCl = \frac{(140 - Age) \times Weight}{72 \times Scr} \quad (\times\ 0.85\ if\ female)$$

2. Abbreviated MDRD Study 公式[*]
Estimated GFR
$= 186 \times (Scr) - 1.154 \times (Age) - 0.203\ (\times 0.742\ if\ female)\ (\times 1.212\ if\ black)$
$= 175 \times (Standarized\ Scr) - 1.154 \times (Age) - 0.203\ (\times 0.742\ if\ female)\ (\times 1.212\ if\ black)$

3. Schwartz 公式

$$GFR = \frac{0.55 \times Height}{Scr}$$

4. Counahan-Barratt 公式

$$GFR = \frac{0.43 \times Height}{Scr}$$

5. 二十四小時尿液 CrCl

$$\frac{24\ 小時尿液總量 \times 尿液中的\ Cr}{Scr \times 1,440}$$

圖 1-1　最常用來估算腎絲球過濾率的公式

CrCl：肌酸酐廓清率 (creatinine clearance)，以 ml/min 表示；Age：年齡，以 year 表示；Weight：體重，以 kg 表示；Scr：血清肌酸酐 (serum creatinine)，以 mg/dl 表示；MDRD：腎病飲食改進 (Modification of Diet in Renal Disease)；GFR：腎絲球過濾率 (glomerular filtration rate)，以 ml/min/1.73 m² 表示。
[*] 2005 年因使用標準血青肌酸酐的測量方法 (Scr 向下修正 5%) 而重新修訂一次 [7]。

三、估算 GFR 公式

　　文獻上有很多公式都可以用來估算 GFR。計算出的結果大同小異，各有優缺點。成人最常使用的公式是 Cockcroft-Gault 公式和 Modification of Diet in Renal Disease (MDRD) study 公式 (圖 1-1)。Cockcroft-Gault 公式是在西元 1973 年由 249 位尿液肌酸酐廓清率介於 30～130 ml/min 的男性發展出來的，原先是用來估算肌酸酐的廓清率，但是後來也被廣泛使用於估算 GFR [7,13,14]。Cockcroft-Gault 公式是先用 140 減掉年齡，接著乘以體重 (以公斤計)，然後除以血清肌酸酐的數值 (以 mg/dl 計)，再除以 72，如果是女性就必須再乘以 0.85。因為腎小管會再分泌肌酸酐，所以 Cockcroft-Gault 公式可能會高估 GFR。而且，Cockcroft-Gault 公式並沒有經過體表面積的校正，在臨床使用時應該特別注意。對於素食者、營養不良、低蛋白飲食、肥胖或水腫時，Cockcroft-Gault 公式容易高估肌酸酐廓清率；在重度慢性腎臟病，Cockcroft-Gault 公式估算的肌酸酐廓清率仍然會高估 GFR。

MDRD study 公式則是在西元 1999 年由 1,628 位慢性腎臟病的患者發展出來的，有經過體表面積的校正。西元 2005 年因為使用標準血清肌酸酐的測量方法 (血清肌酸酐值向下修正 5%) 而重新修訂一次 [7,15,16]。一般認為 MDRD study 公式比 Cockcroft-Gault 公式更準確性，尤其是在老年人和肥胖的患者，因為運算時使用的參數 (血清肌酸酐值、年齡、性別和種族) 比較多 [17-19]。MDRD study 公式對於 GFR 超過 90 ml/min/1.73 m^2 以上者比 Cockcroft-Gault 公式準確。但是在不同的種族、年齡大於 60 歲或小於 18 歲、糖尿病患者的準確性還沒有完全確認 [20-22]。事實上，MDRD study 公式在第 1 期慢性腎臟病患者容易低估 GFR，而在慢性腎臟病第 4～5 期反而會高估 GFR [23]。目前，由於網路上使用此公式很方便 (www.kdoqi.org)，MDRD study 公式也已經被廣泛的應用。在慢性腎臟病的整體照護方面，目前台灣腎臟醫學會建議估算成人 GFR 是 abbreviated MDRD study 公式為準。NKF 的慢性腎臟病照護準則也是建議使用 MDRD study 公式來替慢性腎臟病的分級。但是筆者認為，使用公式估算 GFR 的主要目的是提醒醫師和患者，應該小心使用藥物並且定期追蹤腎功能的變化。至於公式之間可能存在的誤差，不必太過計較哪一個公式比較準確，應該同時參考血清肌酸酐和 24 小時尿液肌酸酐廓清率的系列變化即可。

要估算兒童的 GFR，臨床上最常用的公式是 Schwartz 公式和 Counahan-Barratt 公式 (圖 1-1)。Schwartz 公式和 Counahan-Barratt 公式都使用身高和血清肌酸酐這兩個參數，但是仍然有一定程度的誤差存在，尤其在 GFR 較差時，Schwartz 公式可能就會有比較大的誤差。

四、只依賴尿液篩檢來判定腎功能是不夠的

去年六月本院與中部地區多家醫院共同執行台中市的成人腎臟病尿液篩檢結果發現，在總計 324 位資料完整的參與尿液篩檢者中，女性占 57.7%，平均年齡 40.6 歲，18～44 歲占 70.1%，45～64 歲占 23.8%，65～74 歲占 4.6%，大於 75 歲占 1.5%。單次尿液出現蛋白尿的比率是 7.4 %，出現蛋白尿 1+ 者占 2.2%，2+ 者占 2.8%，3+ 者占 1.5%，4+ 者占 0.9%。在這次篩檢活動也同時進行血壓檢查，發現高血壓的比率是 14.2%，稍低於衛生署在 2002 年調查的高血壓盛行率 (26.2%)。

去年在台灣南部地區高雄市的抽血和尿液篩檢活動也有 2,762 人參加，其中女性占 71%，18～44 歲占 25.1%，45～64 歲占 56%，65～74 歲占 13.4%，大於 75 歲占 5.5%。篩檢結果的發現，單次尿液出現蛋白尿的比率是 14%，比中部地區篩檢的結果高了將近一倍。篩檢的結果更進一步發現，第 3～5 期腎臟病的比率竟然高達 8.5%，各級腎臟病的比率分別是：第 5 期 (GFR < 15) 占 0.3%，第 4 期 (GFR 介於 15～30) 占 0.3%，

第 3 期 (GFR 介於 30～60) 占 7.9%，第 2 期 (GFR 介於 60～90) 占 5.2%，第 1 期 (GFR 大於 90 合併蛋白尿) 占 1.2%。特別值得注意的是，在高達 8.5% 的第 3～5 期腎臟病中，只有不到 24% 的患者出現蛋白尿。換言之，如果只使用尿液檢查來進行篩檢腎臟病，就可能有超過 3/4 的慢性腎臟病患者被誤認為正常。

前述這些情形並非偶發案例，依照衛生署 2002 年台灣的三高調查資料庫計算，6,000 位 15 歲以上的台灣人中，第 3～5 期慢性腎臟病的盛行率也是高達 6.9%。但是知道自己有腎臟病的患者比率卻很低：第 5 期有 71.4%，第 4 期只有 25%，第 3 期慢性腎臟病的患者竟然只有 8% 知道自己有腎臟病。探究其原因發現，原來大多數的醫師只有在血清肌酸酐的數值超過 1.6 mg/dl 時，才會告知病患有腎臟病 [24]。

事實上只依賴血清肌酸酐的數值來判定腎功能的正常與否是非常危險的。舉例來說，一位 80 歲體重 50 公斤的女性，如果血清肌酸酐的數值是在正常值上限的 1.5 mg/dl，真正收集 24 小時尿液的結果卻發現，她的 24 小時尿液肌酸酐廓清率竟然不到 30 ml/min (正常值是 90～120 ml/min)。換言之，雖然她血清肌酸酐的數值還在正常值的上限 (一般醫院血清肌酸酐的數值是 1.4 或 1.5 mg/dl)，卻已經有中重度的慢性腎臟病。萬一她住院需要使用抗生素時，就必須減量使用，否則很容易就會發生急性腎衰竭。

五、應用公式推算 GFR，早期發現高危險群患者

由前面的實例可以瞭解，絕對不能只依賴血清肌酸酐的數值來判定腎功能的正常與否，最好能同時抽血和驗尿，再用公式推算一下 GFR，或者檢查 24 小時尿液肌酸酐廓清率，才不容易造成遺憾 [7,23]。尤其是面對台灣如此高的中、重度慢性腎臟病和末期腎臟衰竭之盛行率和新發生率，解決之道就是要早期應用公式推算 GFR 發現慢性腎臟病的個案，並設法延緩或逆轉慢性腎衰竭的進行。依據台灣腎臟醫學會統計報告指出目前台灣新發生尿毒症個案之五大成因，第一位是糖尿病腎病變 (占 38.7%)，第二位才是慢性腎絲球腎炎 (占 30.3%)，其次是高血壓 (占 6.2%)，慢性間質性腎炎 (以毒藥物引起為主，占 1.8%)，和遺傳性多囊性腎病變 (占 1.1%)。可能會發生腎臟病的危險因子包括：糖尿病、高血壓、老年人 (65 歲以上)、經常接觸或使用有腎毒性的中西藥物或顯影劑、腎臟病家族史、免疫相關疾病、系統的傳染病、曾經發生急性腎衰竭等。再者急性腎衰竭又最容易發生在慢性腎臟病的患者，常見的原因包括：體液容積不足 (如出血、心衰竭、休克時)、使用顯影劑、使用有腎毒性的抗生素、非類固醇性消炎鎮痛藥 (特別是注射劑型)、接觸重金屬等等。這些患者都是我們應該儘可能早期診斷並且積極治療的對象。事實上，國外很多醫學中心在醫師送血檢測血清肌酸酐時，就自動利用公式在電腦系統中發出估算的 GFR，提供臨床醫師參考 [25]，台灣的醫院應該考慮跟進。

總之，腎臟病可怕之處是在於太晚診斷和沒有接受適當的治療。因此要為台灣洗刷腎臟病高發生率的污名，最好的方法就是發動全民一起來防治腎臟病，經由高危險族群的驗尿、抽血和推算 GFR，找出潛在的慢性腎臟病患者，透過衛教體系嚴格監控慢性腎臟病病患的治療，尤其是糖尿病和高血壓患者，一定要嚴格控制血糖和血壓，才能阻止或減緩腎功能惡化。

參考文獻

1. Coresh J, Astor BC, Greene T, Eknoyan G, Levey AS: Prevalence of chronic kidney disease and decreased kidney function in the adult US population: Third National Health and Nutrition Examination Survey. Am J Kidney Dis 2003; 41: 1-12.
2. United States Renal Data System: Excerpts from the 2000 US Renal Data System Annual Data Report: atlas of end stage renal disease in the United States. Am J Kidney Dis 2000; 36(Suppl 2): S1, S3, S5, S7.
3. National Kidney Foundation: K/DOQI clinical practice guidelines for chronic kidney disease: evaluation, classification and stratification. Am J Kidney Dis 2002; 39(Suppl 1): S1-S266.
4. Levy AS, Coresh J, Bakl E, et al: National Kidney Foundation practice guidelines for chronic kidney disease: evaluation, classification, and stratification. Ann Intern Med 2003; 139: 137-47.
5. Levey AS, Eckardt KU, Tsukamoto Y, et al: Definition and classification of chronic kidney disease: a position statement from Kidney Disease: Improving Global Outcomes (KDIGO). Kidney Int 2005; 67: 2089-100.
6. Perrone RD, Madias NE, Levey AS: Serum creatinine as an index of renal function: new insights into old concepts. Clin Chem 1992; 38: 1933-53.
7. Stevens LA, Coresh J, Greene T, Levey AS: Assessing kidney function-measured and estimated glomerular filtration rate. New Engl J Med 2006; 345: 2473-83.
8. Dharnidharka VR, Kwon C, Stevens G: Serum cystatin C is superior to serum creatinine as a marker kidney function: a meta-analysis. Am J Kidney Dis 2002; 40: 221-6.
9. Grubb AO: Cystatin C -- properties and use as diagnostic marker. Adv Clin Chem 2000; 35: 63-99.
10. Sjostrom P, Tidman M, Jones I: Determination of the production rate and non-renal clearance of cystatin C and estimation of the glomerular filtration rate from the serum concentration of cystatin C in humans. Scand J Clin Lab Invest 2005; 65: 111-24.
11. Keevil BG, Kilpatrick ES, Nichols SP, Maylor PW: Biological variation of cystatin C: implications for the assessment of glomerular filtration rate. Clin Chem 1998; 44: 1535-9.
12. Knight EL, Verhave JC, Spiegelman D, et al: Factors influencing serum cystatin C levels other than renal function and the impact on renal function measurement. Kidney Int 2004; 65: 1416-21.

13. Cockcroft DW, Gault MH: Prediction of creatinine clearance from serum creatinine. Nephron 1976; 16: 31-41.
14. Sokoll LJ, Russell RM, Sadowski JA, et al: Establishment of creatinine clearance reference values for older women. Clin Chem 1994; 40: 2276-81.
15. Levey AS, Bosch JP, Lewis JB, et al: For the Modification of Diet in Renal Disease Study Group. A more accurate method to estimate glomerular filtration rate from serum creatinine: a new prediction equation. Ann Intern Med 1999; 130: 461-70.
16. Myers GL, Miller WG, Coresh J, et al: Recommendations for improving serum creatinine measurement: a report from the Laboratory Working Group of the Nation Kidney Disease Education Program. Clin Chem 2006; 52: 5-18.
17. Froissart M, Rossert J, Jacquot C, et al: Predictive performance of the Modification of Diet in Renal Disease and Cockcroft-Gault equations for estimating renal function. J Am Sco Nephrol 2005; 16: 763-73.
18. Verhave JC, Fesler P, Ribstein J, et al: Estimation of renal function in subjects with normal serum creatinine levels: influence of age and body mass index. Am J Kidney Dis 2005; 46: 233-41.
19. Cirillo M, Anastasio P, De Santo JG: Relationship of gender, age, and body mass index to errors in predicted kidney function. Nephrol Dial Transplant 2005; 20: 1791-8.
20. Poggio ED, Wang X, Greene T, et al: Performance of the Modification of Diet in Renal Disease and Cockcroft-Gault equations in the estimation of GFR in health and in chronic kidney disease. J Am Soc Nephrol 2005; 16: 459-66.
21. Rule AD, Larson TS, Bergstralh EJ, et al: Using serum creatinine to estimate glomerular filtration rate: accuracy in good health and in chronic kidney disease. Ann Intern Med 2004; 141: 929-37.
22. L, Ma YC, Zhou YH, et al: Application of GFR-estimating equations in Chinese patients with chronic kidney disease. Am J Kidney Dis 2005; 45: 463-72.
23. Rosner MH, Bolton WK: Core curriculum in nephrology. Renal function testing. Am J Kidney Dis 2006; 47: 174-83.
24. Hsu CC, Hwang SJ, Wen CP, et al: High prevalence and low awareness of CKD in Taiwan: a study on the relationship between serum creatinine and awareness from a nationally representative survey. Am J Kidney Dis 2006; 48: 727-38.
25. Levey AS, Stevens LA, Hostetter T. Automatic reporting of estimated glomerular filtration rate -- just what the doctor ordered. Clin Chem 2006; 52: 2188-93.

第 2 章

慢性腎臟病與高血壓

10.6140/AP.9789864371389.ch_002

王舒民、楊雅斐、黃秋錦
中國醫藥大學附設醫院腎臟科

本文修改自王舒民，楊雅斐，黃秋錦：慢性腎臟病與高血壓，腎臟與透析 2007；19：64-70。

一、前言

許多流行病學的研究顯示高血壓與腎臟病的進展有密切相關，同時高血壓也是心血管疾病的一個獨立因子。許多慢性腎臟病的患者在診斷之初就合併有高血壓，而後續併發的心血管疾病往往是慢性腎臟病患者死亡的最大原因。因此，對於慢性腎臟病患者而言，控制血壓往往是治療的重要一環，而且許多大型的臨床研究也證實嚴格控制血壓是減緩腎臟病進展及降低併發心血管疾病的重要治療。

二、高血壓定義

高血壓是指動脈血壓的持續升高，重點在於多次測量的血壓平均值高，而非偶爾出現的血壓短暫升高。根據 Seventh Report of the Joint National Committee on Prevention, Detection, Evaluation, and Treatment of High Blood Pressure (JNC 7) 在 2003 年的最新定義，高血壓是指收縮壓高於或等於 140 mmHg 或舒張壓高於或等於 90 mmHg。成人正常血壓值的定義則為收縮壓低於 120 mmHg 且舒張壓低於 80 mmHg。血壓介於正常和高血壓之間的稱為高血壓前期 [1]。這些數值對任何年齡與性別的成人都適用；但對於幼兒與青少年而言，上述高血壓的臨床標準並不適用，而應該使用百分位標準。根據年齡、身高及性別校正後，血壓值高過同級兒童或青少年血壓值排序之 95 百分位者，視為高血壓。而在去年加拿大的研究中，高血壓的定義為清醒時血壓大於收縮壓 135 mmHg 或舒張壓 85 mmHg，或是 24 小時血壓大於收縮壓 135 mmHg 或舒張壓 85 mmHg [2]，定義更嚴謹。

在一項研究中顯示，全球高血壓的人口將會由 2000 年的九億七千二百萬人上升至 2025 年的十五億六千萬人 [3]，可知高血壓的控制將是重要的一環。

三、慢性腎臟病的定義

慢性腎病的定義標準有兩項，第一項為腎臟受損超過三個月，包括結構和功能上的異常。此異常可以是病理的異常或是血液、尿液或影像學異常；第二項是腎絲球濾過率 (glomerular filtration rate, GFR) < 60 ml/min/1.73 m^2 超過三個月，不管有無合併腎臟受損。慢性腎臟病依據 GFR 可分為五期，藉由此分期，我們可以瞭解腎臟功能的情況並且針對該分期而做預防或治療 [4] (表 2-1)。

目前在台灣的情況是慢性腎臟病的盛行率高，但是患者的自知率低。平均來說，

第 3～5 期的盛行率為 6.9%，但是連最嚴重的第 5 期病人的自知率卻只有 71.4% [5]，這種病患自知率與肌酸酐濃度有關，但只靠血中肌酸酐來判斷腎臟病又常常導致誤判，因此測量 GFR 與告知患者有腎臟病實為一項重要的課題。

表 2-1　慢性腎臟病的分期

分期	臨床	GFR
1	腎臟受損合併正常或上升的 GFR	≥ 90
2	腎臟受損合併稍微降低的 GFR	60～89
3	中等程度 GFR 降低	30～59
4	嚴重程度 GFR 降低	15～29
5	腎衰竭	< 15 (或透析)

GFR：腎絲球過濾率 (glomerular filtration rate)。

四、高血壓與慢性腎臟病的關係

　　慢性腎功能持續衰退與許多因素有關，其中高血壓和蛋白尿是兩個重要的因子。許多慢性腎病的患者在診斷之初就合併有高血壓，而後併發的心血管疾病往往是慢性腎病病患死亡的最大原因。而腎臟和高血壓之間的關係在於高血壓會引起腎臟結構及功能的改變，反之，腎臟疾病常伴有血壓升高，而使腎功能加速衰退，並且增加因慢性腎衰竭併發心血管疾病的危險性。因此，對於慢性腎病病患而言，控制血壓往往是治療的重要一環，而且許多大型的臨床研究也證實嚴格控制血壓是減緩腎病進展及降低併發心血管疾病的重要治療。

　　近年來有陸續的研究指出，加強血壓的控制會減少末期腎病的發生，並減少心血管病症的發生；這些結果也顯示降低蛋白尿的嚴重度也會減緩腎功能的衰退。目前建議，有腎臟功能不良者，其血壓應控制在 130/80 mmHg 以下，若有明顯蛋白尿者 (每天大於 1 g) 則血壓應控制在 125/75 mmHg [6]。對於腎功能不全或嚴重蛋白尿者，應先考慮投與血管張力素轉換酶抑制劑 (angiotension converting enzyme inhibitor, ACEI) 或血管張力素受器阻斷劑 (angiotension receptor blocker, ARB)，若血壓無法達到 130/80 mmHg 以下，或發生副作用及不適應者，則可考慮加上其他降血壓劑。

　　在透析患者中，血液透析的患者患有高血壓的比率比腹膜透析的患者來得高，甚至在慢性腎臟病的患者中就有高比率為高血壓，在一項美國人的統計中，2,535 個血液透析患者中就有 86% 有高血壓 [7]。表 2-2 為高血壓在腎臟病的病理機轉 [4]。

　　由表 2-2 可知，高血壓在慢性腎臟病的患者中有這麼多的影響因子。而且在透析患者中，高血壓與死亡率的關係呈現 U 型的曲線，血壓太高或太低都會使死亡率上升。理

表 2-2　高血壓在慢性腎臟病的病理機轉

之前就存在的本態性高血壓
細胞外溶液的增加
腎素、血管張力素、醛類脂醇系統的刺激
交感神經活性增加
內生性毛地黃類的因子
前列腺素、bradykinins
血管內皮生成因子的改變
體重的增加
紅血球生長激素 (erythropoietin, EPO) 的投與副甲狀腺素的分泌／高血鈣
動脈鈣化
腎臟血管疾病及腎動脈狹窄
慢性移植腎功能不全
捐腎者有高血壓的家族病史
環孢子素和類固醇的使用

想的透析後血壓應該維持在低於 150 mmHg 和高於 110 mmHg。為達此理想狀態，這些病人在家自行做血壓監測就非常重要 [8]。

五、高血壓的評估與臨床表現

當確定病人患有高血壓之後，有三個評估病人的要點：
1. 評估病人的生活型態及其他心血管疾病的危險性。
2. 評估是否有造成續發性高血壓的原因。
3. 評估標的器官 (target organ) 是否受到侵犯及其嚴重度。

對於高血壓病人的臨床評估，應該包括完整的病史詢問、理學檢查及實驗室檢查。

其中以病史詢問最為重要，可以從中得到一些影響高血壓的致病因子，例如平時生活習慣、過去體重增加情形、從事運動及休閒活動情形、是否有吸菸習慣等。根據研究，高血壓的病人，抽菸會造成腎功能的惡化 [9]。另外，醫師也應瞭解病人除了高血壓以外使用之處方藥物及成藥，因為有些藥物會使血壓上升或干擾降血壓藥的療效。這些藥物包括口服避孕藥、類固醇、非類固醇抗發炎藥物、祛鼻塞藥及其他感冒藥、食慾抑制劑等。

至於臨床表現，下列數種疾病已被證實和高血壓密切相關：
1. 中風 (腦血管疾病)：與腦出血的關係又比腦梗塞略為密切。臨床實驗已證明使用降血壓藥物可以降低 35% 到 40% 的腦中風危險性。

2. 冠狀動脈心臟病：血壓與冠狀動脈心臟病的關係，為血壓與中風關係之 2/3。使用降壓藥物可以降低 20% 到 25% 的心肌梗塞危險性。
3. 心臟衰竭：具有高血壓病史的病人發生心臟衰竭的風險，比從未罹患高血壓的人多出六倍。
4. 腎臟病變：控制收縮壓及舒張壓均能有效減緩腎臟因為高血壓而導致的傷害。另外，有效的控制血壓也可減緩蛋白尿的惡化。在 reduction of endpoints in non-insulin-dependent diabetes mellitus with the angiotensin II antagonist losartan (RENAAL) 的研究中，基準收縮壓若為 140～159 mmHg，則比 130 mmHg 的族群得到末期腎病變或死亡率要高出 38%，而且每高出 10 mmHg 的收縮壓，末期腎病變或死亡率要高出 6.7% [10]。
5. 既然高血壓已被證實為增加心血管疾病罹患率的一項重要危險因子，而大多數的研究也證實，控制血壓可以降低這項風險，站在預防勝於治療的觀點而言，積極治療高血壓比事後處理併發症更具意義。

六、高血壓在慢性腎臟病患者的治療

治療高血壓的目的，是經由將患者的血壓持續性地維持在目標值以內，以求降低患者日後心血管疾病及腎臟疾病的罹病率及死亡率。研究發現，大多數高血壓患者，尤其是 50 歲以上患者，如果能將收縮壓控制在目標值以內，舒張壓大都也會隨之下降；因此，臨床上在評估治療的起始及療效方面，主要還是以觀察收縮壓的變化為主。治療方面分為藥物與非藥物治療兩大方向。非藥物方面包括 [11]：

1. 減重：維持正常體重 (body mass index = 18.5～23.9) [11]。
2. 採用 dietary approaches to stop hypertension (DASH) 飲食原則：飲食中含大量水果、蔬菜、選用飽和脂肪酸及總脂肪含量少的低脂食物 [12]。
3. 減少食鈉：每日 2.4 g (即 6 g 食鹽) 以內 [12]。
4. 增加身體活動：進行規律的有氧活動計畫，如快走。至少每週 3 天，每天 30 分鐘以上 [13]。
5. 控制飲酒量：男性每天酒精攝取量不超過 30 mL，女性或體重較輕的男性不超過 15 mL (30 mL 酒精約等於 300 mL 紅酒) [13]。

至於藥物方面，慢性腎臟病的高血壓控制一般都不理想，也許是因為藥物種類不夠多或是使用不當的利尿劑而無法達到目標的血壓值 [14]。一般藥物治療原則如下：

1. 無併發症高血壓的用藥原則：根據目前大部分的高血壓預後研究報告顯示，thiazide 類利尿劑被認定為高血壓藥物治療的基礎，且被確認了它在高血壓治療中，防止心

血管併發症的角色 [15]。澳洲學者則持不同意見並提出，在白人男性高血壓患者使用 ACEI 作為起始治療，預後稍優於使用利尿劑 [16]。

除了在預後方面的好處之外，利尿劑也可以加強併用之降壓藥物對於血壓控制的效果，而且它的價格也很便宜。除了適合第一線使用，或單獨使用的 thiazide 類利尿劑之外，ACEI、ARB、乙型交感神經阻斷劑、鈣離子通道阻斷劑 (amlodipine) 等等種類的降血壓藥物，也已經被認定為對心血管疾病的治療及預後有益。如果某一種藥物無法使用，或耐受性不佳，可以在這些種類中選擇合適的藥物替換使用。

2. 有併發症的高血壓用藥原則：高血壓患者若已產生併發症，或合併其他疾病時，降血壓藥物種類的選擇，就要依個別狀況考量，選用最合適的藥物種類。高血壓的比率隨著腎功能的降低而有升高的趨勢。即使是輕微的慢性腎臟病也會提高死亡率，而且以心血管疾病為最多。這些病人的血壓控制以抗血管張力素轉換酶 (angiotension converting enzyme, ACE) 為主，但是大部分這類病人的高血壓卻必須依賴多種藥物的參與才能達到理想血壓的控制。利尿劑和鈣離子通道阻斷劑則提供共同控制血壓的角色，藉由血壓的調控而降低心血管的死亡率 [17]。表 2-3 列出在併發症存在的各項狀況下，建議使用的藥物 [1]。

表 2-3　建議使用藥物

併發症	利尿劑	乙型交感神經阻斷劑	血管張力素轉換酶抑制劑	血管張力素受器阻斷劑	鈣離子通道阻斷劑	醛類脂醇拮抗劑
心臟衰竭	◎	◎	◎	◎		◎
心肌梗塞後		◎	◎			◎
高冠心症風險	◎	◎	◎		◎	
糖尿病	◎	◎	◎	◎	◎	
慢性腎臟疾病			◎	◎		
防止再中風	◎		◎			

ACEI 在大部分有併發症的高血壓患者都有良好的效果。而且有糖尿病併高血壓的慢性腎臟病患者，其使用 ARB 或 ACEI 的效果比有糖尿病但無高血壓的慢性腎臟病患者來的好 [18]。在 microalbuminuria reduction with valsartan (MARVAL) 的研究中，使用 ARB (Diovan) 比鈣離子通道阻斷劑更可以降低糖尿病患者的尿蛋白排出 (-44% 比 -18%) [19]。

臨床上 ACEI 及 ARB 可被安全使用在大部分慢性腎病的患者，其使用原則如下 [4]：

(1) 臨床上，ACEI 及 ARB 應使用中高劑量。

(2) ACEI 及 ARB 應該可交替使用，假使其中一種無法使用的話。

(3) ACEI 及 ARB 可合併使用來降低血壓及蛋白尿。

(4) 病患接受 ACEI 及 ARB 的治療，應監測低血壓、高血鉀及 GFR 降低。

(5) 追蹤血壓、血鉀及 GFR 的間隔應視患者基準值而定。

(6) 在大部分的病患，若符合以下狀況，ACEI 及 ARB 可被繼續使用：
　　a. 腎絲球濾過速率在 4 個月內降低 < 30%。
　　b. 血鉀 ≤ 5.5 mEq/L。

(7) ACEI 及 ARB 在特殊情況下應該停用或小心使用。

　　ACEI 和 ARB 可減緩糖尿病或其他原因造成的腎病變，使用此類藥物時，除非肌酸酐增加 35% 以上或發生高血鉀，否則並不需要停藥。如果病人有兩側腎動脈狹窄或僅有一個腎臟合併腎動脈狹窄時，ACEI 很可能造成腎臟功能進一步惡化，不過，這種惡化在停藥後是可恢復的。在不造成副作用的情況下，ACEI 的劑量增加對糖尿病腎病變的高血壓控制有加成的效果。在 irbesartan in patients with type 2 diabetes and microalbuminuria (IRMA2) 的研究中，使用 irbesartan 300 mg 確實比 150 mg 或是對照組有更好的效果 [20]。而且在患者服藥的過程中，4 年追蹤的結果發現 ARB 或 ACEI 比其他種類的降血壓藥 (如利尿劑) 的病患長期接受度較高 (50.9% vs. 16.4%) [21]。上述的研究大多以國外的研究為主，最新的一篇 ARB 的研究則針對東方人 (日本人)，受試對象為 3,081 個日本人，分為 ARB (valsartan) 及 non-ARB 兩大群，結果發現，使用 ARB 族群的患者可降低 39% 心血管發生率，降低 40% 的中風機率，降低心臟衰竭 46%，並可降低心絞痛的發生率達 65% [22]，由此可知，ARB 或 ACEI 似乎對東方人降血壓的效果更好。

　　此外，限制蛋白質及磷酸鹽之攝取對末期腎病病人來說也是很重要的。有時用許多種藥物仍然無法將血壓控制好，這時候便需要透析治療或腎臟移植才能改善高血壓。

　　在利尿劑使用方面，在輕微慢性腎臟病的患者可使用 thiazide 控制血壓，而隨著慢性腎臟病的程度加重，可以轉換成 furosemide 來控制血壓，效果較好 [23]。

　　另外在透析患者的族群中，高血壓的比率很高而且更不容易控制，通常需要三種以上的藥物才能達到。我們可以利用透析液鈉的濃度來作為血壓的調控。此外末期腎病變的患者的交感神經系統呈現過度緊張的狀態，所以我們也許可以使用交感神經拮抗劑來控制高血壓。例如乙型拮抗類的藥物，不但可以改善心臟衰竭的風險更可降低第一年透析的死亡率 [24]。此外，最近有人研究，透析患者兩天透析一次與傳統的一週三次，其血壓的控制與透析中的不耐受性 (如低血壓等) 都有明顯改善 [25]。

3. 降血壓藥物的一般使用原則：大部分的高血壓患者要將血壓控制在目標值以內，都需要兩種或兩種以上的藥物併用；當使用單一藥物，且劑量也足夠時，若血壓仍無法控制在目標範圍，可以加上另一種不同作用機轉的藥物合併使用。直接使用兩種

或兩種以上的藥物，作為高血壓的起始治療，可以在較短的時間內達成血壓控制的目的，但是對於較易發生姿態性低血壓的患者，如糖尿病、自主神經功能失常、或一些較年老的患者，直接合併多種降壓藥物使用，要特別小心。

4. 高血壓治療失敗的常見原因 [11]：

(1) 病人不依規定治療。

(2) 與藥物有關的原因。

  a. 劑量太低。

  b. 不恰當地併用藥物 (例如併用兩種同類藥物)。

  c. 藥物本身的效用太短。

  d. 因其他藥物的影響：抗交感神經作用的藥物、抗憂鬱的藥物、腎上腺皮質類固醇、非類固醇抗發炎藥物 (non-steroidal anti-inflammatory drug, NSAID)、鼻黏膜消腫藥物、口服避孕藥、其他如古柯鹼、紅血球生成素、環孢靈素及可嚼的菸草等。

(3) 續發性高血壓。

  a. 腎臟功能不全。

  b. 腎臟血管性高血壓。

  c. 嗜鉻細胞瘤。

  d. 原發性醛類脂醇症。

(4) 體液過量。

  a. 使用的利尿劑不夠。

  b. 鈉鹽攝取過量。

  c. 因血壓降低造成體液留滯。

  d. 進行中的腎臟損害。

(5) 其他相關的狀況。

  a. 過於肥胖。

  b. 每一天飲酒超過 30 mL 酒精含量。

所以，假使血壓控制不如預期理想，應該想辦法尋找是否有上述原因，並從根本問題著手，以達目標值的血壓控制。

七、結語

臨床上，慢性腎臟病與高血壓的關係密切。而我們控制血壓的目的在於延緩腎臟病的惡化及進入腎臟替代療法的時間，降低心血管疾病的危險因子並增進生活品質。

有幾個重點需注意：1. 血壓目標值需低於 130/80 mmHg；2. 在家自我監測的血壓比醫院單次測的血壓來得重要；3. 鹽分限制的重要性；4. 在大部分的患者中，利尿劑應為第一線治療；5. ACEI 及 ARB 可有效延緩腎臟病惡化 [26-28]。

治療高血壓除了醫護人員的細心評估外，在病人方面，則應該以積極的態度去面對高血壓的問題。積極的控制體重、規律的運動、以及進行營養諮詢以調整飲食都能夠相當程度的降低血壓。同時，應該時時自我測量血壓以瞭解血壓的控制情形。至於藥物方面，則應該詳細詢問醫護人員可能的副作用、應如何服用、及其他相關注意事項。總之，醫病良好互動關係的建立，是達成理想血壓控制的不二法門。

而未來的研究重點在於高血壓流行病學的研究及血壓對心血管或其他器官的影響，如此可進一步闡明預防醫學和降血壓治療的角色。此外，不同藥物在不同族群的使用和優缺點也應進一步釐清，以獲得最好的治療效果。若能從不同的機轉去開發新藥，甚至基因導向的治療，相信可以讓病患得到更好的療效。另一方面，為了提升高血壓的防治率，也應針對醫療院所及社區研究如何普及高血壓的防治觀念，推動健康的生活型態，及提升病人對降壓藥物服藥順從度等面向來著手。

參考文獻

1. Chobanian AV, Bakris GL, Black HR, et al: The Seventh Report of the Joint National Committee on Prevention, Detection, Evaluation, and Treatment of High Blood Pressure: the JNC 7 report. JAMA 2003; 289: 2560-72.
2. Hemmelgarn BR, McAlister FA, Grover S, et al: The 2006 Canadian Hypertension Education Program recommendations for the management of hypertension: part I blood pressure measurement, diagnosis and assessment of risk. Can J Cardiol 2006; 22: 573-81.
3. Kearney PM, Whelton M, Reynolds K, Muntner P, Whelton PK, He J: Global burden of hypertension: analysis of worldwide data. Lancet 2005; 365: 217-23.
4. KDOQI clinical practice guidelines for chronic kidney disease: evaluation, classification, and stratification. Am J Kidney Dis 2002; 39: S1-246.
5. Hsu CC, Hwang SJ, Wen CP: High prevalence and low awareness of CKD in Taiwan: a study on the relationship between serum creatinine and awareness from a nationally representative survey. Am J Kidney Dis 2006; 5: 727-38.
6. Burgess E: Conservative treatment to slow deterioration of renal function: evidence-based recommendations. Kidney Int Suppl 1999; 70: S17-25.
7. Agarwal R, Nissenson AR, Batlle D, Coyne DW, Trout JR, Warnock DG: Prevalence, treatment, and control of hypertension in chronic hemodialysis patients in the United States. Am J Med 2003; 115: 291-7.
8. Annie SR, Krzesinski JM: Optimal blood pressure level and best measurement procedure in

hemodialysis patients. Vasc Health Risk Manag 2005; 1: 235-44.
9. Regalado M, Yang S, Wesson DE: Cigarette smoking is associated with augmented progression of renal insufficiency in severe essential hypertension. Am J Kidney Dis 2000; 35: 687-94.
10. Bakris GL, Weir MR, Shanifar S, et al: Effects of blood pressure level on progression of diabetic nephropathy: results from the RENAAL study. Arch Intern Med 2003; 163: 1555-65.
11. 朱宗信：漫談高血壓，高血壓防治手冊——高血壓偵測、控制與治療流程指引，台北：遠流，2004；72-3.
12. Milan A, Mulatero P, Rabbia F, et al: Salt intake and hypertension therapy. J Nephrol 2002; 15: 1-6.
13. Yukihito H, Shota S, Nobuo S: Daily aerobic exercise improves reactive hyperemia in patients with essential hypertension. Hypertension 1999; 33: 591-7.
14. Minutolo R, DeNicholoa L, Zamboli P, et al: Management of hypertension in patients with CKD: differences between primary and tertiary care settings. Am J Kidney Dis 2005; 46: 18-25.
15. The ALLHAT Officers and Coordinators for the ALLHAT Collaborative Group: The antihypertensive and lipid-lowering treatment to prevent heart attack trial. JAMA 2002; 288: 2998-3007.
16. Wing LMH, Reid CM, Ryan P, et al: A comparison of outcomes with angiotensin-converting-enzyme inhibitors and diuretics for hypertension in the elderly. N Engl J Med 2003; 348: 583-92.
17. Smith JP, Lewis JB: Hypertension management: special considerations in chronic kidney disease patients. Curr Hypertens Rep 2004; 6: 462-8.
18. Cooke CE, Fatodu H: Physician conformity and patient adherence to ACE inhibitors and ARBs in patients with diabetes, with and without renal disease and hypertension, in a medicaid managed care organization. J Manag Care Pharm 2006; 12: 649-55.
19. Viberti G, Wheeldon NM: Microalbuminuria reduction with valsartan in patients with type 2 diabetes mellitus: a blood pressure-independent effect. Circulation 2002; 106: 672-8.
20. Parving HH, Lehnert H, Brochner MJ, Gomis R, Andersen S, Arner P: The effect of irbesartan on the development of diabetic nephropathy in patients with type 2 diabetes. N Engl J Med 2001; 345: 870-8.
21. Conlin PR, Gerth WC, Fox JB, et al: Four-year persistence patterns among patients initiating therapy with the angiotensin II receptor antagonist losartan versus other antihypertensive drug classes. Clin Ther 2001; 23: 1999-2010.
22. Mochizuki B, Dahlof B, Shimizu M, et al: Valsartan in a Japanese population with hypertension and other cardiovascular disease: a randomised, open-label, blinded endpoint morbidity-mortality study. Lancet 2007; 369: 1431-9.
23. Minutolo R, De Nicola L, Zamboli P, et al: Management of hypertension in patients with CKD: differences between primary and tertiary care settings. Am J Kidney Dis 2005; 46: 18-25.
24. Santos SFF, Peixoto AJ: Hypertension in dialysis. Curr Opin Nephrol Hypertens 2005; 14: 111-8.
25. Lozano A, Benavides B, Quiros P, et al: Control of arterial hypertension by means of a regimen

of hemodialysis on alternate days versus 2 conventional regiments of 4 and 5 hours per session 3 times a week with 72 hours withoutsessions during the weekends. Nephrology 2006; 26: 695-702.

26. Agarwal R, Andersen MJ: Correlates of systolic hypertension in patients with chronic kidney disease. Hypertension 2005; 46: 514-20.

27. Agarwal R: Hypertension in chronic kidney disease and dialysis: pathophysiology and management. Cardiol Clin 2005; 23: 237-48.

28. Andersen MJ, Agarwal R: Etiology and management of hypertension in chronic kidney disease. Med Clin North Am 2005; 89: 525-47.

第 3 章

慢性腎臟病患者常見之心血管疾病

10.6140/AP.9789864371389.ch_003

王守玠、楊得政
沙鹿光田綜合醫院腎臟科

本文修改自王守玠，楊得政：慢性腎臟病患者常見之心血管疾病，腎臟與透析 2007；19：89-94。

一、前言

　　根據台灣腎臟醫學會的統計顯示,台灣是全世界末期腎衰竭新發生率及盛行率名列前茅的地區。但事實上大多數的患者並不知道自己有腎臟病,衛生署曾針對 15 歲以上的台灣民眾進行三高 (高血壓、高血糖、高血脂) 調查時發現,高達 7% 的人患有中重度的慢性腎臟病。慢性腎臟病的衝擊,已經變成台灣相當嚴重的醫療和社會經濟問題。慢性腎臟病最常發生在老年人、糖尿病和高血壓的患者 [1],這些病患就常常會合併心血管疾病的併發症。因此,慢性腎臟病患也是心血管疾病的高危險群。慢性腎臟病患者常見的心血管疾病包括:冠狀動脈血管疾病、心臟衰竭、腦血管疾病、周邊血管疾病、左心室肥大和心律不整等。透析病患常併發心血管疾病早已眾所周知,但越來越多的證據顯示,一旦腎臟產生病變,即使只是輕微的蛋白尿或腎功能變差,發生心血管疾病的機率都會增加 [2]。而在長時間的觀察研究中,不論年齡、性別、或種族,心血管疾病併發症不僅會加速腎功能的惡化,更是慢性腎臟病患者常見的住院和死亡原因。因此,早期預防診斷和治療這些心血管疾病是非常重要的課題。

二、慢性腎臟病患者發生心血管疾病的機率比一般人高

　　心血管疾病有許多已知的危險因子,譬如高血壓、糖尿病、血脂異常、抽菸和肥胖等,而這些危險因子本身也會促使腎功能惡化,導致慢性腎臟病逐漸發展,終究形成末期腎臟病,所以一些大型研究發現慢性腎臟病就是心血管疾病的危險因子 [3]。當腎功能開始減少時,發生心血管疾病的機率就會隨之竄升,一般認為慢性腎臟病患者發生心血管疾病的機率大約是一般人的 2 倍,大於七成的慢性腎臟病患者被診斷有心血管疾病,而且隨著腎臟病的嚴重度增加,發生心血管疾病的機率也會跟著上升,末期慢性腎臟病患者,發生心血管疾病的機率就是一般人的 3.4 倍。就個別心血管疾病分析時,大約有接近四成慢性腎臟病患者被診斷出冠狀動脈血管疾病,如果同時合併有糖尿病時,患病機率會更高。至於心臟衰竭,慢性腎臟病患者的發生率大約是一般人的 2～5 倍。有兩成慢性腎臟病患者罹患腦血管疾病,大約是一般人的 4～10 倍。此外,周邊血管疾病在慢性腎臟病患者的盛行率大約是二到三成,遠比一般人高出很多。慢性腎臟病患者罹患心血管疾病的死亡率遠比一般人高,而且心血管疾病的死亡率亦隨腎臟功能惡化而愈高。慢性腎臟病患者腦中風後的兩年存活率約 36%,周邊血管疾病患者的兩年存活率也只有 32.7%。

三、慢性腎臟病之心血管疾病危險因子

　　目前認為，傳統的心血管疾病危險因子主導慢性腎臟病的早期變化 [4]，因為大部分慢性腎臟病患者在發生腎功能退化之前，可能都合併有長期的高血壓、糖尿病或血脂異常病史，當腎臟病的嚴重度增加時，這些疾病的發生率及嚴重度也會增加。而這些心血管疾病的傳統危險因子會造成腎臟內小動脈的硬化，導致腎絲球、腎小管及間質組織的缺血病變與炎症反應，所以傳統的心血管疾病危險因子對於促發慢性腎臟病，及初期的腎臟傷害具關鍵性的地位。但根據危險模式研究分析顯示，單以傳統危險因子無法完全解釋，何以在慢性腎臟病的演變過程中，會有如此高發生率的心血管疾病。越來越多的研究報告指出，許多慢性腎臟病特有的心血管疾病危險因子 (表 3-1)，在中重度的慢性腎臟病具有舉足輕重的角色。

　　腎臟功能惡化的過程中，心血管系統也會隨著人體恆定代謝的適應變化，而產生形態結構和生理功能上的異常。首當其衝的改變，就是體內過多水分和鈉鹽的滯積，除了直接造成心搏出量增加之外，還會促使周邊交感神經活性增強，引起周邊血管阻

表 3-1　慢性腎臟病患之心血管疾病的危險因子

傳統危險因子
年齡 (age)
性別 (gender)
抽菸 (smoke)
高血壓 (hypertension)
糖尿病 (diabetes mellitus, DM)
異常血脂值 (dyslipidemia)
非傳統危險因子
高同半胱胺酸血症 (hyperhomocysteinemia)
貧血 (anemia)
慢性發炎 (chronic inflammation)
異常鈣磷血中濃度及乘積 (Ca × P)
副甲狀腺亢進 (hyperparathyroidism)
血管鈣化 (vascular calcification)
營養不良 (malnutrition)
糖基化終產物 (advanced glycation end products)
內皮細胞功能不良 (endothelial dysfunction)
胰島素阻抗 (insulin resistance)
氧化壓力 (oxidative stress)
一氧化氮系統功能失常 (NO system dysfunction)

力增加，最終的結果就是造成高血壓，而長期血壓增高和體液容積過剩，會漸漸加重心臟的負擔。慢性腎臟病患經常合併存在的貧血及代謝性酸血症，也會影響心血管功能。此外，鈣磷乘積過高及副甲狀腺亢進會促成心血管病變，這些累積的代謝異常，最終造成左心室心肌肥厚及心室擴張，促使心肌重塑 (remodeling)，導致心臟衰竭及其他心血管疾病，甚至死亡。在腎臟病惡化演變過程中，與慢性腎臟病相關的非傳統性危險因子，諸如慢性發炎、營養不良、過高的氧化壓力等因素也開始參與腎臟的破壞，並加重腎臟功能的退化 [5]。部分非傳統危險因子簡述如下。

1. 高同半胱胺酸血症 (Hyperhomocysteinemia)

同半胱胺酸可透過氧化壓力，及誘導內皮細胞血栓，而直接破壞心血管系統。慢性腎衰竭的病患，其血液濃度因腎臟代謝能力下降而增高，尤其是當有葉酸及維他命 B12 缺乏時，其血液濃度將更高。儘管高同半胱胺酸血症在慢性腎臟病患，是否與心血管疾病有直接關係，仍有待證明，但在一般人口中，已經證實它是一項心血管疾病的獨立危險因子，甚至加速腎功能的惡化 [6]，因此慢性腎臟病患最好仍能適當補充葉酸及維他命 B12，以降低血中同半胱胺酸濃度。

2. 高鈣磷乘積及副甲狀腺亢進 (Hyperparathyroidism)

繼發性副甲狀腺機能亢進和高鈣磷乘積，在透析病患已證實會增加心血管疾病的發生率及死亡率。許多研究也陸續發現，在各階段的慢性腎臟病患，這兩項因素都會增加心血管疾病，可能的原因，包括顯著的血管鈣化以及繼發性的血壓升高，而導致心血管疾病。而副甲狀腺素本身，即可造成心臟間質組織纖維化，心肌內層血管增厚，以及左心室肥厚。證據顯示調整鈣磷離子平衡，在慢性腎臟病患可減少心血管疾病 [7]。

3. 血管鈣化 (Vascular Calcification)

慢性腎臟病併發的血管鈣化，並非只是鈣磷被動地沉積在血管中，而是一種主動的骨化過程。血管平滑肌細胞受到刺激，而演變成具有類似成骨細胞 (osteoblast) 的表現，促使血管組織鈣化，並形成類似骨骼的結構 [8]。在體外實驗模擬高磷環境下，會誘發成骨細胞基因 (osteoblast-specific gene, cbfa-1)，透過調節數種骨形態發生蛋白 (bone morphogenic protein, BMP) 的表現，而導致血管骨化。相對地，在慢性腎衰竭病患體內，血管鈣化抑制物質濃度是不足的，譬如 BMP-7、Feutin-A 或 matrix GLA protein (MGP) 濃度會減少，很可能是軟組織異位鈣化的第一步。研究報告指出血管鈣化抑制物質濃度減少，會增加心血管疾病的死亡率 [9]。

4. 慢性發炎 (Chronic Inflammation)

發炎狀態很清楚地與血管硬化息息相關。許多生化指標，可作為發炎狀態影響心血管疾病嚴重度的參考，包括濃度會增加的急性期反應物，例如 C-reactive protein (CRP)、interleukin-6 (IL-6)、tumor necrosis factor-α (TNF-α)、fibrinogen、ferritin 和 lipoprotein (a) 等。以及會在發炎時降低的發炎反應物，如 adiponectin、膽固醇、白蛋白和前白蛋白 (prealbumin) 等 [10]。其中最廣為研究的就是白蛋白和 CRP，在各時期慢性腎臟病患身上，如果 high sensitivity CRP 升高或白蛋白降低，則表示慢性發炎狀態及營養不良，發生心血管疾病的機率及死亡率皆會隨之增加，有些學者稱之為 MIA 症候群 (malnutrition, inflammation, atherosclerosis syndrome) [11]。

5. 代謝症候群 (Metabolic Syndrome)

近年來引起廣泛研究的代謝症候群，在慢性腎臟病患中也很常見，包括中心肥胖 (腰圍增加)、高血壓、高血糖、血中三酸甘油酯偏高、高密度脂蛋白膽固醇偏低等脂質代謝異常，其致病機轉主要來自胰島素阻抗 (insulin resistance)。代謝症候群的患者體內，往往合併慢性發炎狀態，加上內皮細胞受損及凝血功能異常，又缺乏保護心血管疾病的高密度膽固醇，很容易發生血管病變。目前已證實代謝症候群或胰島素阻抗，就是心血管疾病的重要危險因子，增加動脈粥狀硬化、缺血性心臟病和腦血管栓塞發生機率，同時促使腎臟功能惡化 [5]。

6. 氧化壓力 (Oxidative Stress)

氧化壓力的大小，取決於抗氧化機制失衡的程度。對慢性腎臟病患而言，氧化壓力的增加，主要來自於抗氧化物質的缺乏，及氧化物質清除系統 (scavenging systems) 的缺陷。活性氧化物質 (reactive oxygen species, ROS) 會降低體內一氧化氮 (NO) 濃度，並可刺激血管平滑肌增生，以及促進形成發炎狀態。明顯易見地，氧化壓力與慢性發炎有密不可分的關係。相較於一般健康人群，慢性腎臟病患有明顯偏高的慢性發炎與氧化壓力 [12]。

事實上，在慢性腎臟病惡化過程中，牽涉心血管疾病形成的因素非常廣泛複雜，而且各項因素之間互有關聯，造成加成影響，因而加劇心血管疾病。在病理機轉中，最關鍵的變化就是內皮細胞的破壞，不僅是原本正常的內皮細胞數量減少，連正常修復能力也受損，因為內皮前驅細胞 (bone marrow-derived endothelial precursor cells) 的數目及功能，在慢性腎臟病患體內，已較正常人減少許多 [13]。導致內皮細胞破壞失去正常功能的原因，除了上述各種傳統和非傳統的心血管危險因子之外，也不能忽視 (asymmetrical dimethyl-L-arginine, ADMA) 對內皮細胞的影響。NO 不但是血管擴張物

質，同時也是一種抗血栓物質，而ADMA就是NO系統的抑制物。在一般人口研究中，ADMA的濃度與心血管疾病機率成正相關性。在慢性腎臟病患體內，可發現ADMA的代謝減緩，其濃度會隨腎功能減少而成線性增加，連帶影響NO生成減少和活性降低，引發鹽分蓄積和血壓增高。ADMA並可透過修飾內皮細胞基因，直接影響內皮細胞的表現 [14]。而NO功能失常，造成血管收縮及交感神經功能異常增高，最終導致內皮細胞傷害，受破壞的內皮系統，對其他共存或繼發的心血管疾病危險因素更加敏感脆弱，而併發不可回復的嚴重心血管疾病。

四、慢性腎臟病患者心血管疾病的診斷和治療

1. 冠狀動脈血管疾病

　　冠狀動脈血管疾病，包括狹心症和急性心肌梗塞，可導致左心室收縮和舒張功能不良，形成缺血性心臟病。可以利用心電圖、心臟酵素 (troponin) 和 creatine phosphokinase (CPK)、心臟超音波、核子醫學掃描、心導管檢查和心血管斷層攝影等來診斷。但是慢性腎臟疾病患者的心臟酵素值通常會比正常人高，容易造成判讀上的困擾。原則上troponin-I及troponin-T較CPK值準確，當數值持續升高時更具意義 [15]。治療冠狀動脈血管疾病的方法與一般病人相似，只是部分藥物的劑量必需依照腎臟功能作調整。而且慢性腎臟病患者接受經皮冠狀血管整形術 (percutaneous transluminal coronary angioplasty, PTCA) 的手術成功率、發生併發症機率和整體預後都比一般病人差。此外，接受心導管檢查前後，必須補充足夠水分和減少顯影劑使用量，事先作好周全預防措施，避免對腎臟造成更大的傷害。

2. 心臟衰竭

　　各類心臟疾病的臨床症狀，最終都會趨向於心臟衰竭。由於醫學進步，慢性腎臟病患壽命延長，患有心臟衰竭的比例越來越高，其臨床表現包括運動耐力不全、呼吸困難、端坐呼吸甚至併發肺水腫造成呼吸衰竭。慢性腎臟病患者合併有貧血、高血壓和水分蓄積時，都會加重心臟衰竭的症狀。進入透析治療時，心臟衰竭更是病患不好的預後指標，增加透析病人的死亡率 [16]。治療方法包括：降低危險因子，譬如適當運動、戒菸、避免肥胖、嚴格控制血壓、血糖及血脂值、早期使用紅血球生成素治療貧血、使用腎素系統抑制劑 (angiotensin-converting enzyme inhibitor [ACEI] 或 angiotensin receptor blocker [ARB])、毛地黃等，並且在適當的時機就開始透析治療，以便移除過多的水分。

3. 心律不整

　　高比例的慢性腎臟病患具有左心室肥厚及冠狀動脈血臟病，導致心律不整的機率增高，同時也增加心因性猝死的機率 [17]。病患如果合併有高血壓、糖尿病或之前發生過心肌梗塞病史，則致死性心室不整脈的機率會更高。電解值不平衡必須加以重視，慢性腎臟病患往往因為血清中鉀、鈣、鎂離子濃度過高或過低，而誘發心律不整。服用藥物或飲食引發不整脈的原因必須詳查後排除。根據一項上海地區對華人慢性腎臟病患的統計調查發現，心血管疾病仍以冠狀動脈血臟病、心臟衰竭及心律不整居大宗，其中心律不整發生率可達將近 1/4，而致死率更接近五成 [18]。治療心律不整除了有效控制心律外，最重要的是必須積極治療原發病因才能預防再次發生。

4. 腦血管疾病

　　腦血管疾病包括出血性腦中風、缺血性腦中風、暫時性缺血性發作和頸動脈狹窄。慢性腎臟病患者如果年紀大於 65 歲，又合併血中白蛋白偏低、貧血、凝血機制失常、高血壓、糖尿病和心臟病時，發生腦血管疾病的機率就會增高，而且死亡率會大於腎功能正常的族群 [19]。診斷腦血管疾病的方法包括：神經學理學檢查、腦部電腦斷層、腦血管造影等。治療方法與治療一般腦中風病人無異，主要依據患部的大小、復發的機率以及考慮併發症或合併疾病，來給與抗血小板及抗血栓藥物。值得注意的是，多囊腎 (autosomal dominant polycystic kidney disease, ADPKD) 病患有較高的多發性腦內血管瘤 (aneurysm) 盛行率，對於有血管瘤或腦溢血相關家族史或過去病史的多囊腎病患，必須定期篩檢或及早手術處理。

5. 周邊血管疾病

　　典型症狀是間歇性跛行，有時候卻只有缺血性足部潰瘍，或者完全沒有症狀。周邊血管疾病的重要性，在於透露全身血管系統已發生病變，當慢性腎臟病患發現周邊血管疾病症狀時，及表示其他心血管疾病的高危險性，病患常因心臟或腦血管併發症而死亡 [20]。慢性腎臟病患如果合併糖尿病，則發生周邊動脈阻塞的機率會更高，但必須與神經性疾病鑑別診斷。診斷的方法包括：足背動脈及後脛動脈的脈搏觸診、測量踝臂指數 (ankle-brachial index, ABI) 和血管造影等。ABI 就是測量足踝與手臂之血壓比值，ABI 值小於 0.9 就可以診斷周邊動脈血管疾病。治療方法包括：控制血壓、statin 類降血脂藥物、戒菸、低劑量阿斯匹靈 (aspirin) 和 cilostazol 等。症狀嚴重時則應考慮進行血管整型手術，甚至截肢手術。

五、總結

　　慢性腎臟病本身是造成心血管疾病很重要的危險因子。腎臟的病變會造成心臟血管的病變，同樣地，不論在動物或臨床研究都可驗證心臟血管功能的弱化，也會導致腎臟功能的惡化，這種雙向的交互影響被稱為心－腎症候群 (cardio-renal syndrome) [5]。如果能同時兼顧心腎功能，才能打破兩者糾纏的惡性循環。傳統的心血管危險因子，仍然是慢性腎臟病患者預測發生心血管疾病的重要指標，所以培養健康生活形態，包括戒菸、適當運動、少鹽少油飲食、嚴格控制血壓、血糖和血脂，以及使用阿斯匹靈和腎素系統抑制劑 (ACEI 或 ARB) 等，仍然非常重要。但是腎臟疾病相關的因素如：貧血、鈣磷代謝和副甲狀腺功能亢進等，也必須積極治療。美國國家腎臟基金會 (National Kidney Foundation, NKF) 近年來訂出許多治療準則 (Kidney Disease Outcome Quality Initiative guidelines) 可供我們參考 (表 3-2)。再者，不論任何分期，所有的慢性腎臟病患，都必須接受心血管疾病和其危險因子的篩檢，包括腰圍、血壓、血糖、血脂、蛋白尿、血色素及電解值濃度等，畢竟，許多心血管疾病在腎臟病早期便已經開始形成，只有儘量控制危險因子，才是慢性腎臟病病患預防發生心血管疾病最有效的方法。一旦罹患心血管疾病，就應該及早診斷治療，才能延緩慢性腎臟病患者進入透析治療的時程，以及改善慢性腎臟病患的預後，減少心血管疾病的致命併發症，以增進慢性腎臟病患的生活品質，及增加慢性腎臟病患的壽命。

表 3-2　美國國家腎臟基金會 KDOQI 治療準則

控制血壓 < 130/80 mmHg
糖化血色素 (HbA1c) < 7.5%
血色素 (Hgb) 11 ~ 12 g/dl，血比容：33 ~ 36%
低密度脂蛋白 (LDL) < 100 mg/dl
三酸甘油酯 (TG) < 500 mg/dl
血清磷值：在 stage 3 和 4：2.7 ~ 4.6 mg/dl；在 stage 5：3.5 ~ 5.5 mg/dl
血清鈣值：在 stage 3 和 4：維持在正常範圍；在 stage 5：8.4 ~ 9.5 mg/dl
鈣磷乘積 < 55 mg^2/dl^2
副甲狀腺素 (intact PTH) 在 stage 5 < 300 pg/ml

參考資料：整理自美國國家腎臟基金會官方網站有關 KDOQI guideline 部分之內容 [21]。
KDOQI: kidney disease outcome quality initiative; HbA1c: hemoglobin A1c; Hgb: hemoglobin; LDL: low-density lipoprotein; TG: triglyceride; PTH: parathyroid hormone.

參考文獻

1. Culleton BF, Larson MG, Evans JC, et al: Prevalence and correlates of elevated erum creatinine levels: the Framingham heart study. Arch Intern Med 1999; 159: 1785-90.
2. Ritz E, McClellan WM: Overview: increased cardiovascular risk in patients with minor renal dysfunction: an emerging issue with far-reaching consequences. J Am Soc Nephrol 2004; 15: 513-6.
3. Weiner DE, Tighiouart H, Amin MG et al: Chronic kidney disease as a risk factor for cardiovascular disease and all-cause mortality: a pooled analysis of community-based studies. J Am Soc Nephrol 2004; 15: 1307-15.
4. Zoccali C: Traditional and emerging cardiovascular and renal risk factors: an pidemiologic perspective. Kidney Int 2006; 70: 26-33.
5. Amann K, Wanner C, Ritz E: Cross-talk between the kidney and the cardiovascular system. J Am Soc Nephrol 2006; 17: 2112-9.
6. Ninomiya T, Kiyohara Y, Kubo M et al: Hyperhomocysteinemia and the development of chronic kidney disease in a general population: the Hisayama study. Am J Kidney Dis 2004; 44: 437-45.
7. Ritz E: The clinical management of hyperphosphatemia. J Nephrol 2005; 218: 221-8.
8. Cozzolino M, Gallieni M, Brancaccio D: Vascular calcification in uremic conditions: new insights into pathogenesis. Semin Nephrol 2006; 26: 33-7.
9. Stenvinkel P, Wang K, Qureshi AR, et al: Low fetuin-A levels are associated with cardiovascular death: impact of variations in the gene encoding fetuin. Kidney Int 2005; 67: 2383-92.
10. Roberts MA, Hare DL, Ratnaike S, Lerino FL: Cardiovascular biomarkers in CKD: pathophysiology and implications for clinical management of cardiac disease. Am J Kidney Dis 2006; 48: 341-60.
11. Stenvinkel P, Heimburger O, Paultre F, et al: Strong association between malnutrition, inflammation, and atherosclerosis in chronic renal failure. Kidney Int 1999; 55: 1899-911.
12. Oberg BP, McMenamin E, Lucas FL, et al: Increased prevalence of oxidant stress and inflammation in patients with moderate to severe chronic kidney disease. Kidney Int 2004; 65: 1009-16.
13. De Groot K, Bahlmann FH, Sowa J, et al: Uremia causes endothelial progenitor cell deficiency. Kidney Int 2004; 66: 641-6.
14. Smith CL, Anthony S, Hubank M, Leiper JM, Vallance P: Effects of ADMA upon gene expression: an insight into the pathophysiological significance of raised plasma ADMA. PLoS Med 2005; 2: e264.
15. Freda BJ, Tang WHL, Lente FV, Peacock WF, Francis GS: Cardiac troponins in renal insufficiency: review and clinical implications. J Am Coll Cardiol 2002; 40: 2065-71.

16. Harnett JD, Foley RN, Kent GM, Barre PE, Murray D, Parfrey PS: Congestive heart failure in dialysis patients: prevalence, incidence, prognosis and risk factors. Kidney Int 1995; 47: 884-90.
17. Wase A, Basit A, Nazir R, et al: Impact of chronic kidney disease upon survival among implantable cardioverter-defibrillator recipients. J Interv Card Electrophysiol 2004; 11: 199-204.
18. Chen N: The epidemiology survey of cardiovascular disorder in chronic renal failure in Shanghai. Chin J Nephrol 2001; 17: 91-4.
19. Abramson JL, Jurkovitz CT, Vaccarino V, Weintraub WS, Mcclellan W: Chronic kidney disease, anemia, and incident stroke in a middle-aged, community-based population: the ARIC study. Kidney Int 2003; 64: 610-5.
20. Anonymous: A randomised, blinded trial of clopidogrel versus aspirin in patients at risk of ischaemic events (CAPRIE), CAPRIE steering Committee. Lancet 1996; 348: 1329-39.
21. National Kidney Foundation®: Guidelines and commentaries. National Kidney Foundation®, retrieved from https://www.kidney.org/professionals/guidelines/guidelines_commentaries

第 4 章
慢性腎衰竭血糖控制

10.6140/AP.9789864371389.ch_004

蘇鈺壬、鄭本忠、郭健群、林景坤、李建德
高雄長庚紀念醫院腎臟科

本文修改自蘇鈺壬、鄭本忠、郭健群、林景坤、李建德：慢性腎衰竭血糖控制，腎臟與透析 2013；25：273-9。

一、前言

　　由於慢性腎功能不全與胰島素抵抗相關，而末期腎功能衰竭病人體內，其胰島素降解減少。在糖尿病合併慢性腎衰竭患者中，導致胰島素的需要量明顯減少或甚至停止在 2 型糖尿病的胰島素治療。

　　以上這些特異現象，部分不包括在透析的糖尿病人身上。腹膜透析液中葡萄糖的增加將導致降血糖治療的需要。飲食攝入和運動的變化 (例如透析前，因厭食攝入減少)，也可以影響胰島素的注射量。總之，在任何特定病人胰島素的需要量取決於組織的敏感性和肝臟胰島素代謝之間的平衡。此外，尿毒症的環境中可能會影響在血糖控制的評估並導致大多數口服降糖藥的代謝延長，使得它們更難於調整用藥。因此，糖尿病透析患者是無法輕易預測胰島素的需要量，而詳盡的個別化治療是必須的。

二、監測血糖控制

　　糖化血色素 (hemoglobin A1c, HbA1c) 濃度一連串的測量是最準確來評估慢性糖尿病患者血糖控制的方法。然而，某種方法，用於測量 HbA1c，如離子交換色譜法 (column-and ion-exchange chromatography) 和瓊脂凝膠電泳 (agar gel electrophoresis)，受腎功能衰竭本身而影響其檢驗結果。這是由於部分分析在高濃度的尿素干擾存在下形成醯胺化血紅素 (carbamylated hemoglobin)，導致假象 HbA1c 濃度升高。其他影響化驗的準確性因素，如減少紅血球細胞的壽命、近期輸血、缺鐵狀態、使用紅血球生成素 (erythropoietin) 促紅血球生成加速、代謝性酸中毒等。詳論如下：HbA1c 假象下降的因素，如減少紅血細胞的壽命、輸血、溶血。另一方面，假象增加的因素，醯胺化血色素和酸中毒 (acidosis)。鐵劑的補充及使用 erythropoietin 都會造成 HbA1c 略微的上升 0.5～0.7%。其原因可能是由於形成新的紅血球和血色素糖化率 (glycation rates) 的改變。然而，Morgan 等人 [1] 發現，患者腎功能正常與腎功能衰竭 (肌酸酐平均為 6.6 mg/dl) 之間，HbA1c 和血糖濃度之間的關係並沒有什麼不同。但一些血液透析患者會有比預期較低的 HbA1c 指數相對於周圍的葡萄糖濃度，即 HbA1c 數值往往低估在糖尿病血液透析患者的血糖控制 [2,3]。Joy 等人 [4] 則有相反的報告：每增加 1% 的 HbA1c，在血液透析病人平均血糖值增加 20 mg/dl；在腎功能正常身上則平均血糖值增加 30 mg/dl。近期有報告指出，認為測量糖化白蛋白 (glycated albumin) 更準確地評估血糖控制在這一族群中 [5]。最近的一項前瞻性研究發現，糖化白蛋白，可反映 2 週期間的血糖控制，且比 HbA1c，在糖尿病透析患者上提供在死亡率和住院率一個更好的預測能力 [6]。

此外，澱粉類多醣 (icodextrin) 和麥芽糖 (maltose)，這些包含在某些腹膜透析液，可以干擾或導致錯誤的一些自我監測的方法，導致血糖假象升高而治療不當的結果。

在慢性透析糖尿病患者中，如果空腹血糖低於 140 mg/dl (7.8 mmol/L)，餐後一小時的值小於 200 mg/dl (11.1 mmol/L) [7]，以及在 1 型糖尿病患者中 HbA1c 在 6～7% 之間，在 2 型糖尿病患者在 7～8% 之間，血糖控制一直被認為是足夠的。透析患者嚴格的血糖控制所提供的益處已證實在幾個小規模的研究 [8,9]。然而，一些大型研究發現，嚴格血糖控制率和生存率沒有顯著的相關，反而增加產生低血糖的風險 [10-12]。正如在 2005 年美國國家腎臟基金會 Kidney Disease Outcome Quality Initiative guidelines [13]，HbA1c 的目標與透析患者最好的結果尚未確定。目前，我們有一個 HbA1c 的不低於 7% 的目標，雖然使用這數字衡量血糖控制的風險和利益仍具有不確定性。

與非透析病人相比，在糖尿病透析患者身上，良好的血糖控制一直沒有被強調。一些可能的原因包括以下：
1. 缺乏與高血糖相關的症狀。
2. 無法感知漸進高血糖引起的腎臟以外的器官損傷。
3. 缺乏準確性透析患者的 HbA1c 標準。

監測血糖在非糖尿病患者也是很重要的，因為許多患者開始透析後發展為糖尿病。尤其在開始腹膜透析的患者因每日高葡萄糖負荷。一篇前瞻性觀察研究，在 252 位一個月後穩定的非糖尿病腹膜透析患者評估血糖值，8% 和 19% 的患者其血漿葡萄糖值分別大於 200 mg/dl，介於 125～200 mg/dl，其在 3 年的生存率呈負相關 [14]。

三、各類口服降血糖藥概論

在腎功能不全患者，使用口服降糖藥，對這些藥物的代謝知識是至關重要的，包括其代謝物顯著的毒性及降低血糖的時間延長。

1. Sulfonylureas (SU)

末期腎臟疾病開立 SU 類用藥，需要特別注意劑量和代謝途徑。SU 類用藥強烈與蛋白質結合，特別是與白蛋白。因此，血漿藥物濃度升高不能有效地由血液透析中移除。此外，這些藥物從白蛋白解離，會受到 β－受體阻斷劑、水楊酸鹽和 warfarin 影響而導致低血糖發生。SU 類代謝的基本原則概述如下：

(1) Chlorpropamide：幾乎完全由腎臟消除。這些可以積聚在腎功能受損的患者而發展至低血糖。

(2) Glyburide：有弱活性的代謝產物從尿中排出，積聚在腎功能受損的患者。
(3) Glimepiride：主要是由肝臟代謝，腎臟排泄活性代謝產物。
(4) Glipizide and tolbutamide：由肝臟代謝，主要為無活性代謝物在尿中排出體外。

因此，glipizide、glimepiride 是慢性腎功能衰竭患者口服降糖藥物的選擇。Glipizide 的劑量是 2.5～10 mg/day。如果腎絲球濾過率是 50 ml/min 以上，glyburide 可以以較低的劑量給與，但應避免在更嚴重的腎臟疾病患者使用。

2. Thiazolidinediones（TZD）類藥物

TZD 類藥物可增強組織對胰島素的敏感性，透過結合 PPAR-γ 抑制肝葡萄糖生產。Rosiglitazone 和 pioglitazone 是高度白蛋白結合，幾乎完全由肝臟代謝。使用這兩種藥物，在腎功能不全病患上不會發生原型藥物或主要代謝物的積累。而血液透析過程不影響這些藥物的藥代動力學。然而，它們與心臟衰竭和水腫的形成有關，尤其同時接受胰島素治療病人更頻繁發生 [15]。一項觀察性研究，使用 rosiglitazone 增加各種原因透析患者心血管疾病的死亡率 [16]。考量水腫的形成和心臟衰竭，以及可能因為這些藥物而死亡率增加的風險，他們應避免使用在末期腎衰竭患者，特別是如果他們預先存在的心臟衰竭。出現水腫的形成機制與 PPAR-γ 刺激遠端腎小管腎上皮細胞鈉離子通道的鈉重吸收有關 [17]。雖然未經臨床的證實，amiloride、spironolactone 或類似藥物可能因此有效改善這種體液滯留，即使是少尿或無尿透析患者。

3. Alpha-Glucosidase Inhibitors

如 acarbose 或 miglitol，延緩碳水化合物從胃腸道的吸收，降低餐後血糖值。在腎功能不全使用 acarbose，會增加原型藥物和代謝產物的濃度，但增加低血糖的風險並沒有被觀察到。Miglitol 比 acarbose 藥物濃度吸收程度更大，並較多程度由腎臟排泄，在腎功能不全的患者積累增加。因此，無論是 acarbose 或 miglitol 不建議在腎功能不全第 4、5 期患者 [15]。

4. Meglitinides

如 nateglinide 或 repaglinide 是相對較新的藥物刺激胰島素分泌。nateglinide 是肝臟代謝，腎臟排泄的活性代謝物。隨著腎功能降低，活性代謝產物的積累而發低血糖，因此，這種藥物必須謹慎使用。Repaglinide 主要由肝臟代謝，不到 10% 由腎臟排泄。低血糖可能較常見在嚴重腎功能損害的患者開始治療時。初始治療應每天 0.5 mg，密切監測血糖以利調整劑量。

5. Metformin

雙胍類藥物，主要以原形藥隨尿排出。因此，腎功能不全患者更容易受到藥物積累和形成乳酸性酸中毒化合物。根據 United States FDA label states，避免使用在肌酸酐男性超過 1.5 mg/dl，女性超過 1.4 mg/dl 身上。根據 British National Formulary 及 Japanese Society of Nephrology 建議：在 estimated glomerular filtration rate (eGFR) 小於 30 ml/min/1.73 m^2 應停止此藥。

四、末期腎臟疾病之血糖控制

2005 年 Kidney Disease Outcome Quality Initiative (KDOQI) 及 2012 update of KDOQI Clinical Practice Guideline 建議，胰島素治療應鼓勵在終末期腎臟疾病的血糖控制 [18,19]。這是由於有關透析患者使用的降糖藥，無法充分排泄許多這樣的代謝物及缺乏足夠的證據有效控制血糖。然而，若要使用口服藥物，glipizide 應可使用，glipizide 經肝臟代謝，只有非常弱活性代謝產物從尿中排出，低血糖的風險是低於其他口服劑。儘管 repaglinide 藥物濃度和半衰期在 glomerular filtration rate (GFR) 降低患者略為增加，repaglinide 劑量減少並沒有必要，亦可用於治療末期腎病患者 [20]。然而，使用經驗比 glipizide 較為有限。

1. 胰島素之使用

慢性腎功能衰竭伴有腎臟及肝臟代謝胰島素能力下降。因此，建議以下的胰島素用量調整：
(1) 如果腎絲球濾過率是 50 ml/min 以上，不需調整劑量。
(2) 若腎絲球濾過率是在 10～50 ml/min，胰島素的劑量應減少到約 75% 基準量。
(3) 若腎絲球濾過率小於 10 ml/min，高達 50% 的劑量應減少。

透析可以矯正尿毒環境，將減少胰島素抵抗，提高胰島素的分解。上述調整原則僅是參考，重要的是，密切監測血糖值，進行個別適當的劑量調整胰島素治療。可以使用幾種不同的胰島素治療方案，以達到血糖控制。包括每天兩次的中效胰島素與常規胰島素早餐前和晚飯前，或長效胰島素 (超長效)，配合每日兩次或三次補充飯前常規胰島素。

腹腔胰島素在腹膜透析患者，腹腔胰島素是可以考慮治療的。該方法具有以下潛在優勢：
(1) 它提供了一個連續的胰島素輸注。
(2) 它消除了需要皮下注射。

(3) 它可能提供更多的生理途徑吸收，由於外源性胰島素被吸收而進入門靜脈，模仿胰腺胰島素的作用。但是，這種方式有潛在的缺點：
   a. 注射胰島素，增加細菌污染至透析液的一個額外來源。
   b. 較高的總胰島素劑量需要在透析液中。
   c. 存在危險的腹膜成纖維細胞增殖 (peritoneal fibroblastic proliferation) [21]，也許有肝包膜脂肪肝 (hepatic subcapsular steatosis) [22] 的風險。

應使用比較長的 3.8 cm 針，以確保充分的胰島素劑量注入透析液容器而不是被困在輸液端口。注射後透析液容器應反倒幾次，以確保適當的混合。腹膜透析腹腔胰島素的使用，已經提出了幾種方法 [23,24]。若以每天 4 次 2L 透析液進行，我們按照 Toronto Western protocol 協議，前 3 包於主餐之前約 20 分鐘進行，第 4 包交換是在晚上 11 點左右進行。需測空腹及飯後一小時血糖。

(1) 在第一天，每一次交換液使用每日胰島素總劑量的 1/4。此胰島素量亦可幫助代謝攝入的碳水化合物。
(2) 額外添加到每袋的胰島素，以幫助代謝透析液中的葡萄糖。增加 2 個單位 (2U regular insulin) 在每 2L 1.5% 葡萄糖透析液，4 個單元在 2.5% 的葡萄糖，和 6 個單元在 4.25% 的 2L 葡萄糖交換液。
(3) 在第二天，根據前一天的血糖值調整胰島素治療方案。添加到夜間交換液反映空腹血糖；餐前使用添加到胰島素的透析液反映餐後一小時的血糖值。根據以下狀況 (每次交換 2 升) 調節胰島素劑量：
   a. 在前一天同一時間，降低胰島素 6 個單位，如果一小時餐後血糖低於 40 mg/dl。
   b. 降低胰島素 4 個單位，如果一小時餐後血糖為 40 和 80 mg/dl 之間。
   c. 降低胰島素 2 個單位，如果一小時餐後血糖為 80 和 120 mg/dl 之間。
   d. 不要改變胰島素劑量，如果餐後一小時血糖為 120 和 180 mg/dl 之間。
   e. 增加胰島素 2 個單位，如果一小時餐後血糖為 180 和 240 mg/dl 之間。
   f. 增加胰島素 4 個單位，如果一小時餐後血糖為 240 和 300 mg/dl 之間。
   g. 增加胰島素數個單位，如果一小時餐後血糖大於 300 mg/dl。

類似的劑量調整適用於夜間交換液，是根據隔日空腹血糖值。在特殊情況下可能會作出一些調整。若禁食，如於術、檢查或抽血，胰島素的劑量應減少一半。減少食物的攝入和平時活動力改變，胰島素的劑量也應調整。而 continuous cyclic peritoneal dialysis (CCPD) 或 nightly intermittent peritoneal dialysis (NIPD) 透析的患者治療方案也是不同的。在這些情況下，劑量應加到任何連接的夜間透析液，而最初的添加量通常會等於以前皮下胰島素總劑量。

上述建議，都是認為應用在比較正常的腹膜動力學。難控制的高血糖糖尿病患者，應進行腹膜平衡試驗。High transporters 因快速腹膜葡萄糖吸收，就擁有過多的血糖負

荷。除了造成血糖升高，快速葡萄糖的吸收降低了透析液和血液之間的滲透壓梯度，從而減少超濾量，尿毒清除率下降，和體液滯留。而全身水腫，則需要頻繁使用 2.5% 和 4.25% 葡萄糖透析液，然後建立一個惡性循環，導致進一步的血糖升高。其他透析方案如 icodextrin，碳水化合物的吸收相當於 2.5% 右旋糖袋，卻有 4.25% 葡萄糖透析液的超濾量。

2. 面對有問題的患者

有些糖尿病患者有持續性高血糖，嚴重的高血糖、酮酸中毒、頻繁低血糖或交替發作的高血糖和低血糖。

高血糖──胰島素劑量不足和飲食不正常是最常見持續性高血糖 (定義為 HbA1c 在 9% 以上) 的原因。另外一個問題是微血管病變可能導致不穩定的皮下組織的胰島素吸收，特別是如果病人不更替注射部位。

嚴重的高血糖和酮酸中毒──可觀察到嚴重的高血糖，血糖濃度大於 1,000 mg/dl (55 mmol/L)。然而，不同於那些腎功能正常人，低血容量和顯著的高鈉血症並不發生，這是由於無尿之腎衰竭個體是沒有糖尿 (glucosuria) 現象的。淨影響是最輕微的症狀，即使是那些極端高血糖 [7]。然而，這些患者可能有明顯的高鉀血症，這是由於從細胞鉀離子外流，以因應細胞外液之高滲透壓性。而處理嚴重的高血糖主要取決於靜脈注射胰島素 (通常開始劑量為 2 單位／小時)，而非輸液補充。同非透析患者，血糖和鉀濃度必須密切監測。

低血糖症──頻繁或持續的低血糖往往是由於未足量透析、不足的熱量攝入或潛在性疾病，如感染或惡性腫瘤。頻繁調整胰島素劑量、評估血糖日記和提供足夠的透析是不可少的。干擾血糖值 (如 β 受體阻斷劑)、長效胰島素和口服降糖藥，如果可能的話應停藥，直到更穩定的血糖控制。

交替的低血糖和高血糖──這些患者往往有胃輕癱 (gastroparesis)。胃排空檢查可明確診斷，以 metoclopramide 或 bethanechol 往往可以得到有效的治療 [25]。根本改善血糖控制，即可提高胃腸蠕動。Cisapride 由於心律不整的風險，現在按照製造商及 Food and Drug Administration (FDA) 的建議，限制在以往常用的胃排空障礙之改善。

五、結論

慢性腎功能衰竭是與胰島素抗性相關，而在末期腎衰竭，胰島素降解減少。在糖尿病患者中，後者可以導致胰島素的需要量明顯減少或甚至停止胰島素治療。幾個大的研究發現，血糖控制率和生存率之間沒有顯著的相關，而更嚴格的血糖控制產生低

血糖的風險性更高。在透析患者，尚未建立最好的預後結局的 HbA1c 目標。胰島素降解的大約 1/3 是透過腎臟的，第 1 型糖尿病患者接受胰島素的患者併有肌酸酐升高 (平均為 2.2 mg/dl)，發生嚴重低血糖的頻率增加 5 倍。因此，病人密切監測他們的血糖是非常重要的，根據需要減少藥的劑量，以避免低血糖。

若患者有低血糖的風險、合併症 (co-morbidities) 或壽命有限，目標 HbA1c 在 7.0% 以上。一篇最近 4 年隨訪的觀察性研究 [26]，在 1 型或 2 型糖尿病和慢性腎臟病的人，HbA1c 和死亡的風險之間呈現 U 型的關係。死亡人數大幅增加若 HbA1c 低於 6.5% 或 8% 以上。在血液透析患者，HbA1c 落在 7～9% 在存活率、住院治療、心血管疾病存在一些更好的結果 [27]，但不是存在所有的觀察性研究 [28]。然而，這種關係還沒有前瞻性、隨機研究所確認。儘管如此，透析或腎移植治療糖尿病的患者可能會繼續受益於良好的血糖控制，因為能減少眼睛和神經系統的併發症。

參考文獻

1. Morgan L, Marenah CB, Jeffcoate WJ, Morgan AG: Glycated proteins as indices of glycaemic control in diabetic patients with chronic renal failure. Diabet Med 1996; 13: 514-9.
2. de Boer MJ, Miedema K, Casparie AF: Glycosylated haemoglobin in renal failure. Diabetologia 1980; 18: 437-40.
3. Paisey R, Banks R, Holton R, et al: Glycosylated haemoglobin in uraemia. Diabet Med 1986; 3: 445-8.
4. Joy MS, Cefalu WT, Hogan SL, Nachman PH: Long-term glycemic control measurements in diabetic patients receiving hemodialysis. Am J Kidney Dis 2002; 39: 297-307.
5. Freedman BI, Shihabi ZK, Andries L, et al: Relationship between assays of glycemia in diabetic subjects with advanced chronic kidney disease. Am J Nephrol 2010; 31: 375-9.
6. Freedman BI, Andries L, Shihabi ZK, et al: Glycated albumin and risk of death and hospitalizations in diabetic dialysis patients. Clin J Am Soc Nephrol 2011; 6: 1635-43.
7. Mak RH: Impact of end-stage renal disease and dialysis on glycemic control. Semin Dial 2000; 13: 4-8.
8. McMurray SD, Johnson G, Davis S, McDougall K: Diabetes education and care management significantly improve patient outcomes in the dialysis unit. Am J Kidney Dis 2002; 40: 566-75.
9. Oomichi T, Emoto M, Tabata T, et al: Impact of glycemic control on survival of diabetic patients on chronic regular hemodialysis: a 7-year observational study. Diabetes Care 2006; 29: 1496-500.
10. Shurraw S, Majumdar SR, Thadhani R, et al: Glycemic control and the risk of death in 1,484 patients receiving maintenance hemodialysis. Am J Kidney Dis 2010; 55: 875-84.
11. Williams ME, Lacson E Jr, Wanf W, Lazarus JM, Hakim R: Glyvemic control and extended

hemodialysis survival on patients with diabetes mellitus: comparative results of traditional and time-dependent Cox model analyses. Clin J Am Soc Nephrol 2010; 5: 1595-601.

12. Kovesdy CP, Park JC, Kalantar-Zadeh K: Glycemic control and burnt-out diabetes in ESRD. Semin Dial 2010; 23: 148-56.

13. National Kideney Foundation®: Guidelines and commentaries. National Kideney Foundation®, retrieved from https://www.kidney.org/professionals/guidelines/guidelines_commentaries

14. Szeto CC, Chow KM, Kwan BC, Chung KY, Leung CB, Li PK: New-onset hyperglycemia in nondiabetic Chinese patients started on peritoneal dialysis. Am J Kidney Dis 2007; 49: 524-32.

15. Snyder RW, Berns JS: Use of insulin and oral hypoglycemic medications in patients with diabetes mellitus and advanced kidney disease. Semin Dial 2004; 17: 365-70.

16. Ramirez SP, Albert JM, Blayney MJ, et al: Rosiglitazone is associated with mortality in chronic hemodialysis patients. J Am Soc Nephrol 2009; 20: 1094-101.

17. Guan Y, Hao C, Cha DR, et al: Thiazolidinediones expand body fluid volume through PPARγ stimulation of ENaC-mediated renal salt absorption. Nat Med 2005; 11: 861-6.

18. K/DOQI Workgroup: K/DOQI clinical practice for cardiovascular disease in dialysis patients. Am J Kidney Dis 2005; 4(Suppl 3): S1-153.

19. KDOQI Clinical Practice Guideline for Diabetes and CKD: 2012 Update. Am J Kidney Dis 2012; 60: 850-86.

20. Hasslacher C, Multinational Repaglinide Renal Study Group: Safety and efficacy of repaglinide in type 2 diabetic patients with and without impaired renal function. Diabetes Care 2003; 26: 886-91.

21. Selgas R, Lopez-Riva A, Alvaro F, et al: Insulin influence on the mitogenic-induced effect of the peritoneal effluent in CAPD patients. In: Khanna R, Nolph KD, Prowant B, et al eds. Advances in peritoneal dialysis Vol 7. Toronto: University of Toronto Press, 1991; 161-4.

22. Diaz-Buxo, JA: Blood glucose control in diabetics: I. Semin Dial 1993; 6: 392.

23. Beardsworth, SF: Intraperitoneal insulin: a protocol for administration during CAPD and review of published protocols. Perit Dial Int 1988; 8: 145-52.

24. Tzamaloukas AH, Friedman EA: Diabetes. In: Daughirdas JT, Blake PG, Ing TS, eds. Handbook of dialysis, 3rd ed. Philadelphia: Lippincott Williams & Wilkins, 2001; 453-65.

25. Daniels, ID, Markell, MS: Blood glucose control in diabetics: II. Semin Dial 1993; 6: 394.

26. Shurraw S, Hemmelgarn B, Lin M, et al: Association between glycemic control and adverse outcomes in people with diabetes mellitus and chronic kidney disease: a population-based cohort study. Arch Intern Med. 2011; 171: 1920-7.

27. Freedman BI, Andries L, Shihabi ZK, et al: Glycated albumin and risk of death and hospitalizations in diabetic dialysis patients. Clin J Am Soc Nephrol 2011; 6: 1635-43.

28. Shurraw S, Majumdar SR, Thadhani R, et al: Glycemic control and the risk of death in 1,484 patients receiving maintenance hemodialysis. Am J Kidney Dis 2010; 55: 875-84.

第 5 章
高血脂與慢性腎臟病
10.6140/AP.9789864371389.ch_005

蔡尚峰 [1,2,3]、陳呈旭 [1,2]、徐國雄 [1,4]、吳明儒 [1,4,5]
[1] 臺中榮民總醫院腎臟科
[2] 東海大學生命科學系
[3] 國立陽明大學醫學系
[4] 中山醫學大學醫學院醫學系
[5] 中國醫藥大學醫學院醫學系

本文修改自蔡尚峰，陳呈旭，徐國雄，吳明儒：高血脂與慢性腎臟病，
腎臟與透析 2012；24：168-75。

一、血脂本身與腎功能的關係

1. 高血脂造成腎功能受損或腎功能持續變差？

脂肪的代謝會不會造成慢性腎衰竭的腎功能惡化，目前有各種假設。如 Cases 和 Coll [1] 認為是會的，一開始造成腎的傷害，是在腎絲球的破壞，之後會伴隨著基底膜通透性的改變，最終會造成惡性循環。這樣的理論基礎，在於由小便遺漏掉白蛋白與 lipoprotein lipase activators，之後會造成血中的 low-density lipoprotein (LDL) 上升，LDL 會黏到腎絲球基底膜上，造成其通透性的改變。不只如此，過濾後的 lipoprotein 會沉積在 mesangium 中，繼而刺激細胞外基質的製造與 mesangial cell 的增生。沒有沉積而過濾到腎小管的 LDL 會被腎小管重新再吸收與代謝，造成後續的細胞損傷與腎間質疾病。不過這樣的理論，只是突顯出來血脂肪本身會加重腎功能的變差，並非指出血脂會啟始腎功能的受損。

然而，在人類，高血脂造成腎損傷與持續性的腎損傷目前仍然不是很清楚。在很多大型的研究認為 [2,3]，血脂的異常被認為是慢性腎衰竭的危險因子，尤其在一些遺傳性的高血脂病人身上 [4]，造成腎受損的證據更明顯，不過這些病人畢竟還是少數，大多數的病人的血脂上升，還是因為慢性腎衰竭之後伴隨著小便白蛋白的上升、三酸甘油酯的清除率下降、血中張力下降、藥物的作用或是其他潛在系統性疾病等原因。在 Modification of Diet in Renal Disease (MDRD) study [5] 中，流行病學上的研究可以看到慢性腎衰竭的惡化與血脂的異常是有關係的。低的 high-density lipoprotein (HDL) 是腎功能惡化的獨立危險因子，高的總膽固醇、apo B 與 LDL 也與腎功能惡化有相關。不過，在 multiple risk factor intervention trial (MRFIT) [6] 研究則看不到血脂與腎功能變化的關係。有這麼不一致的結果，很大的原因在於慢性腎衰竭病人身上的高血脂，常常都是合併其他問題，而這些問題又都有可能造成腎功能的變差，像是高血壓、高血糖或是蛋白尿就是如此。

更細微的可能機轉 [7]，在於高血脂時，會增加 mesangial 的脂肪、腎絲球的巨噬細胞產生 transforming growth factor-β (TGF-β) 的量。因為腎臟裡面的 mesangial cell 是會表現 LDL 的受體，因為會造成 LDL 在此被吸收而上升，代謝之後可能會變成 fibronectin 和 monocyte chemoattractant protein-1 (MCP-1)，而這兩個物質正是會造成 mesangial 基質的擴張以及聚集更多血中的 acrophage/monocytes 進入腎絲球，引發更大的反應 [8]。Mesangial cell、巨噬細胞和腎小管細胞，都具有氧化 LDL 的能力，但是這樣子的過程，也會造成 mesangial cell 的增生與死亡，伴隨著產生 transforming growth factor-α (TGF-α)、eicosanoids、monocyte chemotaxins 以及腎絲球的血管收縮。

以上所述的所有過程，都是造成腎發炎與腎損傷。除了發炎之外，高血脂同時也會造成腎絲球動力學上的改變，即腎絲球壓力的上升 (Pgc)，也會造成後續的腎絲球的硬化 [9]；至於腎絲球壓力為何會上升，則可能與血中的 oxidized LDL 與 lipoprotein (a) 會刺激 renin 的釋放有關，oxidized LDL 會繼續引發腎絲球血管收縮而造成腎絲球壓力上升；而且 oxidized LDL 也會造成一氧化氮 (NO) 製造的下降，血管也就跟著收縮而使腎絲球壓力上升。

2. Statin 除了降血脂以外的潛在好處

Statin 除了可以降血脂之外，在慢性腎衰竭的病人身上，仍然有其他好處，稱為 pleiotropic effects，主要是因為可以抑制 Ras 和 Rho 小 GTPase 蛋白之 isoprenylation [10]，大多的反應是傾向保護腎臟的效果，如抗發炎、抗氧化、抗增生、抗細胞凋亡以及抗纖維化，主要的機轉可能與下列幾項有關：腎臟發炎、mesangial cell 增生、基質的製造、間質纖維化、腎血液的受損、腎絲球血管內皮與足細胞 (podocyte)。

3. 於 Mesangial Cell 的好處

Statin 對於 mesangial cell 的好處，在超過十年以前就已經在細胞與動物的實驗都已獲得證實有好處，在 anti-Thy1 大鼠模式裡 [12]，可以看到 statin 治療之後，會選擇性的抑制 mesangial cell 的增生與抗發炎反應，而且在 mesangioproliferative 腎絲球腎炎模式中，statin 治療也會有降低蛋白尿與保護腎臟的效果。在其他的研究中，statin 治療也被證實會使 macrophage influx 明顯下降，並且使 MCP-1 蛋白的 mRNA 表現下降。

4. 於 Podocyte 的好處

最近很多腎臟學的研究都關注在足細胞，在使用足細胞培養的研究裡 [13]，oxidized low-density lipoprotein (oxLDL) 會導致足細胞的細胞凋零 (apoptosis)、降低 serine/threonine kinase (Akt) 的活性、降低磷酸化與 nephrin 的表現，但是 statin 治療之後就可以明顯地避免上述變化的發生。所以，在足細胞上，statin 治療看來是有穩定足細胞的細胞骨架與 barrier 的效果。

5. 於腎血管內皮細胞的好處

在高血壓的 Dahl salt-sensitive 大鼠模式的實驗上 [14]，atorvastatin 治療會造成血管內皮細胞放鬆與降低氧化壓力的產生和增加 endothelial nitric oxide synthase (eNOS) 活性；atorvastatin 治療會使血管舒張，同時也會抗氧化的效果。

6. 免疫調節的效果（Immunomodulatory Effect）

除了有以上的效果之外，statin 也會有全身性的反應，如 Eller 等人研究發現 [15]，atorvastatin 治療也可以降低腎間質與腎絲球內的 T cell、macrophage、neutrophil 以及 Th17 cell 在腎臟與在淋巴結的浸潤，atorvastatin 治療也會降低血中系統性的 Th1 以及 Th17 的反應。

7. Statin 與敗血症

在觀察性的研究上，可以見到在腎功能正常的人身上，statin 治療可以減少發生嚴重敗血症與因敗血症而死亡的機會。而在前瞻性的研究上 [16]，在 1,041 位透析的病人中，也發現 statin 治療可以降低敗血症的風險 (incidence rate ratio: 0.41, CI: 0.25～0.68)。不過，這項研究是 Die Deutsche Diabetes Dialyse (4D) study 的再分析，並非原始研究即設定在此結果，所以解讀時應該特別小心。

8. Statin 與糖尿病

最近 statin 治療是否會造成新發生糖尿病的議題也被炒得沸沸揚揚，從台灣地區的研究看來 [17]，lovastatin 與 simvastatin 治療的確有可能會造成新發生的糖尿病增加，然而機轉可能在於降血脂之後，造成 β cell 分泌 insulin 的量變少、statin 的脂溶性的影響與降低脂肪細胞的 glucose transporter 4 的下降等 [18]。然而，從 Journal of the American Medical Association [19] 的研究看來，積極的控制血脂之下，只有在治療了 498 名病人時，才會有多新生一名糖尿病患者，但是只要治療了 155 名病人時，就會避免掉一次的心血管事件的發生，故使用 statin 治療的好處，還是明顯大於壞處。

二、慢性腎病變病人是否需要降血脂？（慢性腎衰竭病患的血脂控制的大規模臨床研究資料分析）

以下會介紹探討慢性腎衰竭病人使用 statin 治療的幾個較大規模比較有名的研究，最後的整理可見表 5-1。

1. Meta-analysis from Cholesterol Treatment Trialists' (CTT) Collaboration [21]

此 study 為 meta-analysis，裡頭的每一個 study 都至少是 1,000 人以上、至少追蹤

表 5-1　目前有名的大型臨床研究之整理

研究與發表時間	慢性腎衰竭期別	結果
Meta-analysis from Cholesterol Treatment Trialists' (CTT) Collaboration, 2010	eGFR > 90 或 60 ~ 90 ml/min (但不一定符合第 1、2 期)	對 major vascular event 的下降有統計上的差異
Meta-analysis in Cochrane Database, 2009	第 3、4 期	對下列有幫助：所有病因的死亡、心血管死亡、非致命的心血管事件
TNT trial (Treating to New Targets), 2008	第 3 期	每天 10 mg 或 80 mg 的 atorvastatin 在心血管事件的發生有統計上的下降
Jupiter study, 2010	第 3a 期	Rosuvastatin 會下降 45% 的心肌梗塞、中風、不穩定心絞痛住院、arterial revascularization 或確定的心血管的死亡的風險。在追蹤第 12 個月時，腎功能 (median eGFR) 在 rosuvastatin 這組是明顯的進步
4D trial, 2005	第 5 期	因心血管疾病死亡、非致命的心肌梗塞以及腦中風的綜合發生率並沒有差異，心臟事件的發生卻有統計上差異的下降，要小心發生致命性的中風的風險也是有上升的 (不過發生的人數在這兩群病人都太少)
AURORA trial, 2009	第 5 期	Rosuvastatin 在因心血管而死亡、非致死性心肌梗塞或是非致死性的中風的綜合發生率在這兩組病人是類似的；但在事後檢定糖尿病在透析的病患在心臟事件發生上卻會有 32% 的下降 (包括心因素死亡與非致死性心肌梗塞)；也要小心 rosuvastatin 組會有較出血性腦中風的發生率 (不過發生的數目都很少)
SHARP study, 2011	第 4、5 期	第 4 期時，simvastatin + 10 mg ezetimibe 這組病人可以降低因冠狀動脈疾病死亡、心肌梗塞、缺血性腦中風或是接受任何心導管的發生率。第四期以上時，20 mg simvastatin + 10 mg ezetimibe 這組對於缺血性腦中風可以降低 1% 的絕對風險值、對於需要重新做心導管的機率也可以降低 1.5% 的絕對風險值。小心 20 mg simvastatin + 10 mg ezetimibe 這組也會有較大的機會發生肌肉痛而停藥

eGFR: estimated glomerular filtration rate; AURORA: a study to evaluate the use of rosuvastatin in subjects on regular haemodialysis: an assessment of survival and cardiovascular events; SHARP: study of heart and renal protection.

資料來源：Wanner 等人 [20]。

2 年的研究。雖然慢性腎衰竭病患在裡面不是主要的研究對象，不過在重大血管事件上，可以看到使用 statin 來降低 LDL，的確在 estimated glomerular filtration rate (eGFR) < 60 ml/min、60～90 ml/min 以及 ≥ 90 ml/min 上都是有統計上的好處。不過值得注意的是，eGFR > 60 ml/min 的病人，要診斷為慢性腎衰竭還需要至少有影像學、病理、血液學或是尿液檢查上的異常才可以診斷，這點在研究中並沒有言明，不過至少在單純以 eGFR 來分界的話，可以看到也許第 1、2 期的慢性腎衰竭，可能在重大血管事件上還是有幫助。

2. Meta-Analysis [22]

Statin 於慢性腎衰竭病患而尚未透析的研究，包括因心血管疾病的死亡以及其他預後，一定要提到在 2009 年的一篇統合分析 (meta-analysis)，此篇研究包括了 26 篇研究，總共是 25,017 名病人，這些病人是在慢性腎衰竭第 3～4 期 (glomerular filtration rate, GFR: 15～60 ml/min/1.73 m^2)，於這些研究中，可以看到使用 statin 的族群，可以降低總死亡率 (all-cause mortality) (hazard ratio，HR： 0.81，95% 信賴區間 [confidence interval, CI]：0.74～0.89，共於 21 個研究中，有 18,781 名病人)、心血管死亡 (HR：0.80，95% CI：0.70～0.90，共於 20 個研究中，有 18,746 名病人)，以及非致命的心血管事件 (HR：0.75，95% CI：0.66～0.85，共於 5 個研究中，有 19,363 名病人)，而且這些病人並沒有因為服用 statin 而有產生後遺症。

3. TNT Trial (Treating to New Targets) [23]

類似的事後檢定研究也可見於 2008 年的 Treating to New Targets (TNT) trial，此 TNT trial 並沒有包含在上述的統合分析中。此 TNT 研究中，總共有 10,001 名病人，而其中有 9,656 名病人都有腎臟方面的資料，而 3,107 名病人的 estimated GFR 小於 60 ml/min/1.73 m^2，意即這些人是第 3 期慢性腎衰竭病人，所有的病人每天都給與 10 mg 或 80 mg 的 atorvastatin，在追蹤五年 (中位數) 之後，每天給與 80 mg 的這組對於心血管事件的發生會有 4.1% 絕對風險因子的下降 (absolute reduction)，與 10 mg 的相比，即 (9.3% vs. 13.4%)。但要值得注意的，這是事後檢定研究，故其可信度要略打折扣。

4. Jupiter Study [24]

此研究是找慢性腎衰竭病人，腎功能 eGFR < 60 ml/min/1.73 m^2 的病人，看服用 statin 是否有好處。將病人分為 rosuvastatin 20 mg/day 與安慰劑兩組，這些病人之前都是沒有心血管疾病的人，且 LDL < 130 mg/dl，且 C-reactive protein ≥ 2 mg/L，追蹤時間 1.9 年 (中位數)。結果是在這些參與的人當中，腎功能在慢性腎衰竭第 3a 期的人，

與腎功能 eGFR ≥ 60 ml/min/1.73 m² 相比，有較高的血管事件的發生 (HR: 1.54, 95% CI: 1.23 ~ 1.92, p = 0.0002)。而在這些第 3a 期的人當中，使用 rosuvastatin 會下降 45% 得到心肌梗塞、中風、不穩定心絞痛住院、arterial revascularization 或確定的心血管的死亡的風險 (HR: 0.55, 95% CI: 0.38 ~ 0.82, p = 0.002)。也會降低 44% 的所有原因死亡的風險 (HR: 0.56, 95% CI: 0.37 ~ 0.85, p = 0.005)。除此之外，在追蹤第 12 個月時，腎功能 (median eGFR) 在 rosuvastatin 這組是明顯的進步。

5. 4D Trial [25]

在 4D study 當中，1,255 名第二型糖尿病人且有高血脂的血液透析病人 (80% 並沒有接受 statin 的治療)，即慢性腎衰竭第 5 期病人，將這些病人隨機分到安慰組或是每天 atorvastatin 20 mg 這兩組，最主要看的結果是綜合心血管疾病死亡、非致命的心肌梗塞以及腦中風這三項的結果。在四個星期的追蹤之後，服用 atorvastatin 這組可以成功的將 LDL 從 121 降至 72 mg/dl，而安慰組為 125 降至 120 mg/dl。而在追蹤四年 (中位數) 之後，在這兩組發生因心血管疾病死亡、非致命的心肌梗塞以及腦中風的綜合發生率並沒有差異 (HR: 0.92, 95% CI: 0.77 ~ 1.10)。不過，心臟事件的發生卻有統計上差異的下降 (HR: 0.82, 95% CI: 0.68 ~ 0.99)，在另一方面，發生致命性的中風的風險也是有上升的 (HR: 2.03, 95% CI: 1.05 ~ 3.93)，不過，發生的病人數目在這兩群病人都太少了，不見得有意義！

事後檢定此研究時，將 LDL 的數值做分組之後，可以發現，當 LDL 的濃度大於 145 mg/dl 時，則因心血管疾病死亡、非致命的心肌梗塞以及腦中風發生的綜合結果是有較低的 (HR: 0.69, 95% CI: 0.48 ~ 1.00) [26]，再細項分析這群病人，可以發現他們的心因性死亡、突發性心因性死亡、非致命性的心肌梗塞以及所有心因性死亡，都是會下降的。而在 LDL 的濃度小於 145 mg/dl 時，則上述的結果都沒有差異！不過這樣子的解釋是根據事後檢定研究的結果，一開始 4D study 並非是要 LDL 數值分組研究，所以，在解釋上的強度就比較弱一些。

6. A Study to Evaluate the Use of Rosuvastatin in Subjects on Regular Haemodialysis: an Assessment of Survival and Cardiovascular Events (AURORA) Trial [27]

在 AURORA study 中，共有 2,776 名血液透析病人 (故為慢性腎衰竭第 5 期)，尚未接受過 statin 的治療，被隨機分組到 rosuvastatin (10 mg/day) 或安慰組，在三個月之後，平均血中 LDL 的濃度，在 rosuvastatin 組可以明顯的由 100 降至 58 mg/dl，而安慰組並沒有明顯的下降 (由 99 降至 98 mg/dl)。在 3.8 年 (中位數) 的追蹤之後，

因心血管而死亡、非致死性心肌梗塞或是非致死性的中風的綜合發生率在這兩組病人是類似的 (每一百人一年發生 9.2% vs. 9.5%, HR: 0.96, 95% CI: 0.84 ~ 1.11)。而上述結果之個別的分析以及任何病之死亡率在這兩組也是沒有統計上的差異的。而在服用 rosuvastatin 在統計上，也並沒有較多的藥物副作用。

事後檢定分析此 AURORA study 中，在 731 名糖尿病在透析的病患裡，在綜合結果與中風的風險上也是沒有差異的 [28]。不過，把這 731 名病人隨機分到 rosuvastatin 組 (388 人) 與安慰組 (343 人) 在心臟事件發生上卻會有 32% 的下降 (包括心因素死亡與非致死性心肌梗塞) (HR: 1.68, 95% CI: 0.51 ~ 0.90)，不過 rosuvastatin 組會有較多出血性腦中風的發生率 (不過發生的數目都很少，12 人 vs. 2 人)。雖然這只是小族群上的研究，不過這事後檢定的結果暗示著，statin 在降低糖尿病在透析族群病人的心臟事件發生上可能還是有好處的 [29]。

7. Study of Heart and Renal Protection (SHARP) Study [30]

今年才發表的 SHARP study，就是探究 simvastatin 加上 ezetimibe，對於降低心血管事件的發生是否有效。這個研究中，約有 1/3 的病人是需要透析的，也就屬於慢性腎衰竭的第 5 期。共有 3,023 名透析病人進入此研究當中，一開始分為三組：20 mg simvastatin + 10 mg ezetimibe、20 mg simvastatin 以及安慰組，在追蹤 1 年之後，只服用 20 mg simvastatin 組重新分配至其他兩組。

SHARP study 有 6,247 病人是未透析的病人，這群尚未透析的病人平均年齡為 62 歲，而平均的 estimated GFR 為 27 ml/min/1.73 m^2，意即這群是慢性腎衰竭第 4 期的病人，這群病人中，23% 是有糖尿病，而且這些病人要排除掉一開始就有心肌梗塞或是有做過心導管的病人，在追蹤中 4.9 年 (中位數) 之後，20 mg simvastatin + 10 mg ezetimibe 這組病人可以降低因冠狀動脈疾病死亡、心肌梗塞、缺血性腦中風或是接受任何心導管的發生率 (9.5% vs. 11.9%)。

研究結果更細部分析，只有在合併透析與未透析病人才有這方面的分析，從這其中，可以看到 20 mg simvastatin + 10 mg ezetimibe 這組對於缺血性腦中風可以降低 1.0% 的絕對風險值、對於需要重新做心導管的機率也可以降低 1.5% 的絕對風險值，而對於是否可以減慢腎功能進入末期腎病變，這一點並沒有統計上的差異。

不過 20 mg simvastatin + 10 mg ezetimibe 這組也會有較大的機會發生肌肉痛而停藥的情形 (1.1% vs. 0.6%)，但是其他的副作用類是沒有統計上的差異的。而很多的研究指出，降低心血管事件的風險的好處，是隨著下降 LDL 的程度增加中，而這樣子的情形在 SHARP 中也是可以見到。

何以在透析病人身上，AURORA study 並沒有正面的好處，而 SHARP study 卻有正面的好處，其實原因有二：其一是兩者看的結果是不同的，其二則是 AURORA study 看的全為第 5 期病人，而 SHARP study 看的則是第 4 期之後，其中 6,247 人為第 4 期，而 3,023 人為第 5 期，將這兩部分的人合併來看，結果會被第 4 期的病人所影響，因此，在做此解讀時應該特別小心。

三、總結

血脂本身造成腎功能受損的證據仍然不強，不過 statin 在動物實驗上，是具有保護腎臟的效果；而在臨床上，隨著腎功能的下降，病人心血管疾病之發生與併發症也會增加，往往不同於一般腎功能正常的人一樣單純只受到血壓、血糖與血脂等傳統心血管疾病的危險因子影響，還有很多非傳統的危險因子的影響，可能也就是因為如此，在這些病人身上，如果單看血脂的話，並無法看出治療血脂的好處，這也是為什麼慢性腎衰竭的病人，在早期的血脂控制是有好處的，但是在進入透析之後，就沒有那麼明確的好處了。某些種類的 statin 有可能造成新生糖尿病的增加，但是治療血脂的好處仍然遠遠大於壞處。因此，我們認為，對於慢性腎衰竭的血脂控制，應當要愈早愈好。

參考文獻

1. Cases A, Coll E: Dyslipidemia and the progression of renal disease in chronic renal failure patients. Kidney Int Suppl 2005; 99: S87-93.
2. Muntner P, Coresh J, Smith JC, Eckfeldt J, Klag MJ: Plasma lipids and risk of developing renal dysfunction: the atherosclerosis risk in communities study. Kidney Int 2000; 58: 293-301.
3. Schaeffner ES, Kurth T, Curhan GC, et al: Cholesterol and the risk of renal dysfunction in apparently healthy men. J Am Soc Nephrol 2003; 14: 2084-91.
4. Shohat J, Boner G: Role of lipids in the progression of renal disease in chronic renal failure: evidence from animal studies and pathogenesis. Isr J Med Sci 1993; 29: 228-39.
5. Samuelsson O, Mulec H, Knight-Gibson C, et al: Lipoprotein abnormalities are associated with increased rate of progression of human chronic renal insufficiency. Nephrol Dial Transplant 1997; 12: 1908-15.
6. Walker WG, Neaton JD, Cutler JA, Neuwirth R, Cohen JD: Renal function change in hypertensive members of the Multiple Risk Factor Intervention Trial. JAMA 1992; 268: 3085-91.
7. Diamond JR, Ding G, Frye J, Diamond IP: Glomerular macrophages and the mesangial proliferative response in the experimental nephrotic syndrome. Am J Pathol 1992; 141: 887-94.
8. Rovin BH, Tan LC: LDL stimulates mesangial fibronectin production and chemoattractant expression. Kidney Int 1993; 43: 218-25.
9. Kasiske BL, O'Donnell MP, Schmitz PG, Kim Y, Keane WF: Renal injury of diet-induced

hypercholesterolemia in rats. Kidney Int 1990; 37: 880-91.

10. Fried LF: Effects of HMG-CoA reductase inhibitors (statins) on progression of kidney disease. Kidney Int 2008; 74: 571-6.

11. Amann K, Benz K: Statins-beyond lipids in CKD. Nephrol Dial Transplant 2011; 26: 407-10.

12. Yoshimura A, Inui K, Nemoto T, et al: Simvastatin sup-presses glomerular cell proliferation and macrophage in-filtration in rats with mesangial proliferative nephritis. J Am Soc Nephrol 1998; 9: 2027-39.

13. Bussolati B, Deregibus MC, Fonsato V, et al: Statins prevent oxidized LDL-induced injury of glomerular podocytes by activating the phosphatidylinositol 3-kinase/AKT-signal-ing pathway. J Am Soc Nephrol 2005; 16: 1936-47.

14. Zhou MS, Schuman IH, Jaimes EA, Raij L: Renoprotection by statins is linked to a decrease in renal oxidative stress, TGF-beta, and fibronectin with concomitant increase in nitric oxide bioavailability. Am J Physiol Renal Physiol 2008; 295: F53-9.

15. Eller P, Eller K, Wolf AM, et al: Atorvastatin attenuates murine antiglomerular basement membrane glomerulonephritis. Kidney Int 2010; 77: 428-35.

16. Gupta R, Plantinga LC, Fink NE, et al: Statin use and sepsis events [corrected] in patients with chronic kidney disease. JAMA 2007; 297: 1455.

17. Ma T, Chang MH, Tien L, Liou YS, Jong GP: The long-term effect of statins on the risk of newonset diabetes mellitus in elderly Taiwanese patients with hypertension and dyslipidaemia: a retrospective longitudinal cohort study. Drugs Aging. 2012; 29: 45-51.

18. Koh KK, Quon MJ, Han SH, et al: Simvastatin improves flow-mediated dilation but reduces adiponectin levels and insulin sensitivity in hypercholesterolemic patients. Diabetes Care 2008; 31: 776-82.

19. Preiss D, Seshasai SR, Welsh P, et al: Risk of incident diabetes with intensive-dose compared with moderate-dose statin therapy: a meta-analysis. JAMA 2011; 305: 2556-64.

20. Wanner C, Krane V, März W, et al: Atorvastatin in patients with type 2 diabetes mellitus undergoing hemodialysis. N Engl J Med 2005; 353: 238.

21. Cholesterol Treatment Trialists' (CTT) Collaboration: Efficacy and safety of more intensive lowering of LDL cholesterol: a meta-analysis of data from 170,000 participants in 26 randomised trials. Lancet 2010; 376: 1670-81.

22. Palmer SC, Navaneethan SD, Craig JC, et al: HMG CoA reductase inhibitors (statins) for people with chronic kidney disease not requiring dialysis. Cochrane Database Syst Rev 2014; 5: CD007784.

23. Shepherd J, Kastelein JJ, Bittner V, et al: Intensive lipid lowering with atorvastatin in patients with coronary heart disease and chronic kidney disease: the TNT (Treating to New Targets) study. J Am Coll Cardiol 2008; 51: 1448.

24. Ridker PM, MacFadyen J, Cressman M, Glynn RJ: Efficacy of rosuvastatin among men and women with moderate chronic kidney disease and elevated high-sensitivity C-reactive protein: a secondary analysis from the JUPITER (justification for the use of statins in prevention -- an

intervention trial evaluating rosuvastatin) trial. J Am Coll Cardiol 2010; 55: 1266-73.
25. Wanner C, Krane V, März W, et al: Atorvastatin in patients with type 2 diabetes mellitus undergoing hemodialysis. N Engl J Med 2005; 353: 238.
26. März W, Genser B, Drechsler C, et al: Atorvastatin and low-density lipoprotein cholesterol in type 2 diabetes mellitus patients on hemodialysis. Clin J Am Soc Nephrol 2011; 6: 1316.
27. Fellström BC, Jardine AG, Schmieder RE, et al: Rosuvastatin and cardiovascular events in patients undergoing hemodialysis. N Engl J Med 2009; 360:1 395.
28. Holdaas H, Holme I, Schmieder RE, et al: Rosuvastatin in diabetic hemodialysis patients. J Am Soc Nephrol 2011; 22: 1335.
29. Wanner C, Krane V: Sunrise of statins after AURORA and 4D? J Am Soc Nephrol 2011; 22: 1184.
30. Baigent C, Landray MJ, Reith C, et al: The effects of lowering LDL cholesterol with simvastatin plus ezetimibe in patients with chronic kidney disease (study of heart and renal protection): a randomised placebo-controlled trial. Lancet 2011; 377: 2181.

第 6 章
慢性腎臟病與血脂異常
10.6140/AP.9789864371389.ch_006

蘇鈺壬、黃惠勇、楊智超、莊峰榮、許國泰
高雄長庚紀念醫院腎臟科

本文修改自蘇鈺壬，黃惠勇，楊智超，莊峰榮，許國泰：慢性腎臟病與血脂異常，
腎臟與透析 2013；25：284-8。

一、前言

　　幾個因素促成了慢性腎臟病患者心血管疾病和動脈粥樣硬化過程。雖然大多數冠狀動脈疾病在一般人群中能以傳統 Framingham 風險因素來解釋，在 chronic kidney disease (CKD) 患者、尿毒症環境下的、非傳統的危險因素，例如炎症、氧化壓力、貧血、營養不良、血管鈣化 (由於鈣，磷代謝的改變) 和血管內皮功能障礙等促成了這些過程 [1]。其中值得注意的，影響慢性腎臟病心血管疾病傳統的危險因素——血脂異常 (dyslipidemia)。一些觀察研究指出，總膽固醇和低密度脂蛋白膽固醇 (low-density lipoprotein cholesterol, LDL-C) 值是兩個最重要心血管發病率和死亡率的獨立預測因子 [2]。另外，眾所周知的腎功能受損患者常表現出顯著脂蛋白 (lipoprotein) 代謝的改變，越是腎功能受損，可能會導致較明顯的血脂異常 (表 6-1)。但是，這些脂蛋白代謝改變確切的作用，在動脈粥樣硬化的發病機制中與 CKD 發生仍存在爭議 [3]。在此篇文章，將探討 CKD (包括透析前及已透析病患) 與血脂異常的發生機制，並對藥物治療的結果進行討論。

表 6-1　腎臟疾病常見的血脂異常

	膽固醇及 低密度脂蛋白	三酸甘油酯	高密度脂蛋白
腎病症候群	↑↑	↑	N
慢性腎臟病 (無腎病症候群)	N↓	↑	↓
血液透析	N↓	↑	↓
腹膜透析	↑	↑↑	↓

二、CKD 引起的血脂異常之病理生理一

　　慢性腎臟病的特點常併存脂蛋白的代謝異常。這些異常涉及所有脂蛋白種類，其異常變化取決於腎功能損害的程度、原發疾病的病因、腎病症候群 (nephrotic syndrome) 之有無、已接受腎臟替代治療 (血液透析或腹膜透析) 的方法。

1. 富含三酸甘油酯（Triglyceride-Rich, TG-Rich）脂蛋白的改變，在透析前及透析患者

　　高三酸甘油酯血症是 CKD 患者最常見的血脂異常之一。該富含 TG 的脂蛋白，如極低密度濃度脂蛋白 (very-low-density lipoprotein, VLDL)、乳糜微粒 (chylomicrons)，在 CKD 早期階段就開始增加，在腎病症候群和透析患者 (特別是腹膜透析) 顯示最高值。

腎臟替代治療的開始及透析方式的選擇，也可能會影響末期腎臟病 (end-stage renal disease, ESRD) 患者 TG-rich 脂蛋白的濃度。腎臟替代治療過程相關的因素，觀察到似乎有增加三酸甘油酯趨勢。在血液透析患者重複使用肝素抗凝治療，可能會導致 TG-rich 脂蛋白分解代謝的缺陷，原因是從內皮細胞表面釋放的脂蛋白脂酶因長期肝素使用可能導致脂酶耗損。然而，研究在血液透析肝素作用引起的血脂異常的發病機制仍有矛盾的結果。

和血液透析相比，TG 高在腹膜透析患者更多見了。雖然病理生理機制不明確，它已被解釋從透析液中葡萄糖的吸收扮演顯著的作用，因為它可以導致胰島素分泌，並可能增強肝臟 VLDL 的合成和分泌。雖然沒有直接的相關性在腹膜葡萄糖的吸收和血清血脂濃度之間，最近的研究表明：使用 icodextrin 透析液減少葡萄糖負荷，充分改善了這些患者的血脂異常。

2. 透析前和透析患者低密度脂蛋白 (Low-Density Lipoprotein, LDL) 的改變

透析患者血漿總膽固醇通常是正常或降低的，偶爾升高。一個顯著的因素決定了血漿富含膽固醇 (cholesterol-rich) 脂蛋白，就是蛋白尿程度。

慢性腎臟疾病 (無論有或無重度蛋白尿) 的患者，表現在 LDL 質的改變 (qualitative alterations)。小而密 (small dense) 的 LDL 顆粒，這被認為是高度致動脈粥樣硬化。小而密 LDL 是 LDL 的一個亞型，具有高穿透血管壁的傾向、氧化狀況和引發動脈粥樣硬化的過程。在血液透析患者血脂濃度類似於 CKD，這意味著，總膽固醇和 LDL-C 濃度通常也是正常的。腹膜透析患者損失多量的血漿白蛋白在腹膜透析液中。這樣蛋白的損失，接下來刺激肝臟合成白蛋白等肝來源的蛋白質，包括富含膽固醇的脂蛋白。

3. Lipoprotein(a) [Lp(a)] 和 CKD

Lp(a) 是 LDL-like particle，有別於 LDL，Lp(a) 存在有 apolipoprotein(a) [apo(a)] 分子，並透過二硫鍵連接到 apolipoprotein B-100 分子。Apo(a) 因抑制 fibrinolysis 而促進血栓形成 (thrombogenesis)。腎臟可能積極參與降解 Lp(a)，因此，原發性腎臟疾病 (甚至是那些正常 GFR 值) 通常其 Lp(a) 濃度顯著升高。最近發表的研究報告指出腎功能與 Lp(a) 之間的負相關。這是值得一提的是，前瞻性研究發現，small apo(a) isoform size，是作為一個獨立預測 CKD 患者心血管死亡率的因子 [4]。

血液透析患者觀察到上升的 Lp(a) 值，這和血液透析患者營養不良、炎症、Lp(a) 清除率降低有牽連。同樣的，在腹膜透析及腎病症候群患者中，增加血漿中的 Lp(a) 與明顯的蛋白質流失和隨後增加在肝臟脂蛋白製造有關。

4. 高密度脂蛋白 (High-Density Lipoprotein, HDL) 和 CKD

　　HDL 主要的功能是運輸剩餘膽固醇從動脈壁到肝臟排泄。這個過程，也就被稱為「反向膽固醇運輸」，扮演重要細胞內膽固醇的動態平衡及防止動脈粥樣硬化。HDL 可作為一個有效地內源性抑制炎症、血小板粘附、低密度脂蛋白的氧化 (LDL oxidation)。一些流行病學研究證明，HDL 為 atheroscerosis 保護因子。CKD 患者，與正常腎功能個人相比，血漿 HDL-cholesterol 是降低的。

5. CKD 血脂異常的治療目標

　　儘管血脂異常在 CKD 動脈粥樣硬化性疾病的發病機制存在不確定性的作用，基於極高的心血管疾病死亡率在這一群患者的特點，the work group for KDOQI 採納 ATP III 治療 end-stage renal disease (ESRD) 病人 LDL-Chol 的控制目標，並建議積極治療血脂異常 [5,6]。Statins 藥物是目前最常用的降血脂藥物在一般族群，在眾多大型、隨機、前瞻性研究表示，它的使用伴隨著一個相當程度心血管事件減少的發生率 [7]。但另一方面在 CKD 族群，statins 藥物對 CV outcome 有益的影響似乎取決腎功能不全的嚴重程度。事實上，在一些大型、前瞻性、安慰劑對照試驗，post hoc 分析，statins 藥物在輕度至中度 CKD (第 1～3 期) 顯示顯著地減少心血管發病率和死亡率，無論最初的血脂值、糖尿病與冠狀動脈疾病的存在或不存在 [8-10]。腎功能受損患者在 HPS study (使用 simvastatin) 和 ASCOT-LLA study (使用 atorvastatin) 也得到相同的研究結果 [11,12]。最近發表的一份整合分析，其中包括 26 項研究 (約 25,000 參與者) 指出，使用 statins 藥物在「透析前」CKD，顯著減少全死亡率及心血管疾病死亡率約 20% [13]。特別的是，不良事件發生率在接受 statins 藥物和安慰劑的患者是相似的。這些結果表明，使用 statins 藥物在早期 CKD 併血脂異常，預防缺血性的事件 (ischemic events) 似乎是安全的，合理的，及具有實證基礎的。

　　雖然流行病學研究表示，使用 statins 藥物在血液透析族群是減少在心血管的死亡率，但前瞻性、隨機試驗當中，有益 statins 藥物作用的結果在血液透析病人是令人失望的。Die Deutsche Diabetes Dialyse (4D) 試驗 1,255 名接受不到 2 年的糖尿病血液透析患者，隨機接受安慰劑或使用 20 mg/day atorvastatin [14]。追蹤 2.4 年，atorvastatin 並沒有顯著減少主要終點評估 (primary end point) 的風險 (心血管死亡、非致命心肌梗塞、中風。儘管有顯著降低 42% LDL 濃度)。雖然這個研究有幾個潛在的限制，如：多數可能非缺血性的事件未討論、一個顯著的安慰劑組比例 (15% 左右) 也服用了非 atorvastatin 的 statins 藥物、研究只進行了針對糖尿病的患者等等。類似的結果在 Scandinavian 研究顯示，atorvastatin 在透析前病人可顯著減少心血管事件，但常規血液透析病人則沒有影響 [15]。

AURORA 研究 [16]，提出 "a point of no return" 構想，即尿毒症的環境，抵消 statins 藥物在心血管疾病發病率和死亡率的有益效果。AURORA 研究是一項前瞻性，雙盲試驗，涉及 2,776 hemodialysis (HD) 病人（僅 26% 為 diabetes mellitus [DM] 病人）隨機接受 rosuvastatin 每天 10 mg 或安慰劑。在 3.8 年的平均隨訪期來看，儘管顯著地降低 LDL-cholesterol 和 CRP 濃度（分別為 43% 和 11.5%），如同 4D study，rosuvastatin 並沒有影響主要終點評估風險（心血管死亡、非致命心肌梗塞、中風）不管在整體研究族群或糖尿病人次族群上。另外，statins 治療也沒有顯著影響特定的次級預後 (secondary outcomes)。事後分析 AURORA，若重新定義主要終點評占風險（訂為發生第一次心血管事件，包括死亡、非致命心肌梗塞的時間），則顯著減少 32% 的風險，但卻顯著增加出血性中風的風險超過 5 倍 [17]。雖然 AURORA 腦出血的個案數不多且整體中風發生率 (overall stroke rate) 兩組也無差異，但顧慮的是，在 4D study 也發現 atorvastatin 治療增加 2 倍致死性中風風險。最近的一次 4D trial 事後分析發現，如果「透析」糖尿病患者治療前 LDL-C > 145 mg/dl，statins 治療後可看出致死性和非致死性心臟事件顯著減少 [18]。

SHARP trial 分析了 simvastatin/ezitimibe 複方對各階段 CKD 發生 "atherosclerotic events" 的影響 [19]。然而，在超過 3,000 位透析患者的族群，仍舊沒有表現出統計學上顯著的減少風險。由於缺乏統計異質性 (statistical heterogeneity)，SHARP trial 研究者主張（至今這仍然是最大的臨床試驗在治療 ESRO 血脂異常），透析患者這組仍然是可能受益。考慮到 4D、AURORA、SHARP 的數據，整體證據支持透析患者接受 statins 藥物降低動脈粥樣硬化事件依舊是缺乏的。

幾個機制已經被提出來解釋 statins 藥物在末期腎臟病無法改善心血管預後。有學者提到動脈粥樣硬化的起始和進展在這一人群中可能有不同的病理生理的基礎（如動脈壁鈣化，炎症等），而其他研究者強調：LDL 以外的，如 Lp(a)、IDL 等其他可發揮顯著冠狀動脈粥樣硬化的啟始和發展的作用。不管是什麼原因，在這透析患者群，statins 藥物的給與應個別化。

三、結論

血脂異常是一種非常常見的 CKD 併發症。脂蛋白代謝失調是顯而易見的，即使在慢性腎臟病的早期階段。最近公布的研究表示，血脂異常患者參與了心血管疾病的發病機制以及在腎功能惡化的角色。以目前的證據，我們認為可使用 statins 藥物在輕度至中度 CKD 治療血脂異常。另一方面，在末期腎臟病，決定是否降血脂用藥治療應個別化。因此，考量個人存在心血管疾病高度風險、存在過高末期腎臟病急性胰臟炎的

高風險，給與 statins 類藥物是一種安全和合理的做法。然而，應當牢記的是，需要進一步的研究界定這些介入的臨床療效。

參考文獻

1. Himmelfarb J, Stemvimkel P, Ikizler TA, Hakim RM: The elephant in uremia: oxidant stress as a unifying concept of cardiovascular disease in uremia. Kidney Int 2002; 62: 1524-38.
2. Lewington S, Whitlock G, Clarke R, et al: Blood cholesterol and vascular mortality by age, sex, and blood pressure: a meta-analysis of individual data from 61 prospective studies with 55,000 vascular deaths. Lancet 2007; 370: 1829-39.
3. Massy ZA, de Zeeuw D: LDL cholesterol in CKD -- to treat or not to treat? Kidney Int 2013; 84: 451-6.
4. Longenecker JC, Klag MJ, Marcovina SM, et al: Small apolipoprotein(a) size predicts mortality in end-stage renal disease: the CHOICE study. Circulation 2002; 106: 2812-8.
5. Kidney Disease Outcomes Quality Initiative (K/DOQI) Group: K/DOQI clinical practice guidelines for management of dyslipidemias in patients with kidney disease. Am J Kidney Dis 2003; 41: S1-91.
6. Expert Panel on Detection, Evaluation, and Treatment of High Blood Cholesterol in Adults: Executive Summary of the Third Report of the National Cholesterol Education Program (NCEP) Expert Panel on detection, evaluation, and treatment of high blood chlestrol in adults (Adult Treatment Panel III). JAMA 2001; 285: 2486-97.
7. Baigent C, Keech A, Kearney PM, et al: Efficacy and safety of cholesterol-lowering treatment: prospective meta-analysis of data from 90,056 participants in 14 randomised trials of statins. Lancet 2005; 366: 1267-78.
8. Lemos PA, Serruys PW, de Feyter P, et al: Long-term fluvastatin reduces the hazardous effect of renal impairment on four-year atherosclerotic outcomes (a LIPS substudy). Am J Cardiol 2005; 95: 445-51.
9. Shepherd J, Kastelein JJ, Bittner V, et al: Intensive lipid lowering with atorvastatin in patients with coronary heart disease and chronic kidney disease: the TNT (Treating to New Targets) study. J Am Coll Cardiol 2008; 51: 1448-54.
10. Koren MJ, Davidson MH, Wilson DJ, et al: Focused atorvastatin therapy in managed-care patients with coronary heart disease and CKD. Am J Kidney Dis 2009; 53: 741-50.
11. Heart Protection Study Collaborative Group: MRC/BHF heart protection study of cholesterol lowering with simvastatin in 20,536 high-risk in dividuals: a randomised placebo-controlled trial. Lancet 2002; 360: 7-22.
12. Sever PS, Dahlof B, Poulter NR, et al: Prevention of coronary and stroke events with atorvastatin in hypertensive patients who have average or lower-than-average cholesterol

concentrations, in the Anglo-Scandinavian Cardiac Outcomes Trial -- Lipid Lowering Arm (ASCOT-LLA): a multicentre randomised controlled trial. Lancet 2003; 361: 1149-58.

13. Navaneethan SD, Pansini F, Perkovic V, et al: HMG CoA reductase inhibitors (statins) for people with chronic kidney disease not requiring dialysis. Cochrane Database Syst Rev 2009; 2: CD007784.

14. Wanner C, Krane V, Marz W, et al: Randomized controlled trial on the efficacy and safety of atovastatin in patients with type 2 diabetes on hemodialysis (4D study): demographic and baseline characteristics. Kidney Blood Press Res 2004; 27: 259-66.

15. Wanner C, Krane V, März W, et al: Atorvastatin in patients with type 2 diabetes mellitus undergoing hemodialysis. N Engl J Med 2005; 353: 238-48.

16. Fellstrom BC, Jardine AG, Schmieder RE, et al: Rosuvastatin and cardiovascular events in patients undergoing hemodialysis. N Engl J Med 2009; 360: 1395-407.

17. Holdaas H, Holme I, Schmieder RE, et al: Rosuvastatin in diabetic hemodialysis patients. J Am Soc Nephrol 2011; 22: 1335-41.

18. März W, Genser B, Drechsler C, et al: Atorvastatin and low-density lipoprotein cholesterol in type 2 diabetes mellitus patients on hemodialysis. Clin J Am Soc Nephrol. 2011; 6: 1316-25.

19. Baigent C, Landray MJ, Reith C, et al: The effects of lowering LDL cholesterol with simvastatin plus ezetimibe in patients with chronic kidney disease (Study of Heart and Renal Protection): a randomised placebo-controlled trial. Lancet 2011; 377: 2181-92.

第 7 章
慢性腎臟病與營養不良

10.6140/AP.9789864371389.ch_007

林家弘、高銘聰、黃秋錦
中國醫藥大學附設醫院腎臟科

本文修改自林家弘,高銘聰,黃秋錦:慢性腎臟病與營養不良,腎臟與透析 2007;19:71-5。

一、前言

慢性腎臟病的重要併發症包括心血管疾病、貧血、鈣磷不平衡、腎性骨病變、神經病變等，營養不良也是其中一個重要的併發症。根據 1993 年 Owen 等人 [1] 在 New England Journal of Medicine 的報告，血中白蛋白 (albumin) 的濃度與慢性腎臟病患者的死亡率呈反比，而血中白蛋白濃度又是營養狀況的重要指標，因此，維持慢性腎臟病患者適當的營養狀況，是每一位照顧者應有的認知及責任。在本文中，我們將對造成慢性腎臟病病患營養不良的原因、如何評估慢性腎臟病的營養狀況及營養不良的處置建議，做一個簡要的介紹。

二、慢性腎臟病病患營養不良的原因

根據不同的方法或族群之研究，約有 40～70% 慢性腎臟病患者有營養不良的情形 [2-4]，其主要原因大致有：營養攝取減少、蛋白質異化上升及同化下降、慢性發炎。

1. 營養攝取減少

在慢性腎臟病的患者，飲食中蛋白質及能量攝取量會有明顯的下降，證據顯示是因為食慾不振所造成的 [5]。由於這些患者食慾不振，從蛋白質代謝物得到的毒性物質會減少，這或許可視為此類病人適應疾病的生理變化。然而持續的降低飲食中蛋白質及能量攝取，會加重患者的營養不良。致於食慾不振的原因，其詳細的機轉並不是十分的清楚，推測原因如下：(1) 與原發的疾病有關，如糖尿病造成的胃病變、止痛劑引起的胃病；(2) 與慢性腎臟病的併發症有關，如貧血、氮血症、酸血症；(3) 與腸胃本身疾病相關，慢性腎臟病的患者常合併患有胃炎、胃十二指腸潰瘍；(4) 與慢性腎臟病的治療相關，如低蛋白飲食、降磷劑、止癢劑、安眠劑等。

2. 蛋白質的異化上升及蛋白質的同化下降

慢性腎臟病的患者常有代謝性酸中毒，1931 年 Lyon 等人 [6] 首先報告代謝性酸中毒與慢性腎臟病患者的營養相關。後來陸續有研究認為，代謝性酸中毒在此類患者營養不良的病理機轉上扮演一些重要的角色 [7-10]，包括：(1) 蛋白質異化上升；(2) 蛋白質同化下降；(3) 增加胰島素抗性；(4) 慢性發炎；(5) 降低血清中 leptin 濃度等。當身體處於代謝性酸中毒的環境，體內的必需支鏈胺基酸和肌肉蛋白質會受刺激而增加分解，除了增加蛋白質分解，它也抑制了體內白蛋白的合成。隨著腎功能的下降，對體內一些荷爾蒙如胰島素、生長激素、類胰島素生長因子－1 (insulin-like growth factor-1) 產生抗性,這些都是已知與蛋白質合成相關的荷爾蒙 [6],也會影響蛋白質的合成。

3. 慢性發炎

由於在慢性腎臟病患者身上發現一些前發炎細胞激素 (pro-inflammatory cytokines) 和發炎急性反應物質 (acute phase reactants) 的濃度上升,所以我們認為在慢性腎臟病患者持續存在慢性發炎狀態。因為慢性發炎的存在,造成身體的若干反應而加重營養不良,包括食慾不振、增加肌肉蛋白破壞、增加身體蛋白質的異化,細胞激素引起之高代謝體質、影響生長激素及類胰島素生長因子－1的敏感性,而造成蛋白質同化下降 [6]。由此我們可以知道慢性腎臟病患普遍存在營養不良 (malnutrition) 及發炎 (inflammation) 的問題,再加上文獻中指出慢性腎臟病患有 10～20 倍於一般人的心血管疾病死亡率 [11],而動脈粥狀硬化 (atherosclerosis) 又是重要的危險因子,所以有學者發現三者有強烈相關,進而提出 malnutrition-inflammation-atherosclerosis syndrome (MIA syndrome) 的觀念。根據 MIA 症候群觀念,營養不良時血清白蛋白濃度愈低,病患體內炎症愈嚴重,則其血管內皮細胞 (endothelium) 功能愈差,動脈粥狀硬化愈嚴重,於是形成惡性循環,病人心血管相關疾病叢生 [12]。

三、慢性腎臟病病患營養不良的評估

由於存在營養不良的狀態,定期去評估慢性腎臟病患者的營養狀況是必需的,並且能夠及早給予適當的協助或治療。以下介紹一些常用監測營養的方法,並沒有單一的方法可以決定目前的營養狀況,因此一系列的測量是需要的,其中包括身體測量 (anthropometry)、飲食攝入及至少一種血清中蛋白質的指標測量。

1. 身體測量學 (Anthropometry)

它提供了一個快速、非侵入性的方法來評估身體的脂肪及肌肉量。藉由測量三頭肌及肩胛骨下區域的皮膚皺摺來評估脂肪量 (如圖 7-1),藉由測量中臂圍來評估肌肉量,這些測量值用來與 National Health and Nutrition Examination Surveys (NHANES II) 在 1976 到 1980 年從健康人得到的測量值做比較,從而推測患者的營養狀況 [13]。雖然身體測量學執行上簡單、快速,但若是由不同的人測量,多少有些許誤差。所以有比較客觀、準確的方式:雙股放射線吸收量表 (dual energy x-ray absorptiometry, DEXA),是一種透過兩種不同能量的 X-ray 檢測骨質密度,藉以推測營養狀態,骨質密度的決定是靠骨頭吸收 X-ray 總量來計算,不過後者需要設備的配合才能執行 [14]。另有主觀整體營養狀態評估 (subjective global nutritional assessment, SGA),是收集一

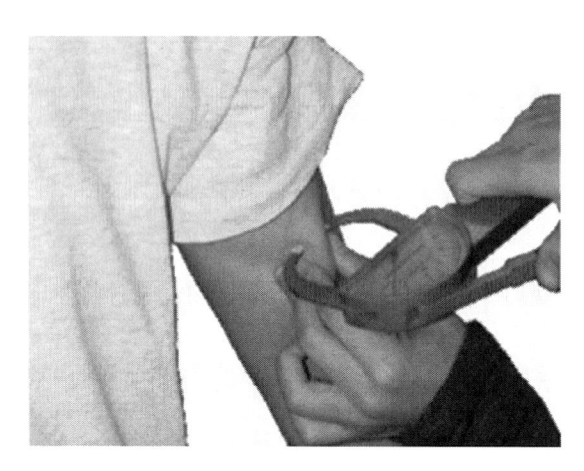

圖 7-1　測量三頭肌皮下脂肪

些主觀資料(疾病本身、體重變化、食慾、攝取食物、腸胃道症狀、臨床醫師的臨床判斷)評估營養狀態，是一個有用的方法(表 7-1)。

表 7-1　主觀整體營養狀態評估

問卷內容
體重變化為何？是否有體重減輕的情形？
是否有食慾不振的情形？
是否有腸胃症狀：噁心、嘔吐、拉肚子等？
是否有身體功能的異常？
是否有因疾病而造成身體代謝壓力？
理學檢查
皮下脂肪喪失的程度？
肌肉虛耗的程度？
踝部水腫的嚴重程度？
薦部水腫的嚴重程度？
腹水的嚴重程度？

每個項目分為 A. 正常；B. 中度營養不良；C. 重度營養不良，最後做一總評。

2. 飲食攝入

可藉由飲食回溯會談或日記，評估每日攝取的營養，是一種重要的評估方式 [15]，而且應該每 6 個月執行 1 次 [16]。營養師可以從患者一段短時間飲食的回憶，分析患者一日中所攝取的蛋白質、脂肪及碳水化合物，這對評估患者營養狀況很有幫助。利用測量 protein equivalent of nitrogen appearance (nPNA) 來推測蛋白質的攝入，這是因

為蛋白質代謝物的最終產物為尿素氮，氮的攝食幾乎完全由蛋白質攝取而來 (95%)，因此在穩定的情況下，病人每天氮的排泄量可正確反映出他的蛋白質攝取量 [17]，是測量每日蛋白質攝取 (daily protein intake) 最客觀的方法。

3. 血清中蛋白質的指標測量

許多血清中的蛋白質，可以用來評估患者的營養狀況，這些蛋白質有不同的臨床意義，敘述如下：(1) 白蛋白 (albumin)：血清中白蛋白濃度可以反應出體內白質的儲存量，因為白蛋白有較長的半衰期 (21 天)，所以低的白蛋白濃度是一營養不良相對後期的表現，但若抽血時有體液過多的情況，則會有因稀釋需造成的低白蛋白濃度。許多研究證實血清中白蛋白濃度與已進入透析 (血液、腹膜) 病人的死亡率成反比，尤其是當白蛋白濃度小於 3 g/dl 時，死亡率明顯上升 [1]。在慢性腎臟病患者，雖然還沒有大型的研究得到相同的結論，但已經有報告指出，當這些病人要進入透析時，白蛋白濃度低的患者，在進入透析後有較多的併發症及較差的預後；(2) 前白蛋白 (pre-albumin)：血清中前白蛋白的半衰期很短 (2 天)，所以單一次的測量並不能代表患者的營養狀況，一般常用在營養不良的患者經營養介入治療後的效果，或用來監測患者短時間營養狀況的變化；(3) 運鐵蛋白 (transferrin)：血清中運鐵蛋白濃度常被用來評估一般人的營養狀況，當然亦可用於慢性腎臟病患者，但是有報告指出血清中運鐵蛋白濃度，在慢性腎臟病患者時常偏低，且與營養不良沒有關係，可能是因為鐵儲存量在慢性腎臟病患時常偏低的緣故 [18]；(4) 膽固醇 (cholesterol)：腎臟功能正常的人在營養不良時，血清的膽固醇會下降，慢性腎臟病患者也有相同的情況。在腎衰竭的病人，有研究發現隨著膽固醇下降低於 200 mg/dl，死亡率卻上升 [19]，但膽固醇太高，又會有心血管疾病的危險性。

四、慢性腎臟病病患的蛋白質飲食限制

過去許多研究指出，限制蛋白質飲食可以改善許多尿毒症狀及相關的代謝性併發症，甚至於減緩慢性腎衰竭的進展 [20-24]，是慢性腎臟病治療上相當重要的部分。在良好的配合下，有計畫的低蛋白飲食，可以減低含氮廢物及代謝酸的堆積，同時可以維持適當的營養狀態。研究指出，在慢性腎臟病病患給與低蛋白飲食 (low protein diet, LPD)，每天每公斤 0.6 公克蛋白質 (0.6 g/kg/day) 是相當安全的，但同時需增加其他能量來源，如碳水化合物或脂質，以防止氮的負平衡。最近 Walser 和 Hill [25]、Trevino-Becerra 等人 [26] 的研究，採用極度低蛋白飲食 0.3 g/kg/day，並配合補充一些基礎胺基酸與酮酸 (ketoacids)，如吉多利 (ketosteril) 錠，証明可以減緩腎功能衰退速率回歸

近於正常人之速率,而且又可降低高膽固醇血症,不過除費用高外,病人的順從性未必接受此嚴格低蛋白飲食的標準。

五、美國國家腎臟基金會(National Kidney Foundation, NKF)所訂定慢性腎臟病病患營養不良的臨床指引

「蛋白質—能量營養不良」是很常見於慢性腎臟病或已進入透析的患者,而營養不良又關係到患者的預後及併發症,所以預防並治療營養不良是照顧這些患者的重要環節,NKF在其對腎衰竭患者所制定的臨床指引 Kidney Disease Outcome Quality Initiative (KDOQI)中,也包含了慢性腎衰竭患者尚未進入透析,對其營養的臨床指引。

1. 慢性腎臟病患者營養評估的建議:若腎絲球濾過率 (glomerular filtration rate, GFR) < 20 ml/min,則「蛋白質—能量營養」評估應有一系列的測量,其指標可選擇下列其中之一。(1) 血清白蛋白濃度;(2) 測量無水腫體重 (edema-free weight) 或標準體重 (NHANES II) 百分比或 SGA;(3) 整體氮素所代表的蛋白質當量 (PNA)、飲食回溯會談或日記。(1) 或 (2) 建議每 1~3 個月實施一次,(3) 建議每 3~4 個月實施一次。若患者腎臟功能惡化 (GFR < 15 ml/min)、目前患有其他疾病、營養狀況不良,更頻繁的監測是有必要的。
2. 蛋白質攝取建議:慢性腎臟病的患者,若 GFR < 25 ml/min 且尚未進行透析治療,則應考慮低蛋白飲食 0.6 g/kg/day,許多證據顯示低蛋白飲食可以減緩慢性腎臟病的進展或延後需要透析治療的時間。若病人無法接受上述的低蛋白飲食,可以考慮提高至 0.75 g/kg/day。
3. 能量攝取建議:慢性腎臟病的患者,若 GFR < 25 ml/min 且尚未進行透析治療,建議能量攝取在 60 歲以下的人是 35 kcal/kg/day,在 60 歲以上的人是 30~35 kcal/kg/day。
4. 對慢性腎臟病的患者,積極的營養建議及介入:每一個慢性腎臟病患者的營養狀況,應該固定的時間監測。
5. 腎臟替代療法的介入的時機:慢性腎臟病的患者,GFR 在 15~20 ml/min 且尚未進行透析治療,如果存在「蛋白質—能量營養不良」的狀況,經過積極的營養調整,而且同時沒有存在其他疾病會影響營養狀況,若其營養不良仍無法改善,則應考慮腎臟替代療法的介入。

六、結論

近十幾年來,進入透析的患者有逐年增加的趨勢,造成醫療資源上的重大負擔,

在有限的透析醫療資源下,吾人應省思如何減緩慢性腎臟病的進行。藉由良好的營養評估及計畫性低蛋白飲食,能夠延後慢性腎臟病患者進入透析的時間,並維持良好的營養狀態。對營養的照護,除了要長期不斷監測營養狀況外,還需要透過不斷的飲食衛教,這不僅需要照護者的努力,更需要患者的配合,才能收到成效。

參考文獻

1. Owen WF Jr, Lew NL, Liu Y, Lowrie EG, Lazarus JM: The urea reduction ratio and serum albumin concentration as predictors of mortality in patients undergoing hemodialysis. N Engl J Med 1993; 329: 1001-6.
2. Thunberg BJ, Alagiri PS, Cestero RV: Cross-sectional and longitudinal nutritional measurements in maintenance hemodialysis patients. Am J Clin Nutr 1981; 34: 2005.
3. Schoenfeld PY, Henry RR, Laird NM, et al: Assessment of nutritional status of the National Cooperative Dialysis Study population. Kidney Int Suppl 1983: S80.
4. Marckmann P: Nutritional status of patients on hemodialysis and peritoneal dialysis. Clin Nephrol 1988; 29: 75.
5. Guarnieri G, Toigo G, Fiotti N: Mechanism of malnutrition in uremia. Kidney Int Suppl 1997; 62: S41-4.
6. Lyon DM, Dunlop DM, Stewart CP: The alkaline treatment of chronic nephritis. Lancet 1931; 218: 1009-13.
7. Lim VS, Yarasheski KE, Flanigan MJ: The effect of uremia, acidosis, and dialysis treatment on protein metabolism: a longitudinal leucine kinetic study. Nephrol Dial Transplant 1998; 13: 1723-30.
8. Reaich D, Channon SM, Scrimgeour CM, et al: Correction of acidosis in humans with CRF decreases protein degradation and amino acid oxidation. Am J Physiol 1993; 265: E230-5.
9. Graham KA, Reaich D, Channon SM, et al: Correction of acidosis in CAPD decreases whole body protein degradation. Kidney Int 1996; 49: 1396-400.
10. Graham KA, Reaich D, Channon SM, et al: Correction of acidosis in hemodialysis decreases whole-body protein degradation. J Am Soc Nephrol 1997; 8: 632-7.
11. Foley RN, Parfrey PS, Sarnak MJ: Clinical epidemiology of cardiovascular disease in chronic renal failure. Am J Kidney Dis 1998; 32: S112-9.
12. Bergstrom J, Lindholm B: Malnutrition, cardiac disease, and mortality: an integrated point of view. Am J Kidney Dis 1998; 32: 834-41.
13. Nelson EE, Hong CD, Pesce AL, et al: Anthropometric norms for the dialysis population. Am J Kidney Dis 1990; 16: 32.
14. Vanitallie TB, Yang MU, Heymsfield SB, et al: Height-normalized indices of the body's fat-free mass and fat mass: potentially useful indicators of nutritional status. Am J Clin Nutr 1990; 52:

953.

15. Wolfson M: Management of protein and energy intake in dialysis patients. J Am Soc Nephrol 1999; 10: 2244.
16. Dialysis Outcomes Quality Initiative Guidelines: Clinical practice guidelines for nutrition in chronic renal failure. Am J Kidney Dis 2000; 35: S19.
17. Hakim RM, Levin N: Malnutrition in hemodialysis patients. Am J Kidney Dis 1993; 21: 125.
18. Kopple JD, Swendseid ME: Vitamin nutrition in patients undergoing maintenance hemodialysis. Kidney Int Suppl 1975; 79-84.
19. Iseki K, Yamazato M, Tozawa M, et al: Hypocholesterolemia is a significant predictor of death in a cohort of chronic hemodialysis patients. Kidney Int 2002; 61: 1887.
20. Mitch WE: Dietary protein restriction in chronic renal failure: nutritional efficacy, compliance, and progression of renal insufficiency. J Am Soc Nephro 1991; 2: 823.
21. Kopple JD, Levery AS, Greene T, et al: Effect of dietary protein restriction on nutritional status in the Modification of Diet in Renal Disease study. Kidney Int 1997; 52: 778.
22. Walser M, Mitch WE, Maroni BJ, et al: Should protein intake be restricted in predialysis patients? Kidney Int 1999; 55: 771.
23. Aparicio M, Chauveau P, De Precigout V, et al: Nutrition and outcome on renal replacement therapy of patients with chronic renal failure treated by a supplemented very low protein diet. J Am Soc Nephrol 2000; 11: 708.
24. Bernhard J, Beaufrere B, Laville M, et al: Adaptive response to a low-protein diet in predialysis chronic renal failure patients. J Am Soc Nephrol 2001; 12: 1249.
25. Walser M, Hill S: Can renal replacement be deferred by a supplemented very low protein diet? J Am Soc Nephrol 1999; 10: 110-6.
26. Trevino-Becerra A, Lopez JR, Alanis LM: Ketoanalogues and a very low protein diet diminish serum cholesterol in pre-dialysis patients. Daily Transplant 2002; 31: 25-6.

第 8 章
甲狀腺功能和慢性腎臟疾病

10.6140/AP.9789864371389.ch_008

蘇鈺壬、吳建興、陳德全、李文欽、簡玉樹
高雄長庚紀念醫院腎臟科

本文修改自蘇鈺壬，吳建興，陳德全，李文欽，簡玉樹：甲狀腺功能和慢性腎臟疾病，腎臟與透析 2013；25：296-9。

一、前言

　　腎臟在甲狀腺激素 (thyroid hormone, TH) 的代謝、降解和排泄扮演著重要的作用。因此，腎功能不全將導致甲狀腺功能異常。下視丘—垂體—甲狀腺軸各級均可受累，包括改變激素的製造、分布和排泄。其結果是，在尿毒症環境下檢驗甲狀腺功能經常測到異常。然而，尿毒症和甲狀腺功能減退的症狀之間的重疊需要謹慎的判讀解釋，並透過準確的生理診斷 (physical diagnosis) 和甲狀腺功能測試，以利評估甲狀腺狀態。

　　流行病學資料表示，透析前慢性腎臟病患有甲狀腺功能低下症 [1,2] 的風險增加。很多情況下是無明顯臨床症候 (subclinical) 的。在腎病症候群 (nephrotic syndrome)，甲狀腺激素常發生代謝上的變化。非原發甲狀腺疾病的甲狀腺功能異常以下將進行討論。

二、甲狀腺激素代謝

　　碘化物的清除藉由腎臟，主要由腎絲球濾過。因此在末期腎功能衰竭，碘的排泄將減少，造成血漿中無機碘濃度的升高和增強甲狀腺攝取碘的能力。隨後顯著增加的結節內碘離子含量 (intrathyroidal iodide pool) 而影響並減少放射性碘在甲狀腺內吸收率 (uptake) [3]。故身體無機碘總量的增加可能會阻止甲狀腺激素的製造 (即 the Wolff-Chaikoff effect)。這種變化可以解釋在慢性腎臟病中甲狀腺腫 (goiter) 和甲狀腺功能低下症稍高的發生率 [4]。

　　低 T3 (triiodothyronine)——大多終末期腎病患者血漿游離的 T3 是減少的，反映了在周邊組織減少 T4 (thyroxine) 轉換成 T3 的能力 [5]。這種改變卻沒有增加 T4 轉換成無活性的反向 T3 (reverse T3, rT3)，故尿毒症血漿 rT3 的濃度通常是正常的。這一發現不同於慢性疾病 (chronic illness)，T4 轉換 T3 同樣降低，但提高從 T4 轉換 rT3 的生成 [6]。

　　低 T3 的濃度，也可能反映代謝性酸中毒和減少與蛋白質結合的程度 [7]。循環甲狀腺素通常與甲狀腺素結合球蛋白 (thyroid binding globulin, TBG) 結合；較少程度上，與前白蛋白 (prealbumin) 和白蛋白 (albumin) 結合。通常在尿毒症身上，雖然循環甲狀腺素結合球蛋白和白蛋白值是正常的 (在沒有腎病症候群的情況下)，但尿毒物質可以抑制這些蛋白質與賀爾蒙結合，例如：尿素、肌酐、吲哚 (indoles) 和酚類 (phenols) 化合物都強烈地抑制 T4 與蛋白質結合 [8]。這也許可以解釋為什麼一些慢性腎臟疾病患者有低的血清 T4 濃度。另一種可能的因素是，實驗室的測量誤差：抑制 T4 結合到脂基活性碳 (resin and activated charcoal) [9]。肝素 (heparin) 亦會平擾 T4 與 TBG 的結合。因此，常規使用肝素預防透析管凝血可以解釋短暫血清 T4 值升高 [10]。

下視丘一垂體功能異常一促甲狀腺激素 (thyroid-stimulating hormone, TSH) 的血漿濃度在慢性腎臟病通常是正常的 [5,11]。然而，其 TSH 對促甲狀腺激素釋放激素 (thyrotropin-releasing hormone, TRH) 的反應往往是遲鈍和延遲的，需要較長的時間返回到基本值。尿毒症遲緩的 TRH-TSH 反應也意味著下視丘一垂體功能失調。

三、腎臟病相關的甲狀腺功能障礙

不同類型的腎臟疾病可伴有甲狀腺功能障礙。

1. 腎絲球疾病

甲狀腺疾病可能與不同形式的腎絲球腎炎 (glomerulonephritis, GN) 相關。甲狀腺功能低下 [12] 或甲狀腺功能亢進症 [13] 可以不同形式的腎絲球疾病出現。膜性腎絲球腎炎 (membranous glomerulopathy) 伴有腎病症候群，最常出現這樣的甲狀腺功能異常 [14]。其他 GN 種類也被報導，如 IgA glomerulonephritis [15]、mesangiocapillary 或 membranoproliferative glomerulonephritis [16]，或 minimal change glomerulonephritis。蛋白尿可促使進展成原發性甲狀腺功能低下症，有幾種機制參與了這些關係。甲狀腺或腎臟疾病可誘導免疫激活 (immune activation) 而形成免疫複合物 [16]。免疫複合物常存在於甲狀腺疾病患者 [17]。在一項研究中 171 例甲狀腺疾病，檢測到 26% 免疫複合物的存在 (對照組：8%)。此外，在 Hashimoto's thyroiditis 併膜性腎絲球腎炎，發現免疫複合物沉積 (deposits) 在甲狀腺濾泡上皮細胞基底膜和腎絲球基底膜 [18]。因此，以上證據支持自體免疫與甲狀腺功能異常發病機制之關聯性。

2. 急性腎損傷

急性腎損傷 (acute kidney injury, AKI) 在甲狀腺功能測試上與甲狀腺正能病症 (euthyroid sick syndrome, ESS) 類似。有別於 ESS，AKI 患者可能沒有表現出 T3 升高或高的 rT3 濃度 [19]。

3. 透析對甲狀腺功能的影響

血液透析患者大多數甲狀腺功能正常。診斷為甲狀腺功能低下症不應該只純粹檢驗出減少 T4 和 T3 的濃度，仍需要明顯且大幅 TSH 升高。TSH > 5 mU/L，< 20 mU/L，可能會出現在 20% 的尿毒症患者，其並非甲狀腺功能真正減退。血液透析過程造成循環甲狀腺激素濃度的改變，通常是降低血清中總量 (total) 和游離 (free) T3 的濃度。這種減少與全身性酸中毒，透析時間，和一些內皮損傷和炎症標記相關 [20]。低甲狀腺

激素補充可能是一種氮基保存 (nitrogen conservation) 的保護適應，因此不適當的甲狀腺激素補充可能導致過多的蛋白質浪費 (protein nitrogen wasting) 在這些患者。

4. 腹膜透析

腹膜透析最常見的甲狀腺功能異常仍是原發性甲狀腺功能低下症，尤其是無明顯臨床症候的甲狀腺功能低下症 (subclinical hypothyroidism) (27.5%) [21]。這個現象與腹膜透析患者的心臟功能不全相關，因原發性甲狀腺功能低下症導致左心室射出分率 (ejection fractions) 下降 [21]。其他常見的甲狀腺功能異常是低 T3 綜合症 (low T3 syndrome, 16%)。腹膜透析治療下，過多的蛋白質流失亦增加了甲狀腺功能減退的發生率 [22]。

四、甲狀腺功能異常之臨床意義

低 T3 濃度，雖然最初被認為是慢性疾病的一種適應性反應，但在尿毒症患者已與全死因 (all cause) 死亡率和心血管疾病 (cardiovascular disease, CVD) 死亡率相關 [23,24]。在一項 210 血液透析患者研究中，低 T3 濃度，特別是持續整個 38 個月的研究中，有較高全死因和心血管疾病死亡率的風險，風險比值 (hazard ratios) 分別為 2.7 和 4.0 [24]。低 T4 (非低 TSH)，也與全死因和心血管疾病死亡率相關。T3、T4 和 TSH 則和非心血管疾病死亡率 (non-CV mortality) 沒有相關。而低游離 T3 也可能意味著會降低整體生存率和存在的營養不良－炎症綜合症 (malnutrition-inflammation syndrome) [25]。

在一般情況下，慢性腎臟疾病和甲狀腺功能低下有臨床症狀上的重疊。除了較低的 total and free T3 外，包括畏寒、浮腫現象、皮膚乾燥、嗜睡、易疲勞、便秘是兩者常見的症狀。此外，終末期腎臟疾病甲狀腺腫 (goiter) 的頻率明顯增加 [26]。儘管有這些發現，大多數尿毒症患者因為有正常血漿濃度的 TSH、free T4、正常的基礎代謝率和肌腱放鬆時間 (tendon relaxation time)，故被認為是甲狀腺機能正常的 (euthyroid)。

一些用於腎功能正常診斷甲狀腺功能低下的測試也可應用於腎功能衰竭患者。甲狀腺功能低下症可以發生在有腎臟疾病的患者中，其頻率可能會稍微大於一般人群 [27]。診斷可以確立：若血清 TSH 濃度升高，通常 free T4 濃度是降低而 TBG 濃度是正常的。肌腱放鬆時間延遲也是一個確定的臨床表現。

五、甲狀腺大小

慢性腎臟疾病患者甲狀腺大小往往是增加的 [28]，這如何發生尚不清楚。有可能的解釋為不明的致甲狀腺腫物質 (goitrogen) 之積累。

結節和癌 (Nodules and Carcinoma)

慢性腎臟病的患者可能有一個稍高的頻率發生甲狀腺結節和甲狀腺癌 [27]。為什麼出現這種情況依舊未明。

六、結論

慢性腎臟病相關的多項甲狀腺代謝異常表現為：低的血清游離及總量 T3 濃度以及正常 rT3 和游離 T4 濃度。血清 TSH 濃度通常是正常的，大多數病人臨床上是甲狀腺機能正常的 (euthyroid)。

低 T3 和 T4 濃度已與慢性腎臟病之死亡率增加相關，尤其是來自心血管原因。

參考文獻

1. Lo JC, Chertow GM, Go AS, Hsu CY: Increased prevalence of subclinical and clinical hypothyroidism in persons with chronic kidney disease. Kidney Int 2005; 67: 1047-52.
2. Chonchol M, Lippi G, Salvagno G, Zoppini G, Muggeo M, Targher G: Prevalence of subclinical hypothroidism in patients with chronic kidney disease. Clin J Am Soc Nephrol 2008; 3: 1296-300.
3. Ramírez G, Jubiz W, Gutch CF, Bloomer HA, Siegler R, Kolff WJ: Thyroid abnormalities in renal failure. A study of 53 patients on chronic hemodialysis. Ann Intern Med 1973; 79: 500-4.
4. Kaptein EM: Thyroid hormone metabolism and thyroid diseases in chronic renal failure. Endocr Rev 1996; 17: 45-63.
5. Medri G, Carella C, Padmanabhan V, et al: Pituitary glycoprotein hormones in chronic renal failure: evidence for an uncontrolled alpha-subunit release. J Endocrinol Invest 1993; 16: 169-74.
6. Wartofsky L, Burman KD: Alterations in thyroid function in patients with systemic illness: the "euthyroid sick syndrome". Endocr Rev 1982; 3: 164-217.
7. Wiederkehr MR, Kalogiros J, Krapf R: Correction of metabolic acidosis improves thyroid and growth hormone axes in haemodialysis patients. Nephrol Dial Transplant 2004; 19: 1190-7.
8. Spaulding SW, Gregerman RI: Free thyroxine in serum by equilibrium dialysis: effects of dilution, specific ions and inhibitors of binding. J Clin Endocrinol Metab 1972; 34: 974-82.
9. Hochstetler LA, Flanigan MJ, Lim VS: Abnormal endocrine tests in a hemodialysis patient. J Am Soc Nephrol 1994; 4: 1754-9.
10. Herschman JM, Jones CM, Bailey AL: Reciprocal changes in serum thyrotropin and free thyroxine produced by heparin. J Clin Endocrinol Metab 1972; 34: 574-9.

11. Lim VS, Flanigan MJ, Zavala DC, Freeman RM: Protective adaptation of low serum triiodothyronine in patients with chronic renal failure. Kidney Int 1985; 28: 541-9.

12. Iwaoka T, Umeda T, Nakayama M, et al: A case of membranous nephropathy associated with thyroid antigens. Jpn J Med 1982; 21: 29-34.

13. Tanwani LK, Lohano V, Broadstone VL, et al: Minimal change nephropathy and Graves' disease: report of a case and review of the literature. Endocr Pract 2002; 8: 40-3.

14. Illies F, Wingen AM, Bald M, Hoyer PF: Autoimmune thyroiditis in association with membranous nephropathy. J Pediatr Endocrinol Metab 2004; 17: 99-104.

15. Ikeda K, Maruyama Y, Yokoyama M, et al: Association of Graves' disease with Evans' syndrome in a patient with IgA nephropathy. Intern Med 2001; 40: 1004-10.

16. Dizdar O, Kahraman S, Genctoy G, et al: Membranoproliferative glomerulonephritis associated with type 1 diabetes mellitus and Hashimoto's thyroiditis. Nephrol Dial Transplant 2004; 19: 988-9.

17. Brohee D, Delespesse G, Debisschop MJ, Bonnyns M: Circulating immune complexes in various thyroid diseases. Clin Exp Immunol 1979; 36: 379-83.

18. Akikusa B, Kondo Y, Iemoto Y, Iesato K, Wakashin M: Hashimoto's thyroiditis and membranous nephropathy developed in progressive systemic sclerosis (PSS). Am J Clin Pathol 1984; 81: 260-3.

19. Kaptein EM, Levitan D, Feinstein EI, Nicoloff JT, Massry SG: Alterations of thyroid hormone indices in acute renal failure and in acute critical illness with and without acute renal failure. Am J Nephrol 1981; 1: 138-43.

20. Malyszko J, Malyszko JS, Pawlak K, Mysliwiec M: Thyroid function, endothelium, and inflammation in hemodialyzed patients: possible relations? J Ren Nutr 2007; 17: 30-7.

21. Kang EW, Nam JY, Yoo TH, et al: Clinical implications of subclinical hypothyroidism in continuous ambulatory peritoneal dialysis patients. Am J Nephrol 2008; 28: 908-13.

22. Robey C, Shreedhar K, Batuman V: Effects of chronic peritoneal dialysis on thyroid tests. Am J Kidney Dis 1989; 13: 99-103.

23. Enia G, Panuccio V, Cutrupi S, et al: Subclinical hypothyroidism is linked to micro-inflammation and predicts death in continuous ambulatory peritoneal dialysis. Nephrol Dial Transplant 2007; 22: 538-44.

24. Meuwese CL, Dekker FW, Lindholm B, et al: Baseline levels and trimestral variation of triiodothyronine and thyroxine and their association with mortality in maintenance hemodialysis patients. Clin J Am Soc Nephrol 2012; 7: 131-8.

25. Zoccali C, Mallamaci F, Tripepi G, Cutrupi S, Pizzini P: Low triiodothyronine and survival in end-stage renal disease. Kidney Int 2006; 70: 523-8.

26. Castellano M, Turconi A, Chaler E, Maceiras M, Rivarola MA, Belgorosky A: Thyroid function and serum thyroid binding proteins in prepubertal and pubertal children with chronic renal insufficiency receiving conservative treatment, undergoing hemodialysis, or receiving care after

renal transplantation. J Pediatr 1996; 128: 784-90.
27. Lin CC, Chen TW, Ng YY, Chou YH, Yang W: Thyroid dysfunction and nodular goiter in hemodialysis and peritoneal dialysis patients. Perit Dial Int 1998; 18: 516-21.
28. Ramirez, G: Abnormalities in the hypothalamic-hypophy-seal axes in patients with chronic renal failure. Semin Dial 1994; 7: 138-46.

第 9 章

如何執行慢性腎臟病個案管理：
南部某醫學中心為例

10.6140/AP.9789864371389.ch_009

王淑麗[1]、蕭仕敏[1]、邱怡文[2]、黃尚志[2]、陳鴻鈞[2]
[1] 高雄醫學大學附設中和紀念醫院護理部
[2] 高雄醫學大學附設中和紀念醫院腎臟科

本文修改自王淑麗，蕭仕敏，邱怡文，黃尚志，陳鴻鈞：如何執行慢性腎臟病個案管理：
南部某醫學中心為例，腎臟與透析 2007；19：6-11。

一、前言

根據 2006 年美國腎臟資料庫 United States Renal Data System (USRDS) 的國際比較資料，台灣 2004 年底末期腎臟病 (end-stage renal disease, ESRD) 病人盛行率僅次於日本高居世界第二位，而發生率則超越墨西哥成為世界第一。台灣 ESRD 之嚴重性，不僅對國人健康造成威脅，每年耗費超過兩百億台幣的醫療費用更造成健保財務的重大負擔。為有效減少慢性腎臟病進行到末期腎臟病，延緩慢性腎臟病的惡化為首要之務。腎臟病患者腎功能衰退的進行速率常常會受患者的服藥遵從性、壓力、治療方式及其他特殊情況而改變。臨床上慢性腎臟病病人對疾病認知普遍不足，且對飲食控制、規律運動、藥物治療等行為均需加強。因此若能在慢性腎臟病病患門診就醫時提供個案管理，有計畫的給予個別護理指導，使病人知識顯著增加，增進居家自我照顧技能，則可以有效延緩慢性腎臟病的惡化 [1]。有鑑於此，國民健康局與台灣腎臟醫學會於 2003 年開始推動腎臟保健推廣機構之成立；而全民健康保險自 2006 年底針對慢性腎臟病衛教醫療開始給予給付，已有全民健保實施 pre-ESRD 預防性計畫及病人衛教計畫 (含高危險群健康管理)。前述所有方案與計畫皆朝向以個案管理方式處理慢性腎臟病，故今以本院腎臟病健保促進機構過去五年臨床經驗為例，就推行慢性腎臟病個案管理提出簡介。

二、個案管理

個案管理定義為受過個案管理訓練的人員，負責評估個案自我照顧能力，與醫療團隊相關成員、病人及家屬，經由溝通協調訂出特定之治療計畫及目標，透過執行流程以達到預定成效，並定期追蹤個案健康狀況，利用轉介和統合社區資源，提供個案所需要的照護 [2]。而很多專家的研究已經證實，實施個案管理可以產生效益包括：提升照護品質，增進病人對服務的滿意度；縮短住院日數；降低醫療費用；增進醫護人員工作的滿足感 [3]。因此，個案管理是提供一個具品質、持續的、完整的服務，最終目的是在滿足其個別的健康需求、提升個案生活品質及降低醫療成本 [4,5]。

三、慢性腎臟病個案管理

延伸上述之理念，如果運用個案管理於慢性腎臟病患者之照護，則是以慢性腎臟病 (chronic kidney disease, CKD) 相關人員組成之專業團隊，在有限的醫療資源內透過特定管理流程，協助病患依個人特殊狀況達成各期 CKD 預定照護之目標 (參考表 9-1)。慢性腎臟病照護的範圍相當廣泛，各期預達成之照護目標皆不相同。欲執行慢性腎臟

病個案管理以達成預期之成效 (各期 CKD 預定照護之目標)，專業人員組成之 CKD 照護團隊、做為工作平台的腎臟健康促進機構與執行照護的個案管理流程缺一不可。今逐一簡介：

1. CKD 照護團隊

CKD 照護團隊是與指慢性腎臟病照護相關之團隊成員，包括醫師、衛教師、營養師、透析護理人員等醫療專業人員之組成。依其角色訂定工作職責與內容如下：
(1) 腎臟專科醫師：篩選 CKD 個案、設立病患整體照護計畫、提供醫療服務。
(2) 腎臟衛教護理師：設計 CKD 病患管理計畫、執行 CKD 護理衛教、病況醫療追蹤與評值，除必須提供與教導適切的 CKD 衛教知識與資料外，同時要能掌握病患狀況，追蹤病況與檢驗結果，提供醫師與家屬在醫療上與照護上的必要訊息與溝通機會。
(3) 營養師：衛教 CKD 病患相關之飲食原則、教育營養攝取與烹調，病患營養狀態之評估。
(4) 血液透析護理師、腹膜透析護理師：血液透析及腹膜透析之介紹、血管通路或腹膜導管照護。

2. 腎臟保健促進機構

慢性腎臟病照護的內容包羅萬象，參與之人員涵蓋多項專科；若無一工作平台以供整合，腎臟保健之執行與推廣勢必事倍功半。因此國民健康局與台灣腎臟醫學會 2003 年開始推行「慢性腎臟病整體照護計畫」，於北、中、南三區設立 5 家腎臟保健推廣機構試辦慢性腎臟病照護。並在 2004 年建構「全國腎臟保健推廣計畫」，依各醫療院所所能提供的醫療服務性質，為腎臟病健康促進機構建立分級制度：腎臟健康促進機構 (第一級)、腎臟保健機構 (第二級)、腎臟保健門診 (第三級)。欲設立機構之必要條件為：需設有腎臟疾病診療區暨衛教訓練空間與硬體設備支援；建立明確的照會流程及轉介資源；符合上述條件且有意推廣腎臟保健工作之院所，皆可提出申請；而已原設立之腎臟保健推廣機構，可填寫延續申請。而其主要執行業務有：推動照護網及建立跨科際間轉介制度；執行慢性腎臟病患之醫療與衛教、個案管理追蹤、及成效評估；舉辦教育訓練及研討會、團體衛教；發展機構特色如設立病友會、院內資訊系統之腎功能異常提醒系統、創意衛教、腎臟保健之相關研究計畫；其他如配合政府執行腎臟病照護等。各級機構需執行的工作在內容上無多大不同，但在「量」要求上就有所差異。詳細內容請至網站參考 [6]。

3. CKD 個案管理收案流程

為有效率執行慢性腎臟病患個案管理，國民健康局於 2007 年訂定腎臟病健康促進

機構設置作業之個案管理收案流程 (圖9-1)，然而臨床實際操作內容可能因院而異；以下將執行 CKD 個案管理簡單分成 5 個步驟進行介紹：

(1) 個案轉介 (收案)：腎臟科醫師診斷為 CKD 患者，經由問診及身體評估後開立處方及填寫照會單，通知腎臟衛教師收案，並與衛教師討論及評估治療內容。

(2) 個案評估內容：詢問及記錄各項基本資料，包括病患基本資料、過去病史、目前病況、伴隨性疾病、過去治療史、自我照顧狀況、藥物使用狀況、自我照顧評估與健康行為。並瞭解主要照護者的能力、家庭的環境。

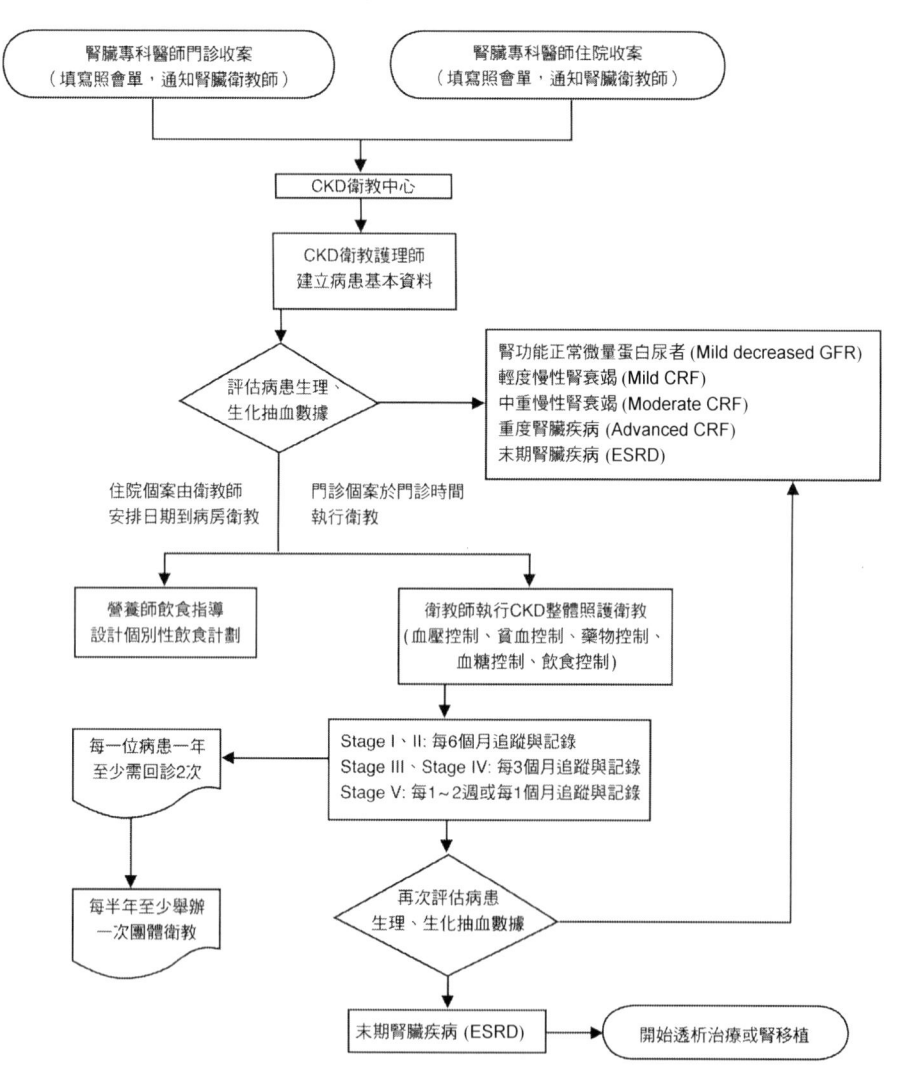

圖 9-1　慢性腎臟疾病 (CKD) 個案管理收案流程

2007 年國民健康局腎臟病健康促進機構設置作業流程。
資料來源：國民健康局 [7]。

(3) 個案的衛教：依據生化抽血數據，瞭解目前 CKD 分期，擬定護理指導目標與項目 (表 9-1)，執行 CKD 整體照護衛教 (血壓控制、貧血控制、藥物控制、血醣控制、飲食控制)，並給予適度之支持與鼓勵。協助患者接受營養師的指導，設計個別性飲食計畫。

(4) 追蹤：收案後 CKD 1、2 期 (腎功能正常微量蛋白尿及輕度慢性腎衰竭) 患者需每 6 個月做追蹤與紀錄；CKD 3、4 期 (中、重度慢性腎衰竭) 患者需每 3 個月做追蹤與紀錄；CKD 5 期 (末期腎臟病變) 患者需每 2～4 週做追蹤與紀錄。CKD 3～5 期病患需依病情需要，予以轉介營養師，同時也需定期做營養評估及追蹤，CKD 1～5 期需定時接受生理、評估及生化抽血。此外也依腎臟病個案管理系統資料庫的紀錄，搭配診間醫令系統，於病患門診就診當日，提醒醫師及衛教人員，避免個案流失。另外也會以電話關懷追蹤患者未就診原因，以及特殊情況記錄。

(5) 結案：依全民健保 Pre-ESRD 預防性計畫及病人衛教計畫中規定，結案條件需有 a. 因腎功能持續惡化必須進入透析者，需符合尿毒症重大傷病卡適應症，且必須同時

表 9-1　慢性腎臟疾病 (CKD) 照護各階段之衛教內容

目標	衛教指導項目
Stage1：(半年追蹤 1 次) 腎功能正常微量蛋白尿 GFR：≥ 90 ml/min/1.73 m^2	
複述腎臟的構造與功能	1-1. 認識腎臟的基本構造與功能
認識腎臟疾病常見的症狀	1-2. 簡介腎臟疾病常見症狀
認識腎臟常見之檢查	1-3. 腎臟病常見檢查之介紹
認識腎臟之檢驗值	1-4. 腎臟病常見檢驗值之介紹
認識腎臟穿刺之必要性	1-5. 腎臟穿刺切片檢查之介紹
說出服用類固醇之注意事項	1-6. 類固醇藥物之護理指導
能說出如何預防腎臟疾病	1-7. 腎臟病日常生活保健與預防
願意配合定期門診追蹤	1-8. 教導定期追蹤之重要性
願意接受定期護理指導計畫方案	
Stage2：(半年追蹤 1 次) 輕度慢性腎衰竭 GFR: 60～89 ml/min/1.73 m^2	
瞭解腎臟疾病分期及進展	2-1. 腎臟疾病分期介紹及注意事項
能辨別異常檢驗值	2-2. 腎臟疾病異常臨床檢驗值及處理
認識造成腎臟疾病之危險因子	2-3. 簡介腎臟病之危險因子
判別高血脂高血壓糖尿病與腎臟病之相關性	2-4. 簡介高血壓及其併發症
能選擇正確之治療方式	2-5. 簡介高血脂及其併發症
	2-6. 簡介糖尿病及其併發症

2007 年國民健康局腎臟病健康促進機構設置作業流程。
資料來源：國民健康局 [8]。

表 9-1　慢性腎臟疾病 (CKD) 照護各階段之衛教內容 (續)

目標	衛教指導項目
Stage 3：(三個月追蹤 1 次) 中度慢性腎衰竭 GFR: 30 ~ 59 ml/min/1.73 m^2	
認識慢性腎衰竭	3-1. 簡介慢性腎衰竭
說出慢性腎衰竭及常見之併發症與處理	3-2. 慢性腎衰竭常見症狀與處理
認清腎臟替代療法之必要性	3-3. 影響腎功能惡化的因子
認識腎臟替代療法	3-4. 血液透析治療介紹
瞭解正確透析時機	3-5. 腹膜透析治療介紹
能參與討論腎衰竭之治療計畫	3-6. 正確透析時機介紹
Stage4：(三個月追蹤 1 次) 重度慢性腎衰竭 GFR: 15 ~ 29 ml/min/1.73 m^2	
持續影響腎功能惡化的因子	4-1. 感染對腎臟衰竭之影響
瞭解預防感冒及感染之重要性	4-2. 貧血治療：使用 EPO 與鐵劑治療
認識貧血治療	4-3. 慢性腎衰竭併發症之介紹與預防
持續認識慢性腎衰竭之併發症	4-4. 持續介紹透析治療 (血液透析、腹膜透析、腎臟移植)
持續認識腎臟替代療法	
認識透析治療通路	4-5. 介紹透析治療通路 (動靜脈瘻管、雙腔透析導管、腹膜透析導管)
Stage5：(2 ~ 4 週追蹤 1 次) 末期腎臟病變 GFR：< 15 ml/min/1.73 m^2	
瞭解緊急就醫黃金時段	5-1. 把握緊急就醫黃金時段
能說出血管通路種類與自我照護	5-2. 血管通路的照護
認識透析治療合併症	5-3. 腹膜透析導管的照護
能參與透析治療之選擇	5-4. 透析治療合併症介紹 (血液透析、腹膜透析)
	5-5. 換腎準備需知介紹

2007 年國民健康局腎臟病健康促進機構設置作業流程。
資料來源：國民健康局 [8]。

完成「末期腎臟病患治療模式選擇之充分告知機制」。b. 接受腎臟移植者。c. 病人如長期失聯 (≥ 90 天)、拒絕再接受治療、轉診或死亡者等。

四、執行慢性腎臟病個案管理成效

　　南部某醫學中心腎臟保健促進機構成立於 2002 年，為最早成立腎臟保健機構之一；自 2002 年 11 月 11 日至 2007 年 4 月 30 日期間加入慢性腎臟病整體照護計畫疾病管理者共有 1,600 名，目前仍在持續定期追蹤者共有 1,059 人。至 2006 年 12 月 31 日止共

有 309 位病患因進入 ESRD (HD、PD、腎臟移植) 而結案，結案病人中男性占 159 位 (51.5%)，女性占 150 位 (48.5%)，平均年齡是 60.3 歲，這些病患之原發性疾病以糖尿病、慢性腎絲球腎炎為前二名，分別是 41.7%、40.1%。

CKD 個案管理之成效方面，在結案進入 ESRD 病患中，新進入透析時已使用 EPO 比率由 68.8% 增加至 83.0%，平均 Hct 值也由 23.9% 增加至 25.2%。病患對慢性腎臟病整體照護之滿意度也高達 90%。首次透析即使用動靜脈瘻管之比率由原本 38.5% 增加到 63%；幾乎是每 10 個新進入血液透析病患，就有將近 7 個是使用動靜脈瘻管完成首次透析。預先建立動靜脈瘻管也使得由門診開始首次透析的比率大幅提升 (30.8% 上升 45.7%)。有學者研究指出，新接受血液透析之 ESRD 病患，自透析前 12 個月至透析後 2～3 年總醫療費用，以透析後建立血管通路者費用最高，因此學者也建議應在適當時機選擇建立血管通路，順利由門診進入血液透析治療，以期降低醫療資源浪費，並提升其生活品質 [9]。

五、結論與建議

本結果顯示運用個案管理在照護 CKD 病患，能使病患獲得完整性、連續性、專業性及整合性的醫療照護品質。本院自成立腎臟保健推廣機構後，實施個案管理照護門診 CKD 已逾 4 年，在慢性腎臟病照護團隊的努力下，病患在首次透析使用動靜脈瘻管之比率及首次透析未住院之比率均有顯著性的改善，且病患對整體醫療服務之滿意度都高達九成以上，因此推展個案管理於 CKD 整體照護上不僅能減少不必要的醫療處置及費用，更能提升整體照護品質。國內 CKD 個案管理目前正逐漸在起步中，必須 CKD 照護團隊與病患及家屬建立良好的關係，才能有效的實施，相信在多元專業的努力下，必能達到有效延緩慢性腎臟病的惡化，並能增加病患與其家人的健康生活品質。

參考文獻

1. Thorp ML, Eastman L: Potential application of the National Kidney Foundation's chronic kidney disease guidelines in a managed care setting. Am J Manag care 2004; 10: 417-22.
2. 高淑雯：個案管理模式於某醫學中心燒燙傷病患的照護成效 (碩士論文)。台北：國立臺北護理學院，2003。
3. 盧美秀、林秋芬、魏玲玲：個案管理與臨床路徑。護理雜誌 1997；44：23-8。
4. 楊克平：管理性醫療照護之概念。護理雜誌 1997；44：63-8。
5. 洪芳玲：個案管理模式於門診高血壓病患照護成效之探討 (碩士論文)。台北：臺北醫學大學，2002。

6. 衛生福利部中央健康保險署：101 年第 4 季門診透析總額報告，2015，取自 http://www.nhi.gov.tw/Content_List.aspx?n=87350999B2C1F665&topn=CDA985A80C0DE710
7. 吳鈴珠：血管通路建立時機與形式對新近入血液透析患者醫療資源耗用之影響 (碩士論文)。高雄：高雄醫學大學，2006。

第二篇

慢性腎臟病之治療

第 10 章

合併使用 ACEI 和 ARB：對於腎臟保護是否有加成療效呢？

10.6140/AP.9789864371389.ch_010

陳怡安
汐止國泰綜合醫院內科部腎臟內科

本文修改自陳怡安：合併使用 ACEI 和 ARB：對於腎臟保護是否有加成療效呢？
腎臟與透析 2007；19：159-63。

一、前言

　　腎素－血管張力素－醛固酮系統 (renin-angiotensin-aldosterone system, RAAS)，已知在慢性進行性腎臟傷害中占有一個重要的角色；血管張力素 II (angiotensin II, Ang II)，是在這個系統中一個最重要的產物 [1]。許多臨床上或是實驗上的研究結果，已經證實單用血管收縮素轉換酶抑制劑 (angiotensin-converting enzyme inhibitor, ACEI)、或是血管收縮素受體阻斷劑 (angiotensin II receptor blocker [ARB] or AT1 receptor blocker)，對於糖尿病或是非糖尿病的慢性腎臟疾病患者，確實有腎臟保護作用 [2-4]。然而，由於此兩類藥物在藥理學上不同的作用位置，臨床上使用各有其優缺點 (圖 10-1)。ACEI 藉由對血管收縮素轉換酶 (angiotensin-converting enzyme, ACE) 的抑制，阻斷了 Ang I 轉化成 Ang II；但是，Ang II 的合成，不僅只有「全身系統性」的，也存在於腦部、腎上腺、腎臟、卵巢、睪丸，或是血管壁上「局部性的組織」內，可自行產生 Ang II [5]。臨床上發現，對患者投與 ACEI 後，可以明顯阻斷全身系統性 Ang II 的生成，但無法阻斷局部性，尤其是腎臟內 Ang II 的生成 [6]。除了 ACE 路徑外，Ang II 也可以藉由「非」ACE 路徑產生。體內一些其他的替代性酵素 (例如：serine proteases chymase) [7]，可以合成 Ang II，這就是所謂血管收縮素 II 逃脫現象 (Ang II escape) 產生；續發性發生醛固酮逃脫現象 (aldosterone escape) [8]。由於 ACE 尚可分解其他具有降壓作用的胜肽如 bradykinins 等，所以，ACEI 可使血中 bradykinin 的代謝減少而增加其含量，使得血管擴張，進而降低血壓 [9]。因此，ACEI 的使用者並不會因 Ang II escape 現象而完全喪失血壓的控制效果。Ang II 最後將作用於組織的 AT1 與 AT2 兩個接受器。而 ARB 這類藥物是直接作用在 Ang II AT1 的受器上，所以並沒有 ACE escape 現象；另外，因為拮抗 AT1 receptor 的作用，而使得 AT2 receptor 的作用更為活化 [10,11]，造成血管擴張及抑制細胞增生 [10,11]。除此之外，因為 ARB 的使用不會造成 bradykinin 的蓄積，所以較少產生乾咳的副作用現象。臨床使用 ACEI 及 AT1 receptor blocker 的好處及壞處列在表 10-1。

　　就藥理學的角度而言，併用 ACEI 與 ARB (dual therapy or combination therapy)，似乎是有相輔相成的效益。於是 1997 年起，就開始了臨床應用上 (clinical study)，而且有不錯的結果。但是，2008 年後的發展看起來合併使用結果對腎臟的保護結果是有爭議的。本篇回顧了過去十多年來較大型研究對此治療腎臟的預後的探討。

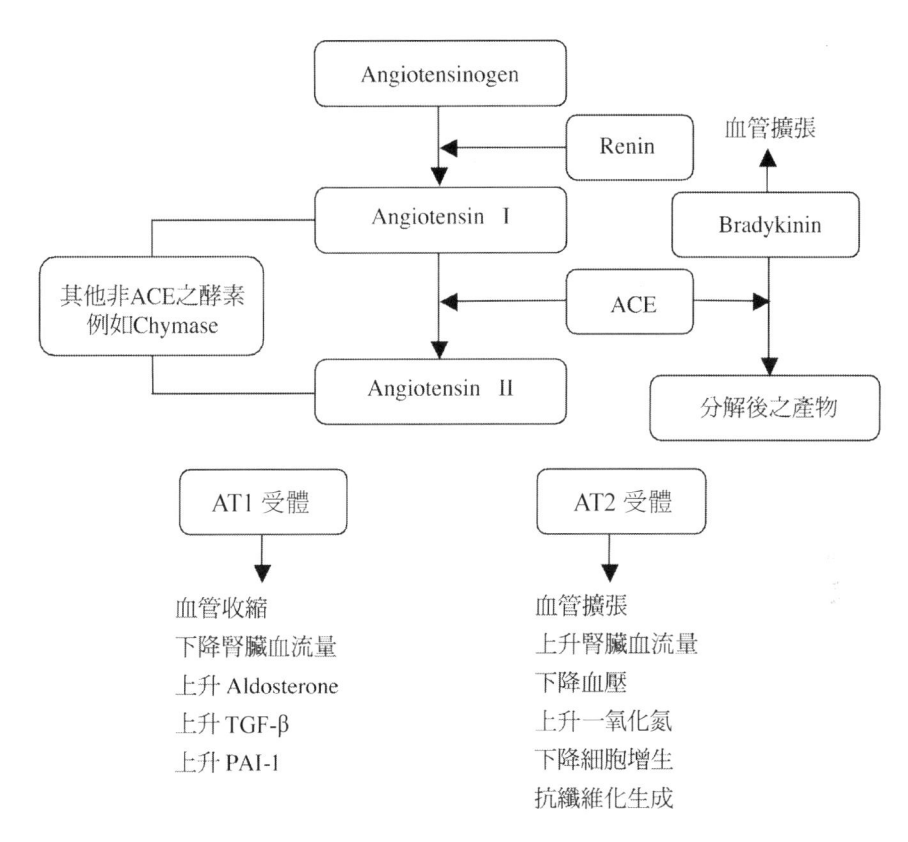

圖 10-1　腎素—血管張力素—醛固酮系統
(renin-angiotensin-aldosterone system, RAAS) 作用圖

二、Ongoing Telmisartan Alone and in Combination with Ramipril Global Endpoint Trial (ONTARGET) Study 之前——對於非糖尿病腎病變

第一個發表合併使用兩種藥物的臨床研究是 Zoccali 等人 [12] 在 1997 年所做的。為期 2 週，將 losartan 50 mg 加在原本有使用任何一種 ACEI 的慢性腎病變病患身上，血壓可再下降 6 mmHg，尿蛋白下降了 30% 的程度。

Russo 等人 [13] 在 8 位沒有高血壓的 IgA 腎病變患者，將 losartan 加到已使用 enalapril 的病人身上；結果發現，雖然沒有再額外降低血壓下，但仍可再降低 30～40% 尿蛋白。之後陸續有一些短期的研究，也證實合併兩類的藥物使用遠比單一類藥物使用對於降低血壓或是尿蛋白來的明顯 [14]。

對於非糖尿病腎病變，一定得提到 combination treatment of angiotensin-II receptor blocker and angiotensin-converting-enzyme inhibitor in non-diabetic renal disease

表 10-1　臨床使用 ACEI 及 AT1 receptor blocker 好處及壞處

ACEI
好處
可回饋性的抑制腎素 (因為 Ang II 相對濃度維持著)
無關 AT2 受體活化問題
壞處
仍然有 Ang II 會藉由其他酵素生成
無法完全阻斷腎臟內 ACE 路徑
AT1 receptor blocker
好處
完全阻斷 AT1 受體及其作用
活化 AT2 受體
沒有 aldosterone 逃脫現象
壞處
血中高腎素
血中高 Ang II
活化 AT2 受體可能造成細胞 apotosis，產生 nuclear factor-κB 等
Ang II 會代謝成其他物質如 Ang IV 而不再受 AT1 receptor blocker 阻斷

(COOPERATE) study，這是 Nakao 等人 [15] 在 2003 年所發表的雙重阻斷 RAAS 大規模研究。為期 3 年的追蹤，在下降蛋白尿程度上，合併使用也擁有較佳的效果。此外，合併使用藥物所出現的副作用和單用 ACEI (trandolapril) 是相同的。不過其結果受到後續其他專家學者質疑，Lancet 雜誌於 2009 年將其稿件撤回。

三、ONTARGET study 之前——對於糖尿病腎病變

Candesartan and lisinopril microalbuminuria (CALM) study (包含了 199 個第二型糖尿病病人合併有高血壓及微蛋白尿)，此研究顯示：合併使用 lisinopril (20 mg/day) 和 candesartan (16 mg/day)，比單獨使用任一藥物，更能有效的降低微量蛋白尿 (合併使用能降低 50%，而單用 lisinopril 或 candesartan 則各降低 39%、24%) [16]。

其他一些小型研究，不論是在第一型或是第二型糖尿病患者身上，發現合併使用 ACEI 及 ARB 對於降低尿蛋白或是血壓是有幫助的，不過這些研究的發表大多是短時間 (8～12 週) 的追蹤，長期的療效當時不是很明確 [17-19]。

Jennings 等人 [20] 於 2007 年的 Diabetic Medicine 所做出的結論是：短時期的使

用合併藥物在治療糖尿病患者身上，確實是有助益的；只是，在持續 2～3 個月的使用後，雖然合併療法明顯的下降了病人的血壓，但是，也造成了腎絲球濾過率 (glomerular filtration rate, GFR) 平均下降了 4 ml/min。

之後有 2 個為期 1 年的研究，長時間的併用此兩類藥物對於降低尿蛋白並沒有效果 [21,22]。

四、ONTARGET Study——2008 年指標性的研究

2008 年發表在 Lancet 及 New England Journal of Medicine (NEJM) 雜誌的 ONTARGET study，主要是討論 ARB 是否優於 ACEI，以及合併使用 ARB 和 ACEI 究竟有沒有好處的指標性研究。共有 25,620 位屬於年紀高於 55 歲、先前存在血管疾病或糖尿病的患者，分為三組，為期 56 個月追蹤，每組約略有 8,500 人，一組使用 ACEI (ramipril, 10 mg/day)、一組用 ARB (micardis 80 mg/day)、一組用 ACEI 加 ARB (ramipril + micardis)。ONTARGET study 在腎臟的終點包括任何需要洗腎、或是肌酸酐增加一倍、或是死亡。結論是 ARB 對心血管疾病的表現並不劣於 (non-inferior) 於 ACEI。合併使用兩類藥物 (ramipril + micardis)，雖然降血壓的效果優於單一使用，降低尿蛋白的增加程度也較為明顯，但有更多的副作用出現，包括低血壓、昏厥、高血鉀及腎功能變差。因此並不建議兩者合併使用 [23,24]。

五、整合分析 (Meta-Analysis)

2008 年 Kunz 等人 [25] 所做的一個大型的整合分析，發現合併使用此兩類藥物可以降低約 20 % 的尿蛋白。但是，並不是其中的每個研究都有明顯的下降尿蛋白。

2013 年有一篇整合分析了 59 個隨機對照試驗 (RCT randomized controlled trials, RCTs)，追蹤了 1～49 個月，與單一療法相比，合併治療顯著的降低了尿蛋白量 (albuminuria: -90 mg/g of creatinine, p = 0.001 or -32 mg/day, p = 0.03; proteinuria: -291 mg/g, p = 0.003 or -363 mg/day, p < 0.001)，但腎功能變較差 (GFR: -1.8 ml/min 或 ml/min/1.73 m^2, p = 0.005)，高血鉀發生率增加 (3.4%)，低血壓發生率也上升 (4.6%) [26]。

六、合併使用的安全性

合併使用此兩類藥物加重了原本 ACEI 或 ARB 的副作用。主要的副作用有乾咳、高

血鉀、低血壓、急性腎衰竭、及較少見的血管性水腫 (angioedema) 等。合併使用的確會比單一使用任一類藥物都來的明顯 [23-26]。

七、結論

理論上結合兩種不同的 RAAS 阻斷劑合併使用，應該能更有效地抑制此系統的活性。在較早之前小型的、短期的追蹤顯示，合併 ARB 與 ACEI 的使用，對腎臟是有幫助的。但是在 2008 年大型的、長期的 ONTARGET study 發表後，臨床的證據告訴我們，合併此兩種不同 RAAS 阻斷劑的複方治療，雖然能夠降低尿蛋白及血壓，但是最後對於腎功能並無明顯保護作用，而且會明顯增加副作用，不建議合併使用。之後大型的分析整理也再次不建議常規地合併使用，徹底的翻轉了我們過去的印象。作為一個腎臟病照護的醫護同仁，我們期許未來有其他的治療藥物，除了能降低尿蛋白，也能進一步改善腎功能。

參考文獻

1. Taal MW, Brenner BM: Renoprotective benefits of RAS inhibition: from ACEI to angiotensin II antagonists. Kidney Int 2000; 57: 1803-17.
2. Lewis EJ, Hunsicker LG, Bain RP, Rohde RD: The effect of angiotensin-converting-enzyme inhibition on diabetic nephropathy. The Collaborative Study Group. N Engl J Med 1993; 329: 1456-62.
3. Gruppo Italiano di Studi Epidemiologici in Nefrologia (GISEN): Randomised placebo-controlled trial of effect of ramipril on decline in glomerular filtration rate and risk of terminal renal failure in proteinuric, non-diabetic nephropathy. Lancet 1997; 349: 1857-63.
4. Brenner BM, Cooper ME, de Zeeuw D, et al: Effects of losartan on renal and cardiovascular outcomes in patients with type 2 diabetes and nephropathy. N Engl J Med 2001; 345: 861-9.
5. Wolf G, Butzmanu U, Wenzel UO: The renin-angiotensin system and progression of renal disease: from hemodynamic to cell biology. Nephron Physiol 2003; 93: P3-13.
6. Imig JD, Navar GL, Zou LX, et al: Renal endosomes contain angiotensin peptidases, converting enzyme, and AT1A receptors. Am J Physiol 1999; 227: F303-11.
7. Arakawa K: Serine protease angiotensin II systems. J Hypertens Suppl 1996; 14: S3-7.
8. Lakkis J, Lu WX, Weir MR: RAAS escape: a real clinical entity that may be important in the progression of cardiovascular and renal disease. Curr htpertens Rep 2003; 5: 408-17.
9. Imig JD: ACE inhibition and bradykinin-mediated renal vascular responses. Hypertension 2004; 43: 533-5.

10. Ardaillou R: Angiotensin II receptors. J Am Soc Nephrol 1999; 10: S30-9.
11. Chung O, Kuhl H, Stoll M, Unger T: Physiological and pharma cological implications of AT1 versus AT2 receptors. Kidney Int 1998; 54: S95-9.
12. Zoccali C, Valvo E, Russo D, Panichi V, Zuccala' A: Antiproteinuric effect of losartan in patients with chronic renal diseases. Nephrol Dial Transplant 1997; 12: 234-5.
13. Russo D, Minutolo R, Pisani A, et al: Coadministration of losartan and enalapril exerts additive antiproteinuric effect in IgA nephropathy. Am J Kidney Dis 2001; 38: 18-25.
14. Ruilope LM, Aldigier JC, Ponticelli C, Oddou-Stock P, Botteri F, Mann JF: Safety of the combination of valsartan and benazepril in patients with chronic renal disease. European group for the investigation of valsartan in chronic renal disease. J Hypertens 2000; 18: 89-95.
15. Nakao N, Yoshimura A, Morita H, Takada M, Kayano T, Ideura T: Combination treatment of angiotensin-II receptor blocker and angiotensin-converting-enzyme inhibitor in non-diabetic renal disease (COOPERATE): a randomised controlled trial. Lancet 2003; 361: 117-24.
16. Mogensen CE, Neldam S, Tikkanen I, et al: Randomised controlled trial of dual blockade of renin-angiotensin system in patients with hypertension, microalbuminuria, and non-insulin dependent diabetes: the candesartan and lisinopril microalbuminuria (CALM) study. BMJ 2000; 321: 1440-4.
17. Rossing K, Christensen PK, Jensen BR, Parving HH: Dual blockade of the renin-angiotensin system in diabetic nephropathy: a randomized double-blind crossover study. Diabetes Care 2002; 25: 95-100.
18. Rossing K, Jacobsen P, Pietraszek L, Parving HH: Renoprotective effects of adding angiotensin II receptor blocker to maximal recommended doses of ACE inhibitor in diabetic nephropathy: a randomized double-blind crossover trial. Diabetes Care 2003; 26: 2268-74.
19. Jacobsen P, Andersen S, Rossing K, Hansen BV, Parving HH: Dual blockade of the renin-angiotensin system in type 1 patients with diabetic nephropathy. Nephrol Dial Transplant 2002; 17: 1019-24.
20. Jennings DL, Kalus JS, Coleman CI, Manierski C, Yee J: Combination therapy with an ACE inhibitor and an angiotensin receptor blocker for diabetic nephropathy: a meta-analysis. Diabetes Med 2007; 24: 486-93.
21. Tütüncü NB, Gürlek A, Gedik O: Efficacy of ACE inhibitors and ATII receptor blockers in patients with microalbuminuria: a prospective study. Acta Diabetol 2001; 38: 157-61.
22. Andersen NH, Poulsen PL, Knudsen ST, et al: Long-term dual blockade with candesartan and lisinopril in hypertensive patients with diabetes. Diabetes Care 2005; 28: 273-7.
23. The ONTARGET Investigators: Telmisartan, ramipril, or both in patients at high risk for vascular events. N Engl J Med 2008; 358: 1547-59.
24. Mann JF, Schmieder RE, McQueen M, et al: Renal outcomes with telmisartan, ramipril, or both, in people at high vascular risk (the ONTARGET study): a multicentre, randomised, double-blind, controlled trial. Lancet 2008; 372: 547-53.
25. Kunz R, Friedrich C, Wolbers M, Mann JF: Meta-analysis: effect of monotherapy and

combination therapy with inhibitors of the renin angiotensin system on proteinuria in renal disease. Ann Intern Med 2008; 148: 30-48.

26. Susantitaphong P, Sewaralthahab K, Balk EM, Eiam-ong S, Madias NE, Jaber BL: Efficacy and safety of combined vs. single renin-angiotensin-aldosterone system blockade in chronic kidney disease: a meta-analysis. Am J Hypertens 2013; 26: 424-41.

第 11 章

鈣離子阻斷劑在慢性腎衰竭中所扮演的角色

10.6140/AP.9789864371389.ch_011

林鈺琳[1]、洪崇尹[1]、彭聖曾[2]
[1] 國泰綜合醫院新竹分院腎臟內科
[2] 國泰綜合醫院腎臟內科

本文修改自林鈺琳，洪崇尹，彭聖曾：鈣離子阻斷劑在慢性腎衰竭中所扮演的角色，腎臟與透析 2007；19：170-2。

一、前言

在慢性腎衰竭的病人身上，使用 angiotensin-converting enzyme inhibitor (ACEI) 或是 angiotensin receptor blocker (ARB)，用來減少腎絲球內壓力及蛋白尿的產生，以至於減緩腎衰竭進展的速度，已經是件無庸置疑的事；至於鈣離子阻斷劑 (calcium channel blocker) 在保護腎臟作用方面則仍有爭議。鈣離子阻斷劑可分為兩大類：dihydropyridine calcium antagonists (DCAs) 及 non-dihydropyridine calcium antagonists (NDCAs)，DCAs 類包含 amlodipine、felodipine、nifedipine、perdipine、nitrendipine 及 lercanidipine，NDCAs 類包含 diltiazem 及 verapamil，有些研究提到 NDCAs 類鈣離子阻斷劑可以減少尿蛋白的產生，DCAs 類中的 lercanidipine 也有報告指出可減少糖尿病患者蛋白尿的排出 [1]，而有更多的研究顯示不同種的 DCAs 及 NDCAs 對腎臟的保護和蛋白尿的減少有著不同的效用。因此本文將針對這兩類鈣離子阻斷劑對於減少蛋白尿排出的能力及延緩腎衰竭的進展，加以探討。

二、作用機轉

DCAs 和 NDCAs 對尿蛋白的減少及腎功能衰退減緩能力的不同，是根據不同的作用機轉來的。這些不同的作用機轉包括 DCAs 和 NDCAs 根據腎臟自我調整、腎絲球的通透性以及腎小管對蛋白質重吸收能力的不同所造成的。以下將針對上述三種能力的不同加以詳述。

1. 腎臟自我調整

DCAs 會透過對入球小動脈的直接影響，使得腎臟自我調節的能力顯著的下降，進而改變腎絲球濾過率。而這些對於全身性血壓以至於腎絲球血管壓力的變化，將會造成腎絲球內高壓，這也將會導致蛋白質濾過的增加、白蛋白尿的產生以及內皮層的缺損，最後會使一些水溶性的介質釋放出來，而促使原本正常的腎臟組織纖維化 [2]。至於 NDCAs 部分，雖然不會像 DCAs 對腎臟自我調節能力有著顯著的影響，但在一些研究中也發現，NDCAs 也會干擾腎臟自我調節的能力。而 NDCAs 不同於 DCAs 最明顯的地方，在於 NDCAs 同時會使出球小動脈擴張，腎絲球內壓力下降，進而使得蛋白尿產生減少。

2. 腎絲球通透性

NDCAs 會降低腎絲球膜的通透性，特別是對大分子有更顯著的影響 [3]，這樣的作用會導致白蛋白濾過率降低，蛋白尿減少以及降低內皮層損傷，最終將會減少腎絲

球硬化的進行 [4]。而 NDCAs 和 DCAs 對於腎絲球通透性的差異，和血壓的下降並沒有直接的關係。

3. 腎小管對蛋白質重吸收能力

DCAs 的特性在於能夠阻斷腎小管對蛋白質的重吸收 [5]，其所針對的是少部分的蛋白質而非白蛋白，因此 DCAs 會增加蛋白質的流失。

三、腎臟型態學及功能

NDCAs 和 DCAs 對於腎臟型態學及功能有著不同的作用，例如：DCAs 對蛋白尿、環間膜 (mesangium) 的擴張以及腎絲球結痂並沒有抑制的作用；反觀，NDCAs 對於上述三種生理變化卻有著抑制作用。以下將就幾篇針對 DCAs、NDCAs 和 ACEI 或 ARB 之間做比較的原著論文加以整理。

1. Nifedipine 及 Diltiazem 比較 [6]

這篇研究收集 21 位糖尿病患者，隨機投與 nifedipine 或 diltiazem，觀察尿蛋白排出量、腎絲球濾過率、腎血流量以及 IgG 的廓清率，在 21 個月後，只有在 diltiazem 組有減少蛋白尿的改變 (4 ± 10%, nifedipine vs. -57 ± 18%, diltiazem; p < 0.001)，同時伴有 IgG 廓清率以及腎絲球對分子大小選擇性的改變。會造成這些改變的原因可能是改變了腎絲球微血管壁的通透性，進而使得 IgG 廓清率減少；其次造成的可能原因如同上述所提的 diltiazem 會同時擴張出球及入球小動脈，但 nifedipine 並不會有此影響 [7]，因此造就了兩者對腎臟血液動力學差異。另外還有些可能的解釋包括不同的鈣離子阻斷劑在腎絲球微血管壁上有著不同的分布，以及作用在不同的構造蛋白上，如在糖尿病動物的動物實驗中發現 diltiazem 會減少 glucosaminoglycan 及 heparan sulfate，而這兩種構造蛋白都會影響蛋白質的流失 [8]。

2. NDCAs (Diltiazem, Verapamil)、Lisinopril 及 Atenolol 比較 [9]

這篇研究收集 52 位第 2 型糖尿病合併腎病變及高血壓的患者，投與 diltiazem (n = 10) 或 verapamil (n = 8)、lisinopril (n = 18) 及 atenolol (n = 16)，發現 atenolol 組肌酐酸廓清率下降最為明顯 (-3.48 ± 1.1 ml/min/year/1.73 m^2)，而在 lisinopril 和 NDCAs 兩組中的肌酐酸廓清率並無顯著差別 (-0.98 ± 0.44 ml/min/year/1.73 m^2, lisinopril vs. -1.44 ± 0.63 ml/min/year/1.73 m^2, NDCAs; p = 0.36)；尿蛋白的下降在 lisinopril 和 NDCAs 兩組中也有類似的情況 (-0.713 ± 0.628 grams/day, lisinopril vs. -0.818 ± 0.663 grams/day,

NDCAs)，而在 atenolol 組則是增加 0.618 ± 0.291 grams/day。雖然這三組都有降低血壓的作用，但對腎臟保護以及尿蛋白下降的作用是不同的，因此作者解釋 lisinopril 和 NDCAs 減少尿蛋白的機轉可能不是直接來自降低血壓的作用。

3. DCAs 中的 Lercanidipine 和 Ramipril 比較 [1]

這篇研究收集 180 位第 2 型糖尿病腎病變併有微尿蛋白的患者，隨機投與每天 10～20 mg lercanidipine 及 5～10 mg 的 ramipril，追蹤 9～12 個月觀察白蛋白尿排出量，發現在這兩組皆有顯著的改善，並且無統計學上的差異 (-17.4 ± 65 mcg/min, lercanidipine; p < 0.05 vs. -19.7 ± 52.5 mcg/min, Ramipril; p < 0.05)；但作者指出此篇並未對腎絲球濾過率加以探討，因此不能推論是否在此族群，可以藉由降低尿蛋白去改善整體的預後。

4. Valsartan 和 Valsartan 加上 Cilnidipine 比較 [10]

這篇研究收集 87 位第 2 型糖尿病合併白蛋白尿的日本患者，隨機投與 valsartan (n = 41) 和 valsartan 加上 cilnidipine (n = 46)，追蹤一年，觀察尿中白蛋白和肌酐酸的比值，發現在 valsartan 加上 cilnidipine 組對於比值的下降比單獨使用 valsartan 組來的明顯 (-44 ± 11%, valsartan + cilnidipine vs. -9 ± 7%, valsartan; p = 0.014)，雖然在降低血壓方面兩組並沒有明顯的差別。

5. Nifedipine 和 Perindopril 比較 [11]

這篇研究收集 77 位正常血壓的第 2 型糖尿病合併微尿蛋白患者，隨機投與 perindopril (n = 23)、nifedipine (n = 27) 及 placebo (n = 27)，平均追蹤 66 個月，發現在前 12 個月，只有 perindopril 組的白蛋白排除率下降 47% (p = 0.04)，在第 12 個月到第 72 個月期間，在 placebo 組的白蛋白排出率增加 27% (p < 0.01)，在第 72 個月之後，觀察尿蛋白的發生率，在 placebo 組是 7/15，在 perindopril 組是 2/11，而在 nifedipine 組則是 1/11 (p = 0.05)；在腎絲球濾過率方面，在前 12 個月三組間並沒有顯著差別，但之後的腎絲球濾過率下降梯度 (ml/min/1.73 m^2 per year)，在 perindopril 組是 -2.4 (p < 0.01)，在 nifedipine 組是 -1.3 (p = 0.26)，而在 placebo 組則是 -4.2 (p = 0.01)。

四、結語

有愈來愈多的研究針對 DCAs 和 NDCAs 對於減少蛋白尿的排出量以及腎臟保護能力來做比較，也有些研究將鈣離子阻斷劑和 ACEI 或 ARB 直接做比較，雖然只是小

規模的研究，但發現 NDCAs 對於減緩腎功能衰退和減少蛋白尿的能力並不亞於 ACEI 或 ARB，這和 NDCAs 不只能擴張入球小動脈，同時也能使出球小動脈擴張的作用有關；理論上 DCAs 只對入球小動脈有擴張的能力，並不會作用在出球小動脈，因此不會減少腎絲球內高壓，但 lercanidipine 在 DCAs 類中是比較特殊的，在高血壓的老鼠試驗中發現，lercanidipine 可以擴張出球小動脈，因此可以減緩腎功能的惡化，抑制 endothelin 在腎臟的作用，並且減少自由基的產生。因此，如果患者需要合併藥物去治療尿蛋白或延緩腎功能的惡化，ACEI 或 ARB 合併 NDCAs 或 lercandipine 使用，是可以考慮的選擇。

參考文獻

1. Dalla Vestra M, Pozza G, Mosca A, et al: Effect of lercanidipine compared with ramipril on albumin excretion rate in hypertensive Type 2 diabetic patients with microalbuminuria: DIAL study (Diabete, Ipertensione, Albuminuria, Lercani-dipina). Diab Nutr Metab 2004; 17: 259-66.
2. Bakris GL, Weir MR, Secic M, Campbell B, Weis-McNulty A: Differential effects of calcium antagonist subclasses on markers of nephropathy progression. Kidney Int 2004; 65: 1991-2002.
3. Tarif N, Bakris GL: Preservation of renal function: the spectrum of effects by calcium channel blockers. Nephrop Dial Transplant 1997; 12: 2244-50.
4. Russo LM, Bakris GL, Comper WD: Renal handling of albumin: a critical review of basic concepts and perspective. Am J Kidney Dis 2002; 39: 899-919.
5. Hartmann A, Lund K, Holdaas H, et al: Contrasting short-term effects of nifedipine on glomerular and tubular functions in glomerulonephritis patients. J Am Soc Nephrop 1994; 5: 1385-90.
6. Smith AC, Toto R, Bakris GL: Differential effects of calcium channel blocker on size selectivity of proteinuria in diabetic glomerulopathy. Kidney Int 1998; 54: 889-96.
7. Carmines PK, Navar LG: Disparate effects of Ca channel blockade on afferent and efferent arteriolar responses to ANG II. Am J Physiol 1989; 256: F1015-20.
8. Griffin KA, Picken MM, Bidani AK: Deleterious effects of calcium channel blockade on pressure transmission and glomerular injury in rat remnant kidneys. J Clin Invest 1995; 48: 1111-24.
9. Bakris GL, Copley JB, Vicknair N, Sadler R, Leurgans S: Calcium channel blockers versus other antihypertensive therapies on progression of NIDDM associated nephropathy. Kidney Int 1996; 50: 1641-50.
10. Katayama K, Nomura S, Ishikama H, Murata T, Koyabu S, Nakano T: Comparison between valsartan and valsartan plus cilnidipine in type II diabetics with normo- and microalbuminuria. Kidney Int 2006; 70: 151-6.
11. Jerums G, Allen T, Campbell DJ, et al: Long-term renoprotection by perindopril or nifedipine in non-hypertensive patients with Type 2 diabetes and microalbuminuria. Diabet Med 2004; 21: 1192-9.

第 12 章

慢性腎臟病的高血壓用藥

10.6140/AP.9789864371389.ch_012

周獻章
員林基督教醫院

一、前言

慢性腎臟病 (chronic kidney disease, CKD) 是指持續，難以逆轉的腎臟損傷，通常伴有腎絲球過濾率 (glomerular filtration rate, GFR) 的下降及蛋白尿。過去20年，不論是台灣或世界其他國家，CKD 的盛行率皆穩定持續地上升。上升的原因主要是因人口老化導致糖尿病與高血壓等慢性病增加所造成。CKD 不只導致末期腎臟病 (end-stage renal disease, ESRD)、尿毒症，最後需移植或透析等腎臟替代治療，它本身更是 cardiovascular disease (CVD) 的危險因子。

CKD 與高血壓是一種循環的關係。控制不好的高血壓是造成 CKD 與 CKD 惡化的重要危險因子，而腎功能的惡化更進一步導致高血壓不易控制。研究顯示在第 3～5 期的 CKD 有 85～95% 的人有高血壓 [1]，腎功能惡化導致高血壓最主要是因體內鹽分與體液的滯留，以及血管阻力的增加。良好的血壓控制已是公認延緩 CKD 惡化以及降低 CVD 重要手段，而且很多國家或學會都針對此重要課題訂出指引。

二、病理生理學

1. 高血壓對腎臟的影響

高血壓是導致 CKD 與末期腎臟病的第二大致病因子。高血壓對腎臟的傷害主要是在腎臟的血管，顯微鏡下的特徵是入球動脈的透明變性 (hyalinosis)。血管的變化導致腎絲球缺血，有些區域甚至腎間質纖維化及腎小管萎縮。長期控制不良的高血壓會導致腎絲球內壓力升高，影響腎絲球過濾率和增加蛋白質的濾出 [2]。

2. 腎臟傷害對血壓的影響

除了極少數因腎小管疾病造成鹽分流失外，鈉滯留造成細胞外液的擴張是 CKD 最主要影響血壓的因素；即使細胞外液的擴張尚不足以造成肉眼可見的水腫也可能導致血壓升高。另外腎素—血管張力素—醛類脂醇系統 (renin-angiotensin-aldosterone system, RAAS) 活性的增強、交感神經活性的增強、續發性副甲狀腺機能亢進導致細胞內鈣離子濃度升高及血管收縮、一氧化氮 (NO) 合成的減少影響血管的擴張、甚至紅血球生成激素 (erythropoietin) 的使用都可能造成血壓的升高。

三、治療目標

在 CKD 治療高血壓的終極目標是減少腎臟以及 CVD 的致病率和致死率。但是血

壓要控制到多少才算理想呢？過去 10 年世界各國不同的指引，包括 Seventh Report of the Joint National Committee on Prevention, Detection, Evaluation, and Treatment of High Blood Pressure (JNC 7) 大都以 < 130/80 mmHg 為共識 [3] (參閱表 12-1)。但是最近的想法卻有些改變。不論在糖尿病或非糖尿病的 CKD，有幾個臨床試驗無法證實血壓控制在 < 130/80 mmHg 會比 < 140/90 mmHg 來得更好；防止腎衰退的結果或 CVD 的減少都沒有比較好 [4,5]。但對有蛋白尿的 CKD，血壓控制較低可以延緩腎功能的衰退及降低死亡率 [4,6]。因此最近的文獻建議 CKD 血壓控制的目標應依據有無蛋白尿而個別化治療。European Society of Hypertension/European Society of Cardiology (ESH/ESC) [7] 及 2014 由參與 Eighth Report of the Joint National Committee on Prevention, Detection, Evaluation, and Treatment of High Blood Pressure (JNC 8) 的成員所發表的成人高血壓治療指引建議 CKD 不論有無糖尿病，血壓控制的目標是 < 140/90 mmHg。但對有重度蛋白尿 (> 3 g/24 hours) 的患者則可降至 < 130/80 mmHg [8]。另外，治療的血壓目標也要考慮年紀，例如 > 60 歲範圍要放寬；且要注意是否有器官血流不足的情況，詳細建議請參考 JNC 8。

CKD 的高血壓有一個特色是寬脈衝壓 (wide pulse pressure) [9]。而 CKD 常需使用多種降血壓藥，其結果是更加劇寬脈衝壓。這主要是舒張壓降的比收縮壓還多 [10]。

表 12-1　世界各國高血指引對 CKD 或糖尿病的血壓控制目標

Group	Goal BP (mmHg)	Initial Therapy
JNC (2014)	< 140/90	ACE inhibitor/ARB
ISH/ESC (2013)	< 140/90	ACE inhibitor/ARB
Am. Society of HTN (2008)	< 130/80	ACE inhibitor/ARB
Canadian HTN Society (2007)	≤ 130/80	ACE inhibitor/ARB
Am. Diabetes Assoc. (2005)	< 130/80	ACE inhibitor/ARB
Japanese HTN Society (2006)	≤ 130/80	ARB
National Kidney Foundation (2004)	< 130/80	ACE inhibitor/ARB
British HTN Society (2004)	≤ 130/80	ACE inhibitor/ARB
JNC 7 (2003)	< 130/80	ACE inhibitor/ARB
ISH/ESC (2003)	< 130/80	ACE inhibitor/ARB
Australia-New Zealand (2002)	< 130/85	ACE inhibitor
WHO/ISH (1999)	< 130/85	ACE inhibitor

CKD: chronic kidney disease; BP: blood pressure; JNC: Joint National Committee; ACE: angiotensin-converting enzyme; ARB: angiotensin receptor blocker; ISH: International Society of Hypertension; ESC: European Society of Cardiology; HTN: hypertension; JNC 7: Seventh Report of the Joint National Committee on Prevention, Detection, Evaluation, and Treatment of High Blood Pressure; WHO: World Health Organization.

CKD 對高血壓藥，收縮壓呈現抗性而舒張壓敏感性增加主要是因血管的硬化，彈性變差。在這族群患者若企圖將收縮壓降得太低，如 < 130，可能會造成舒張壓過低。不論有無 CKD，不少證據顯示舒張壓具有 J 曲線現象。這些證據指出舒張壓過低 (< 84～85 mmHg) 會增加死亡與 CVD 的風險 [11-13]。將 CKD 血壓控制的目標訂在 < 140/90 mmHg 其實是比較實際、易達成，甚至是比較安全的目標。

四、降血壓藥的選擇

所有降血壓藥在 CKD 都能達到降壓的目的，但除了降血壓外還能減少蛋白尿的藥物通常是建議的 CKD 首選第一線用藥。很多研究指出降低蛋白尿常期對延緩腎功能的惡化及 CVD 的保護有顯著的作用 [14]。因此在 CKD，針對阻斷 RAAS 的血壓藥如血管張力素轉換酶抑制劑 (angiotensin-converting enzyme inhibitor, ACEI) 或血管張力素受器阻斷劑 (angiotensin receptor blocker, ARB)，一般公認為第一線用藥 [15]。另外因為鈉滯留導致的體液過多是 CKD 使高血壓控制不易的主因，利尿劑的使用也有一定的角色。

1. 阻斷 RAAS 的降血壓藥

研究顯示 ACEIs 或 ARBs 比起其他的降血壓藥，在相同的降壓效果下，更能延緩腎功能的衰退 [16]。不過，這些結果主要是在有蛋白尿的 CKD 患者看到；在沒有蛋白尿的 CKD 則不顯著。在 CKD、ACEIs 和 ARBs 的作用及效力相仿，選擇 ACEIs 或 ARBs 主要取決病患因素如副作用和費用來決定。

ACEIs 和 ARBs 一般而言患者的接受度都很好，但 ACEIs，尤其在亞洲人，易引起乾咳；ARBs 則不會引起乾咳。雖然非常罕見，但兩者都有可能引起 angioedema。在開始使用 ACEIs 和 ARBs 前，醫師應告知病患若發生臉部，通常包括眼瞼的腫脹，應立即停藥並就醫。

至於 ACEIs 和 ARBs 合併使用是否能提供進一步的腎臟保護效果，目前的證據是否定的 [17]。ACEIs 和 ARBs 的併用相較於單獨使用不但在腎功能或心血管疾病的保護上都無好處，反而增加副作用，因此不建議合併使用。

至於腎素阻斷劑 (renin inhibitor)，目前市場上只有 aliskiren 一種藥。它並不優於 ACEIs 或 ARBs，只有在病患無法接受 ACEIs 或 ARBs 才建議使用。與 ACEIs 或 ARBs 併用會增加腎衰竭、低血壓以及高血鉀的風險，不建議合併使用。同時它也不建議使用於第 4～5 期的 CKD [18]。

2. 利尿劑

對沒有蛋白尿的 CKD，多數指引並未明定優先使用的第一線降血壓藥用藥，但可考慮利尿劑。CKD 合併高血壓常見鈉滯留及體液過多，因此利尿劑是合理的用藥。為了達到理想的降壓效果，複方高血壓治療也經常需要包含利尿劑。CKD 1～3 期 (GFR > 30 ml/min) 可使用 thiazide 利尿劑 [19]，但 CKD 4～5 期 (GFR < 30 ml/min)，或血清肌酸酐大於 1.8 mg/dl，則應使用 loop diuretics 如 furosemide 利尿劑。另外如已有明顯水腫，也不應使用 thiazide 利尿劑，而應使用 loop diuretics。對利尿劑有抗性，反應不佳的病患可併用不同作用部位、不同作用機轉的利尿劑。使用利尿劑時須注意電解質的平衡及小心姿勢性低血壓的發生。

至於保鉀性利尿劑的使用在 CKD 必須非常地小心。因為可能大大提高致命性的高血鉀症的風險，保鉀性利尿劑在 CKD 可視為禁忌。醛固酮 (aldosterone) 在 CKD 腎功能惡化上伴演極重要的有害角色。醛固酮拮抗劑如 spironolactone 在 CKD 的高血壓治療上可能有助益。事實上在臨床試驗，當醛固酮拮抗劑與 ACEIs 或 ARBs 併用可促進降低蛋白尿 [20,21]。但 spironolactone 是保鉀性利尿劑，尤其與 ACEIs 或 ARBs 併用時，大幅提高高血鉀症的風險。高血鉀可導致心率不整及肌肉無力，嚴重可致命，但在這之前高血鉀本身常常是無症狀的。因此若使用 spironolactone 這類保鉀性利尿劑必須密切監測血清鉀離子濃度，且儘量不與 ACEIs 或 ARBs 合併使用。

3. 鈣離子阻斷劑 (Calcium Channel Blockers, CCBs)

CCBs 降低周邊血管阻力但不影響心搏輸出，理論上在 CKD 很適合，因為當腎功能持續惡化，周邊血管阻力逐漸上升。但是 CCBs 在 CKD 比其他降血壓藥更易導致舒張壓降低和增加脈衝壓，反而有不利 CVD 的疑慮 [10]。在 CKD 的高血壓治療，CCBs 是屬於第二、三線的藥物 [14]。就降壓的效果來講，nondihydropyridine CCBs (如 diltiazem 或 verapamil) 與 dihydropyridine CCBs (如 amlodipine 或 nifedipine) 並無差別；但 nondihydropyridine CCBs，不論單獨使用或與 ACEIs 或 ARBs 合併使用，皆可降低蛋白尿 [22]。因此 nondihydropyridine CCBs 可作為有蛋白尿的 CKD 的第二、三線藥物，而 dihydropyridine CCBs 可作為沒有蛋白尿的 CKD 的第二線藥物。舊型 dihydropyridine CCBs 不可作為蛋白尿的慢性腎衰竭的第二線藥物。但新型鈣 L-/N- or T- type 通道阻斷劑鈣通道阻斷交感神經末端的腎上腺素釋放且擴張入球和出球小動脈，從而降低腎絲球內壓 [23,24]。因此，新型鈣離子阻斷劑是日後高血壓患者的蛋白尿合適選擇之一。

4. 乙型阻斷劑 (Beta-Blockers)

乙型阻斷劑對 CKD 及蛋白尿的作用，研究的資料有限。若患者有強制性的適應症如冠狀動脈疾病或慢性心衰竭時可作為二、三線的藥物使用。

五、其他的考慮

1. 生活型態的調整 (Lifestyle Modificationn)

本文的重點是在探討 CKD 的血壓用藥，但絕對不是要忽視生活型態調整的重要性。先前已提到鈉滯留造成細胞外液的擴張是 CKD 導致血壓升高的最主要因素。若不降低鈉的攝取僅使用利尿劑或降血壓藥，怎麼可能期待會有好效果。對所有高血壓的患者，多運動、減重及飲食的調整都已證實可以有效降低血壓。飲食的調整建議採取 the dietary approaches to stop hypertension (DASH) 飲食 [25]，強調多攝取水果和蔬菜及低脂乳製品且低飽和脂肪及低總脂肪的食物，可以有效地降低血壓。

2. 何時給藥

CKD 血壓的變化還有另一項特徵就是 non-dipper，也就是說正常夜間進入睡眠後血壓的下降在 CKD 不會發生，有時甚至反向升高。雖然利用降血壓藥的操作是否能改變夜間高血壓 (nocturnal hypertension)，或者此舉是否真有益處，目前並無明確證據 [26]，但是包括 CCBs，ACEIs 及 ARBs 都有文獻指出睡前給藥可改善 24 小時的血壓控制 [27,28]。由於 CKD 常常需要不只一種的血壓藥來達到理想的控制，將血壓藥分散在早上及睡覺可能會比全部集中在早上給藥更能得到穩定的血壓控制。

3. 每週 3 次透析後監督下給藥

對已經進入透析的患者，控制高血壓最重要的是正確的乾體重、限制鈉鹽的攝取、以及控制兩次透析間體重的增加。降血壓藥的使用有時易造成水分移除困難、透析中低血壓、及動靜廔管的阻塞。另外因為人口老化，目前台灣很多透析病患是獨居老人，正確服藥是一大問題。在這兩種透析患者皆可考慮腎臟代謝為主 (腎衰竭時半衰期變長，請參見表 12-2)，水溶性易被透析移除的藥物；在醫護人員的監督下，每週 3 次透析後給藥。這樣可以確保醫囑遵從性，避免透析中低血壓，同時達到控制透析間的高血壓。這類藥物的選擇可考慮 lisinopril 或 atenolol [29]。

表 12-2　一般常用降血壓藥物在透析患者的半衰期、建議劑量與透析移除率

Drugs	T1/2 in ESRD	Range of dosing (initial to usual or maximum)	% Removal with HD
血管張力素轉換酶抑制劑 (ACEIs)			
Captopril	20～30 hours	12.5～50 mg q24 hours	Yes
Enalapril	Prolonged	2.5～10 mg q24 to 48 hours	35%
Lisinopril	54 hours	2.5～10 mg q24～48 hours	50%
Ramipril	Prolonged	2.5～10 mg q24 hours	< 30%
血管張力素受器阻斷劑 (ARBs)			
Losartan	4 hours	50～100 mg q24	None
Candesartan	5～9 hours	4～32 mg q24	None
Telmisartan	24 hours	40～80 mg q24	None
Valsartan	6 hours	80～160 mg q24	None
Irbesartan	11～15 hours	75～300 mg q24	None
乙型阻斷劑 (β-blockers)			
Atenolol	< 120 hours	25～50 mg q48	75%
Propranolol	3～6 hours	40～120 mg bid	< 5%
Carvedilol	7～10 hours	6.25～25 mg bid	None
Labetalol	6～8 hours	100～1200 mg bid	< 1%
鈣離子阻斷劑 (calcium channel blockers)			
Amlodipine	?	2.5～10 mg qd	None
Diltiazem	Prolonged	Varies with formulation	< 30%
Nifedipine	～5 hours	30～180 mg qda	Low
Felodipine	11-16	2.5～10 mg qda	No
甲型阻斷劑 (α-blockers)			
Doxazosin[a]	15～22 hours	1～8 mg qhs	None
Terazosin	9～12 hours	1～20 mg qhs	None
Prazosin	2～4 hours	1～5 mg bid to tid	?
其他			
Clonidine	18～41 hours	0.1～0.4 mg bid-tid	< 5%
Hydralazine	7～16 hours	10～100 mg q8 hour	None
Aliskiren	?	150～300 mg qd	?
Minoxidil	?	5～100 mg qd	Partially

bid: twice a day; qd: every day; qhs: at bedtime; tid: three times a day.
[a] Extended release formulations.

六、結論

積極控制血壓是延緩 CKD 惡化以及降低 CVD 的重要法則。血壓控制的目標值應依據有無蛋白尿而定，且要考慮年紀以及是否有器官血流不足的情況。血壓的控制不應只依賴藥物，須同時配合生活型態以及飲食的調整。瞭解病患的特性及各類降血壓藥物的特色才容易達到理想的血壓控制。

參考文獻

1. Rao MV, Qiu Y, Wang C, Bakris G: Hypertension and CKD: kidney early evaluation program (KEEP) and national health and nutrition examination survey (NHANES), 1999-2004. Am J Kidney Dis 2008; 51: S30-7.
2. Yoshioka T, Rennke HG, Salant DJ, Deen WM, Ichikawa I: Role of abnormally high transmural pressure in the permselectivity defect of glomerular capillary wall: a study in early passive Heymann nephritis. Circ Res 1987; 61: 531-8.
3. Chobanian AV, Bakris GL, Black HR, et al: The seventh report of the Joint National Committee on prevention, detection, evaluation, and treatment of high blood pressure: the JNC 7 report. JAMA 2003; 289: 2560-72.
4. Upadhyay A, Earley A, Haynes SM, Uhlig K: Systematic review: blood pressure target in chronic kidney disease and proteinuria as an effect modifier. Ann Intern Med 2011; 154: 541-8.
5. Cushman C, Evan GW Byington RP, et al: The ACCORD study group. Intensive blood-pressure control in type 2 diabetes mellitus. N Engl J Med 2010; 363: 1575-85.
6. Brenner BM, Cooper ME, de Zeeuw D, et al: Effects of losartan on renal and cardiovascular outcomes in type 2 diabetes and nephropathy. N Engl J Med 2001; 345: 861-9.
7. Mancia G, Fagard R, Narkiewicz K, et al: 2013 ESH/ESC Guidelines for the management of arterial hypertension. J Hypertens 2013; 31: 1281-57.
8. James PA, Oparil S, Cater BL, et al: 2014 evidence-based guideline for the management of high blood pressure in adults. Report from the panel members appointed to the eighth joint national committee (JNC 8). JAMA 2014; 311: 507-20.
9. Peralta CA, Hicks LS, Chertow GM, et al: Control of hypertension in adults with chronic kidney disease in the United States. Hypertension 2005; 45: 1-6.
10. Carmen AP, Michael GS, Christina WF, et al: Association of Antihypertensive therapy and diastolic hypotension in chronic kidney disease. Hypertension 2007; 50: 474-80.
11. Berl T, Hunsicker LG, Lewis JB, et al: Impact of achieved blood pressure on cardiovascular outcomes in the Irbesartan Diabetic Nephropathy Trial. J Am Soc Nephrol 2005; 16: 2170-9.
12. Kovesdy CP, Trivedi BK, Kalantar-Zadeh K, Anderson JE: Association of low blood pressure with increased mortality in patients with moderate to severe chronic kidney disease. Nephrol

Dial Transplant 2006; 21: 1257-62.

13. Messerli FH, Mancia G, Conti CR, et al: Dogma disputed: can aggressively lowering blood pressure in hypertensive patients with coronary artery disease be dangerous? Ann Intern Med 2006; 144: 884-93.
14. National Kidney Foundation: KDOQI clinical practice guide-lines for chronic kidney disease: evaluation, classification, and stratification. Am J Kidney Dis 2002; 39: S1-266.
15. Kidney Disease Outcomes Quality Initiative (KDOQI): KDOQI clinical practice guidelines on hypertension and antihypertensive agents in chronic kidney disease. Am J Kidney Dis 2004; 43: S1-290.
16. Remuzzi G, Chiurchiu C, Ruggenenti P: Proteinuria predicting outcome in renal disease: nondiabetic nephropathies (REIN). Kidney Int Suppl 2004; 66: S90-6.
17. van Vark LC, Bertrand M, Akkerhuis KM, et al: Angiotensin-converting enzyme inhibitors reduce mortality in hypertension: a meta-analysis of randomized clinical trials of renin-angiotensin-aldosterone system inhibitors involving 158,998 patients. Eur Heart J 2012; 33: 2088-97.
18. Trimarchi H: Role of aliskiren in blood pressure control and renoprotection. Int J Nephrol Renovasc Dis 2011; 4: 41-8.
19. ALLHAT Collaborative Research Group: Major outcomes in high-risk hypertensive patients randomized to angiotensinconverting enzyme inhibitor or calcium channel blocker vs. diuretic: the Antihypertensive and Lipid-Lowering Treatment to Prevent Heart Attack Trial (ALLHAT). JAMA 2002; 288: 2981-97.
20. Navaneethan SD, Nigwekar SU, Sehgal AR, et al: Aldosterone antagonists for preventing the progression of chronic kidney disease. Clin J Am Soc Nephrol 2009; 4: 542-51.
21. Mehdi UF, Adams-Huet B, Raskin P, et al: Addition of angiotensin receptor blockade or mineralocorticoid antagonism to maximal angiotensin-converting enzyme inhibition in diabetic nephropathy. J Am Soc Nephrol 2009; 20: 2641-50.
22. Bakris GL, Weir MR, Secic M, et al: Differential effects of calcium antagonist subclasses on markers of nephropathy progression. Kidney Int 2004; 65: 1991-2002.
23. Ando K: L-/N-type calcium channel blockers and proteinuria. Curr Hypertens Rev 2014; 9: 210-8.
24. Abe M, Okada K, Soma M: T-type Ca channel blockers in patients with chronic kidney disease in clinical practice. Curr Hypertens Rev 2013; 9: 202-9.
25. Sacks FM, Svetkey LP, Vollmer WM, et al: Effects on blood pressure of reduced dietary sodium and the dietary approaches to stop hypertension (DASH) diet. DASH-Sodium Collaborative Research Group. N Engl J Med 2001; 344: 3-10.
26. Timio M, Venanzi S, Lolli S, et al: "Non-dipper" hypertensive patients and progressive renal insufficiency: a 3-year longitudinal study. Clin Nephrol 1995; 43: 382-7.
27. Hermida RC, Ayala DE: Chronotherapy with the angiotensinconverting enzyme inhibitor

ramipril in essential hypertension: improved blood pressure control with bedtime dosing. Hypertension 2009; 54: 40-6.

28. Hermida RC, Calvo C, Ayala DE, et al: Administration time-dependent effects of valsartan on ambulatory blood pressure in hypertensive subjects. Hypertension 2003; 42: 283-90.

29. Agarwal R: Management of hypertension in hemodialysis patients. Hemodialysis Int 2006; 10: 241-8.

第 13 章
慢性腎臟疾病與高尿酸血症控制

10.6140/AP.9789864371389.ch_013

賴美玉[1]、陳鈺如[2]、游顯妹[3]、張浤榮[4]
[1] 中山醫學大學附設醫院腎臟科病房
[2] 國立臺中科技大學護理系
[3] 中山醫學大學護理系
[4] 中山醫學大學附設醫院內科部

本文修改自賴美玉，陳鈺如，游顯妹，張浤榮：慢性腎臟疾病與高尿酸血症控制，腎臟與透析 2014；26：160-3。

一、前言

　　尿酸 (uric acid) 為人類內在及外來核酸嘌呤類 (purine) 的代謝產物，嘌呤經由黃嘌呤氧化酶 (xanthine oxidase) 的作用在人體內氧化形成尿酸，尿酸是嘌呤分解代謝的最終產物 [1]。尿酸是經由尿酸氧化酶 (urate oxidase) 進行代謝，然而人類並無此酵素將尿酸轉化成尿囊素 (allantoin)，腎臟是排除尿酸的主要器官，因此人類必須藉由排泄方式將嘌呤經由腎臟代謝出去，但是當腎臟功能有障礙時會造成血液中尿酸濃度上升，高尿酸血症會因為尿酸製造速率過快、排泄減少或二者同時存在所引起 [2]。自十九世紀起，已經有學者開始注意到高尿酸與高血壓、糖尿病、腎臟病及心血管疾病的相關性，但是降尿酸藥物進展緩慢，直到二十世紀流行病學研究和新藥 febuxostat 的產生，尿酸的改善問題又再度被重視 [3]。尿酸對腎疾病的影響主要會引起急性尿酸腎病變 (acute urate nephropathy)、慢性尿酸鹽腎病變 (chronic urate nephropathy) 與尿酸結晶疾病等。

　　依據 2008 年 Zhang 和 Rothenbacher 研究顯示，chronic kidney disease (CKD) 占美國成人的比率為 1/6 左右，CKD 的罹患率在老年和男性比例較高 [4]。流行病學研究發現 CKD 的發病率增加，與糖尿病、高血壓和肥胖症的罹患率增加有關，因為腎臟是代謝尿酸及嘌呤重要的器官，所有的血清尿酸是透過腎絲球過濾、再吸收、分泌，導致尿酸鹽和尿酸排泄的過程會使腎絲球濾過率下降而造成腎功能不全 [5]。重度的腎損傷有 45% 會造成腎絲球過濾受限及尿酸升高，此外，尿酸鹽排泄會增加肝臟和腸道外的腎清除率，造成嚴重腎功能損傷而增加腎臟的負擔 [6]。

二、高尿酸血症（Hyperuricemia）的相關概述

　　尿酸為人類內在及外來核酸嘌呤類的代謝產物，是一種弱酸，在正常生理的酸鹼值下，會以離子化形式存在 [2]。台灣痛風與高尿酸血症 2013 年診治指引提出：高尿酸血症的定義有兩種，流行病學上的定義，是指血液中尿酸濃度比正常人的平均值加上 2 個標準差還高 [7]。生理化學的定義是指血中每 100 ml 血液中的尿酸濃度大於 6.8 或 7.0 mg/dl，正確地來說，血液尿酸濃度的正常值，應以生理化學的定義為準，即成年人血尿酸值 > 7.0 mg/dl 為高尿酸血症，並且隨著尿酸濃度在體液中持續增加，會因為過度飽和而產生結晶形成尿酸堆積 [7,8]。臨床上，發現造成高尿酸的原因有：尿酸製造過度與尿酸排泄過少，尿酸製造過度占 10%、尿酸排泄過少占 90%，仍有機率尿酸製造過度與尿酸排泄過少都存在的情形 [3,9]。人體內的尿酸濃度會受種族、遺傳基因、性別、年齡的影響，發生族群大多數是在發育期以前的小孩，無論男、女孩血清中尿酸的濃度相當為 3.0～4.0 mg/dl，男性則從青春期開始，血清尿酸濃度就開始上升，

在 20 歲初左右就會達到最高的數值，以後就穩定下來 [8]。而女性在青春期前血尿酸濃度較低，直到青春期後則會逐漸增加到接近成年人水準，停經前女性歸因於賀爾蒙致使尿酸排泄增加，尿酸值比較男性低，停經後尿酸值會上升到接近男性的程度，而且血中尿酸即開始增高 [7,8,10]。成年人血清尿酸值是隨著體重、血壓、腎臟功能和飲酒產生變化，並注意是否合併有痛風、高血壓、糖尿病、肥胖、代謝症候群等相關疾病，而台灣地區的民眾因生活水準改善、飲酒增加與肥胖等因素，高尿酸血症的發生率和盛行率亦有逐步上升且有年輕化的趨勢 [2,7]。

三、尿酸對腎疾病的影響

體內尿酸 1/3 是由飲食攝取所引起，2/3 是因為身體內細胞核的核酸嘌呤新陳代謝產生，正常人每日製造的尿酸約有 2/3 經由腎臟經尿液排出，約 1/3 由腸內細菌分解代謝隨大腸糞便排出，有極少量由汗腺排泄。但腎臟功能異常的病人由腎臟排泄的量減少，相對地由腸道排泄的量會增加 [1,8]。尿酸是嘌呤在人體代謝的最終產物，體內嘌呤在肝臟代謝形成尿酸，最後由腎臟將尿酸隨尿液排出體外，如果體內產生過多或腎臟排泄尿酸不良，就會形成尿酸過高導致高尿酸血症，高尿酸血症可分為急性尿酸腎病變 (acute urate nephropathy)、慢性尿酸腎病變 (chronic urate nephropathy) [11,12]。急性尿酸腎病變主要是尿酸被尿液的濃度與 PH 值影響所導致，過度飽和的尿酸在腎髓質造成濃縮，讓遠端腎小管的尿液酸化，進而造成尿酸結晶，內生性尿酸過度產生容易造成集尿管阻塞，臨床表現為乏尿或無尿的急性腎衰竭 [13]。高尿酸血症會造成腎衰竭合併有高血壓及痛風石外，也會造成腎臟損傷，另外，尿酸除了沉積在腎元外，也會沉積在腎乳頭和輸尿管，造成腎絲球過濾率壓力增加，致使腎血流減少而讓腎功能變差 [14]。慢性尿酸腎病變是因高尿酸血症長期累積在腎髓間質，形成尿酸鈉 (sodiumurate) 沉積，當尿酸鈉濃度愈高時，組織形成痛風石的機率增加，而造成痛風。長期痛風病人腎臟的變化會有微小痛風石及出現纖維化、腎絲球硬化及和動脈壁硬化，產生腎血管病變而降低腎血流，進而對尿酸的清除產生關鍵性的影響 [1,12]。2010 年 Bellomo 等人研究發現 900 位健康正常血壓之成人追蹤五年之腎功能變化，發現高尿酸是唯一影響腎功能惡化的因子 [15]。

四、高尿酸血症的治療及控制方式

高尿酸血症治療方式以藥物為主，但是飲食控制也會有效的減少尿酸值上升，以下介紹藥物治療及飲食控制方法：

1. 藥物治療

目前高尿酸血症及痛風的治療是以藥物為主，一般建議終身長期服用，降尿酸藥物治的目標應設在控制血中尿酸值小於 6 mg/dl 以下。合併痛風石病人，初期的目標可設在小於 5 mg/dl 以下，使用降尿酸藥物的前 3～6 個月，可合併每日口服小劑量秋水仙素，能有效地預防急性痛風發作，不發作之後再嘗試停用秋水仙素 [16]。此外，高尿酸血症可能是藥物引起的，如：利尿劑、低劑量阿斯匹林、菸鹼酸、抗結核藥物、器官移植抗排斥藥物環孢靈 (cyclosporine) 及酒精等，因此在採取降尿酸藥物治療前，必須先評估造成高尿酸之原因，若懷疑高尿酸血症是藥物所引起的，應先考慮是否要停用藥物或以其他藥物替代 [17]。

長期服用降尿酸藥物可分成兩類，一類是抑制尿酸產生的藥物：allopurinol，另一類是促進尿酸排泄的藥物如：benzbromarone、probenecid、sulfinpyrazone。最近臨床研究抑制尿酸產生的藥物 febuxostat 降尿酸效果良好，febuxostat 主要治療慢性痛風病人之高尿酸血症，並不建議用於無症狀的高尿酸血症病人。對於輕度至中度腎功能不全病人服用 febuxostat 無須調整劑量，建議劑量為每天口服一次 40 mg 或 80 mg。建議起始劑量是每天口服 40 mg，對於使用 40 mg 兩週後血清尿酸濃度 (sUA) 未低於 6 mg/dl 的病人，建議使用 80 mg。依據 2002 年美國國家腎臟基金會 (National Kidney Foundation, NKF) 的 Kidney Disease Outcome Quality Initiative (KDOQI) 準則提出腎功能分級：輕度 (creatinine clearance [CrCl] 60～89 ml/min/1.73m^2)、中度 (CrCl 30～59 ml/min/1.73m^2)、嚴重腎功能不全 (CrCl 15～29 ml/min/1.73m^2)，2005 年 Becker 等人提出腎功能正常 (CrCl ≥ 90 ml/min/1.73m^2) 病人每日服用 febuxostat 80 mg 與 CKD 病人比較皆不會影響腎功能變化，但是要特別注意此藥物仍有常見不良副作用，如：肝功能異常、噁心、關節痛、皮疹等，若使用時要特別要注意 [18]。

2. 高尿酸血症飲食控制

根據研究統計，在 30 歲以上的男性及超過 50 歲之女性人口中，痛風之盛行率高達 2%。如再加上無症狀的高尿酸血症，罹患病人數則是急遽的攀升，並且隨著年齡愈大，痛風及高尿酸血症發生的比率也愈高 (年齡大於 80 歲者約有 6～9% 的發生率) [19]。正常情形下尿液呈現微酸性，如果尿液過酸容易形成尿酸、胺基酸等而造成尿路結石，故參考陳淑娟提出在高尿酸血症飲食部分建議採取限制鈣飲食。限鈣飲食：限鈣飲食是一種限制飲食中含鈣小於 400～600 mg/dl 的均衡飲食，建議增加水分的攝取，每日至少 3,000～4,000 ml，增加稀釋尿液濃度，且注意飲用的水質，避免飲用硬水，以減少從水中攝取過多的鈣質，但是 CKD 腎功能差會影響水分排出，故水分攝取要特別監控。減少高鈣飲食，必須注意其他來源供應足夠的蛋白質，烹調時熬骨頭湯

時不要加醋，醋會讓骨頭的鈣溶解出來，故烹調時要注意，建議增加活動量有助於減少結石形成 [20]。高尿酸食物包含：扁豆、甜菜、菠菜、甘薯、無花果、李子、大黃瓜、杏仁、巧克力及花生等，高草酸飲料包含：茶、可可、葡萄汁、草莓汁、橘子汁等，以上這些食物儘量減少攝取 [20]。另外，《台灣痛風與高尿酸血症 2013 診治指引》提到，食物中蔬果類、乳製品的嘌呤含量都不高，醣類的五穀根莖也都可食用，比較需要節制曬乾的香菇與紫菜，高嘌呤的食物包含動物內臟、海產及酒精，尤其是啤酒宜避免大量食用，海產中只有嘌呤低的海參與海蜇皮適合食用，同時台灣、日本及美國學者測量各種豆類的嘌呤含量也不太高，因此痛風病人是可以吃豆類製品飲食 [8]。

五、結論

高尿酸血症在目前是相當普遍的，尤其是現代文明社會中，因為飲食過量及其他因素造成高尿酸血症，尿酸的代謝主要經由腎臟排出，若是因為腎功能差導致代謝阻礙，將會造成更多的負擔。高尿酸血症引起急性尿酸腎病變通常有大量的尿酸結晶沉澱在腎小管上，臨床表現急性腎衰竭及腎臟損傷，另外有些研究指出，治療無症狀的高尿酸血症同時是 CKD 的病人，可以延緩腎臟病的惡化 [1,15]。本篇文中提到高尿酸會導致腎功能變差，但是 febuxostat 之作用機轉不會影響 CKD 導致腎功能有變差的影響，故罹患 CKD 且合併高尿酸血症病人，服用 febuxostat 皆不會影響腎功能，因此 febuxostat 能改善 CKD 病人高尿酸血症，且不會讓 CKD 病人腎功能更惡化 [18]，依據療效建議 CKD 病人也是可以選擇 febuxostat 來降低高尿酸血症的藥物，但是此藥物仍有不良反應，服用時要特別注意其他副作用的產生。飲食部分也建議儘量採取低尿酸飲食 [20]。

參考文獻

1. 王翠華，邱建勳，許育瑞等：高尿酸血症與腎臟疾病，腎臟與透析 2003；15：83-8。
2. 呂昇達，唐德成：高尿酸血症與腎臟疾病，臨床醫學 1997；39：158-61。
3. 劉婉君，洪啟智，張哲銘，黃尚志，陳鴻鈞：尿酸與腎臟病，內科學誌 2010；21：197-203。
4. Zhang QL, Rothenbacher D: Prevalence of chronic kidney disease in population-based studies: systematic review. BMC Public Health 2008; 8: 117.
5. Enomoto A, Kimura H, Chairoungdua A, et al: Molecular identification of a renal urate anion exchanger that regu-lates blood urate levels. Nature 2002; 417: 447-52.
6. Coresh J, Selvin E, Stevens LA, et al: Prevalence of chronic kidney disease in the United

States. JAMA 2007; 298: 2038-47.

7. Wortmann RL, Kelley WN: Gout and hyperuricemia in; Harris ED Jr, Ruddy S, eds. Kelley's Textbook of Rheumatology. 7th ed. Philadelphia: Saunders/Elsevier, 2004; 1402-29.
8. 蔡嘉哲、余光輝、林孝義等：台灣痛風與高尿酸血症 2013 診治指引，高雄：中華民國風濕病醫學會；1-40。
9. Choi HK, Mount DB, Reginato AM: Pathogenesis of gout. Ann Intern Med 2005; 143: 499-516.
10. Matthews KA, Meilahn E, Kuller LH, et al: Menopause and risk factors for coronary heart disease. N Engl J Med 1989; 321: 641-6.
11. Yu KH, Luo SF: Younger age of onset of gout in Taiwan. Rheumatology (Oxford) 2003; 42: 166-70.
12. 吳允升，許文定，吳明修：尿酸腎病變，腎臟與透析 2003；15：5-10。
13. 翁碩駿，徐國雄，唐德成，吳明儒：以腎臟科醫師的觀點看高尿酸血症，腎臟與透析 2012；24：149-54。
14. Maesaka JK, Fishbane S: Regulation of renal urate excretion: a critical review. Am J Kidney Dis 1998; 32: 917-33.
15. Madero M, Samak MJ, Wang X, et al: Uric acid and long-term outcomes in CKD. Am J Kidney Dis 2009; 53: 796-803.
16. Zhang W, Doherty M, Bardin T, et al: EULAR evidence based recommendations for gout. Part II: Management. Report of a task force of the EULAR Standing Committee for International Clinical Studies Including Therapeutics (ESCISIT). Ann Rheum Dis 2006; 65: 1312-24.
17. Yamanaka H: Japanese Society of Gout and Nucleic Acid Metabolism: Guideline for the management of hyperuricemia and gout. Nucleosides Nucleotides Nucleic Acids 2011; 30: 1018-29.
18. Becker MA, Schumacher HR, Wortmann RL, et al: Febuxostat compared with allopurinol in patients with hyperuricemia and gout. N Engl J Med 2005; 353: 2450-61.
19. Kramer HM, Curhan G: The association between gout and nephrolithiasis: the National Health and Nutrition Examination Survey III, 1988-1994. Am J Kidney Dis 2002; 40: 37-42.
20. 陳淑娟，呂志成，尹彙文：臨床營養學 2013，台北：明新；177-86。

第 14 章
痛風的治療用藥簡介
10.6140/AP.9789864371389.ch_014

王奕山[1]、張家築[2]
[1] 彰化基督教醫院藥學部
[2] 彰化基督教醫院腎臟內科

本文修改自王奕山,楊媛婷,楊士磐,簡素玉,張家築:痛風的治療用藥簡介,腎臟與透析 2014;26:189-96。

一、前言

痛風 (gout) 早在春秋戰國時，《黃帝內經》的《靈樞‧賊風》篇中就有提及「賊風」傷于濕氣，藏之於血脈之中、分肉之間，久留而不去；到唐朝改名為「白虎病」或「白虎歷節」。古時候由於王公貴族和富商巨賈們，因縱情於酒池肉林，攝取過多的嘌呤 (又稱普林) 而造成痛風發作，故又有「富貴病」或「帝王病」之稱。因此痛風常被認為是和酒肉、飲食不節 (制) 有密切的關係。痛風的發生率逐年增加，近年因全民健保給付、醫療水平的提高，加上藥物的治療，盛行率似乎有下降的趨勢。依 Nutrition and Health Survey in Taiwan (NAHSIT) 的報告比較 1993～1996 年與 2005～2008 年兩個年代台灣高尿酸血症與痛風的盛行率，發現男性的高尿酸血症盛行率從之前的 25.3% 降低至 22.0%，女性的高尿酸血症盛行率也從之前的 16.7% 降低至 9.7%。依據長庚醫院統計，痛風患者合併腎臟疾病，內分泌及代謝性疾病和心血管共病的比例較高，且有較高的死亡風險 [1,2]。目前痛風是無法完全治癒的疾病，大部分需要長期規則服用降尿酸藥物，才能有效控制尿酸。

二、病因

我們日常食品中有很多核酸類食物，如魚、蝦、牡蠣、蘑菇、銀耳、蜂蜜等，核酸經過代謝分解後，就成為體內嘌呤，也就是「尿酸」的前趨物。簡單來說，尿酸就是細胞新陳代謝產生的廢物。正常情況下，我們的人體內尿酸大部分由腎排出，約三至四成由腸道排出體外，每天經腎臟被過濾的尿酸約 50 g，其中約 25～40 g 由尿中排出，其餘的尿酸會於近端腎小管和集尿管重新再吸收 (reabsorption)，而於亨利氏環和近端腎小管會主動分泌尿酸，導致腎元的內腔和腎髓質尿素循環 (圖 14-1) [3,4]。這是尿液濃度的一個重要因素。因此當腎臟的過濾減少、分泌減少或再吸收增加，都可能會導致體內的尿酸濃度上升。例如：利尿劑的使用會降低血液容積，減少尿酸過濾，增加腎小管再吸收，所以易導致高尿酸血症，誘發痛風的發作。臨床上常見導致痛風的原因，不外乎攝食過多易造成尿酸值上升的嘌呤類食物，和體內排除尿酸的路徑被阻斷，這二項主要原因，也可能並存。當血漿中尿酸值超過閾值就容易在關節滑液內析出尿酸單鈉鹽的結晶，引起發炎導致痛風發作。常見於手、腳、踝、腕等單一關節劇痛難當，尤其是大趾關節 (第一蹠趾間關節) 的地方及周圍軟組織紅腫熱痛。後期可能併多處關節炎和發燒。症狀通常在數天到兩週內改善，可能一年發生數次，也可能幾年才發生一次，這表示體內尿酸的新陳代謝出現問題，更重要的是若未合適處置，尿酸會逐漸地析出針狀結晶，沈積到身體各個部位，包括內臟各個器官都可能會受到傷害，因此，尿酸與慢性腎臟病息息相關，臨床上降低尿酸可能改善血壓，減少腎臟併發症 [5,6]。

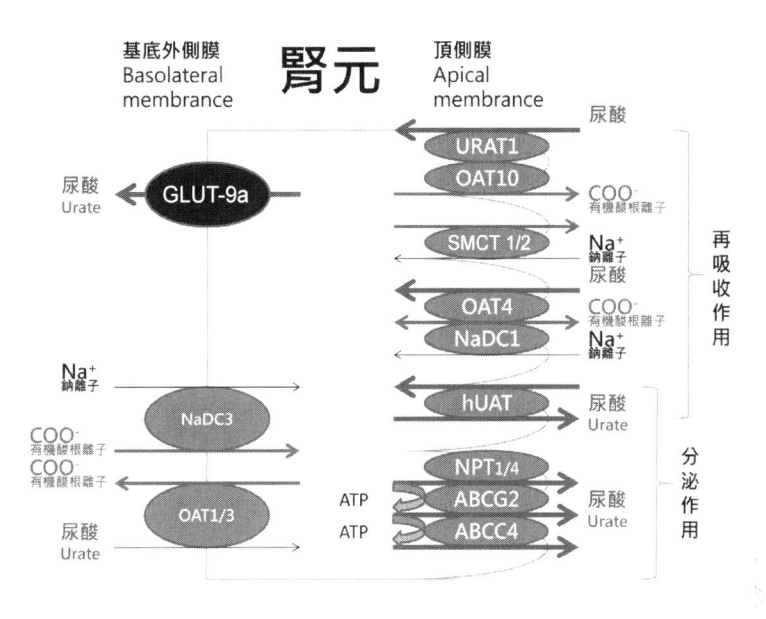

圖 14-1　尿酸生理學 [3-4]

GLUT9a：尿酸再吸吸蛋白 9a (urate uniporter; reabsorbs urate at the basolateral membrane)；NaDC3：鈉偶聯二羧酸轉運蛋白 3 (sodium-coupled dicarboxylate transporter 3), may function in concert with OAT1/3 to achieve sodium-coupled basolateral uptake of urate；OAT1/3：有機陰離子二羧酸交換蛋白 1、3 (organic anion-dicarboxylate exchangers), may mediate basolateral uptake of urate；URAT1：尿酸單羧酸交換蛋白 (urate-monocarboxylate exchanger)；OAT10：有機陰離子運輸器 10 (organic anion transporter 10)，類似 URAT1 作用，但結合力較弱；SMCT1/2：鈉偶聯單羧酸轉運蛋白 4 (urate-coupled monocarboxylate transporter 1, 2), may function in concert with URAT1 (and possibly OAT10) to achieve sodium-coupled urate reabsorption；OAT4：尿酸二羧酸交換蛋白 4 (urate-dicarboxylate exchanger), reabsorbs urate at the lumen; lower affinity than URAT1；NaDC1：鈉偶聯尿酸再吸收蛋白 1 (apical sodium-coupled dicarboxylate transporter 1), may function in concert with OAT4 to achieve sodium-coupled urate reabsorption；hUAT：尿酸通道蛋白 (functions in vitro as urate channel), may mediate apical bidirectional transport of urate；NPT1, 4：頂側尿酸輸出蛋白 1/4 (apical urate exporters 1, 4), originally classified as sodium-phosphate transporters；ABCG2：頂側 ATP 結合運輸尿酸蛋白 (apical ATP-binding cassette transporter G2), functions as a urate extrusion pump；ABCC4: ATP-binding cassette sub-family C member 4，類似 ABCG2 作用。

三、急性痛風治療

　　急性期主要是希望能將發炎狀況控制，減少疼痛的產生。依 2012 年 10 月美國免疫風濕醫學會 (American College of Rheumatology, ACR) [7] 和 2013 年台灣痛風與高尿酸血症診治指引 [8]，建議在急性發作的關節腫痛發炎，儘快使用非類固醇消炎止痛藥 (nonsteroidal anti-inflammatory drug [NSAID]，如：naproxen、indomethacin、sulindac、etoricoxib)、秋水仙素 (colchicine)、類皮質類固醇 (corticosteroid) 為主 [9,10]（表 14-1）[11-13]。

表 14-1 急性痛風症狀治療藥物之比較 [11-13]

學名 (成分)	Indometacin	Naproxen	Sulindac	Etoricoxib	Prednisolone	Colchicine
商品名	Indoy 炎達益	U-Ritis 優炎	Soliky 速快	Arcoxia 萬克適	DoNIson 樂爾爽	CONICINE 秋水仙鹼
含量	25 mg/cap	250 mg/tab	200 mg/tab	60 mg/tab	5 mg/tab	0.5 mg/tab
常用劑量	50～75 mg/day	500～1,000 mg/day	200～400 mg/day	60～120 mg/day	20～60 mg/day	2～6 mg/day max. 8 mg/day.
腎功能不佳劑量調整	腎功能不佳不建議使用	CrCl < 30 ml/min 不建議使用	無資料	無資料	無資料	CrCl < 30 ml/min：起始量：0.3 mg/day；透析：0.3 mg/次
是否會被透析排除	不會	不會	不會	不會	會	不會
肝功能不佳劑量調整	無資料	宜減量	宜減量	無資料	無資料	不須減量
衛生署適應症	肌肉骨骼系統之炎症、疼痛、牙科手術後之腫脹	急慢性風濕關節炎、關節局部腫脹、強直性脊椎關節炎、脊椎炎、關節炎、上腕肩周圍炎、關節周圍炎、甲骨炎及骨骼肌不適粘液囊炎、腱鞘炎之消除、鎮痛解熱	骨關節炎、風濕性關節炎、急性痛風性關節炎	骨關節炎 (OA) 與類風濕性關節炎 (RA) 之表徵與症狀的急慢性治療、治療急性痛風性關節炎、治療原發性經痛	佝僂性疾病、異常反應性疾病、皮膚病	痛風

CrCl：肌酸酐廓清率 (creatinine clearance)；OA：骨關節炎 (osteoarthritis)；RA：類風濕關節炎 (rheumatoid arthritis)。

表 14-1 急性痛風症狀治療藥物之比較 [11-13]（續）

藥名（成分）	Indometacin	Naproxen	Sulindac	Etoricoxib	Prednisolone	Colchicine
半衰期	4.5～7.6 hours	12～17 hours	Sulindac: 7.8 hours Sulfide metabolite: 16.4hours	22 hours	3.6 hours (3～5 hours)	26.6 to 31.2 hours
代謝路徑	desmethyl, desbenzoyl and desmethyl-desbenzoyl (all in unconjugated form)	desmethyl	Hepatic: sulfide (active) and sulfone metabolites	Hepatic: 90% 6'-methyl hydroxylation, 6'-carboxylic acid, 6'-hydroxylated glucuronide and CYP P450 3A4. To a lesser extent, CYP-2D6, CYP-2C9, CYP-1A2, and CYP-2C19	Hepatic	Hepatic: partial 2-O-demethylcolchicine 3-O-demethylcolchicine
活性代謝物	無	6-0-desmethyl naproxen	Sulfide metabolite	無資料	inactive compounds	無資料
排除路徑	Bile: enterohepatic circulation Renal: 60% Feces: 33%	Renal: 95%	Renal: 50% Feces: 25%	Renal: excreted in the urine Feces: extent unknown	Renal: excreted in the urine	Renal: 40～65% Feces: extensive

OA：骨關節炎 (Osteoarthritis)；RA：類風濕性關節炎 (rheumatoid arthritis)。

第十四章 痛風的治療用藥簡介

秋水仙素是由番紅花提煉出來的生物鹼，作用於細胞內微管(microtubule)的蛋白雙聚體(tubulin dimmers)，並抑制有絲分裂，降低發炎。急性期愈早使用愈好，最好在發作後的 1～2 天內儘快使用秋水仙素。若發作超過 48 小時才使用秋水仙素，效果較差。和傳統觀念不同的是，不用每 1～2 小時給予到腹瀉才停藥。而是早晚各一粒 (最多一天三次)加上 NSAID 合併治療，直到症狀緩解。一般而言，秋水仙素不宜作為單一藥物使用，除非病人為有預感的急性發作時，才可單一使用秋水仙素預防。治療過程中，有時會出現胃腸道副作用，例如噁心、嘔吐、腹瀉等。秋水仙素與 P-glycoprotein 抑制劑或 CYP3A4 抑制劑 (例如：clarithromycin、erythromycin、cyclosporine、ketoconazole、fluconazole、verapamil、atorvastatin、simvastatin、葡萄柚汁) 合併使用時，副作用發生的機會可能會較高。

　　NSAIDs 主要是抑制環氧化酶 (cyclooxygenase)，簡稱 COX 的產生，降低前列腺素等發炎物質產生，進而減少痛風的疼痛刺激感。常見的藥物有 indomethacin (Indoy)、Naproxen (U-Ritis)、Sulindac (Soliky)……等，建議短期使用，不宜長期服用。常見的不良反應多為腸胃不適、皮膚過敏……。若因不良反應無法忍受，可加上胃藥，如制酸劑、氫離子幫浦阻斷劑 (proton pump inhibitor, PPI) 或是轉換成高選擇性環氧化酶 2 抑制劑 (cyclooxygenase 2 inhibitor, COX-2 inhibitor)，如 etoricoxib (Arcoxia) 可以改善急性痛風疼痛，且較不會造成腸胃不適。但慢性腎臟病的患者或老人家，不建議使用止痛藥，則可以改用低劑量的秋水仙素和口服類固醇治療為主。

　　口服類固醇，如 prednisolone (Donison) 經吸收後與細胞內接受體結合，引發一系列的抗發炎反應。劑量可從每日總劑量 20～30 mg 開始，分次使用。待症狀緩解即逐漸減低劑量，儘量以不超過七天為原則。針對無法口服的患者可使用靜脈注射類固醇，但糖尿病的患者在使用類固醇時必須小心血糖波動的問題 [10]。急性併用療法時，也不建議 NSAID 與類固醇合併使用，因為會增加腸胃出血的風險。

四、慢性痛風治療

　　藥物可分為抑制尿酸合成的藥物，如 allopurinol (Zyloric)、febuxostat (Feburic)，和促進尿酸排除的藥物 (uricosuric agent)，如 benzbromarone (Euricon)、probenicid (Benemid)、sulinpyrazone (Anturane)。對於慢性腎臟疾病第 4、5 期及透析的腎友不建議使用 febuxostat、sulfinpyrazone、probenecid、benzbromarone 等藥品 (表 14-2) [11-14]。

　　Allopurinol 為黃嘌呤氧化酶抑制劑 (xanthine oxidase inhibitor, XOI) 可抑制尿酸的合成 (圖 14-2)，其半衰期約 1～3 小時，但其活性代謝產物 oxypurinol 之半衰期近 40 小時，故一天只需服用一次。並需隨著個案的腎功能 (estimated glomerular filtration rate [eGFR] 或肌酸酐廓清率 [creatinine clearance, CrCl]) 來調整 allopurinol 劑量 (詳見

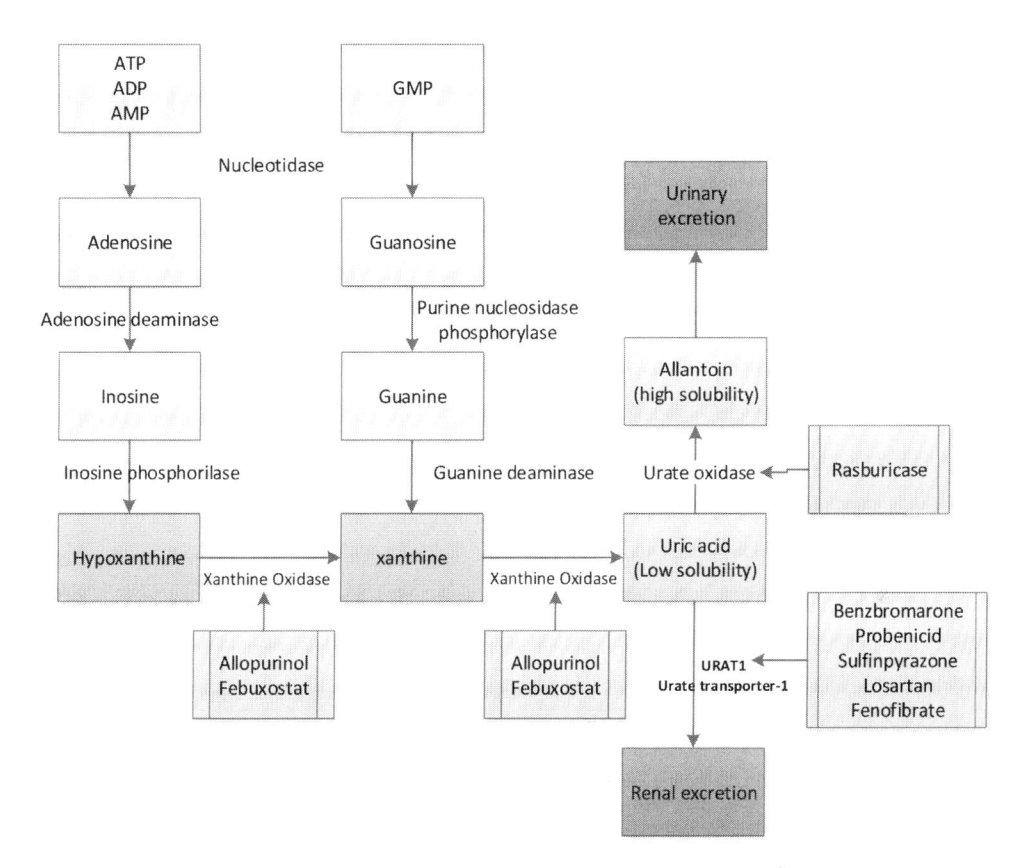

圖 14-2　體內尿酸生合成及藥物作用機轉

表 14-2)。對於透析的腎友，合併有痛風或高尿酸血症，目前尚未取得衛生福利部適應症。不過，近年來有幾篇文獻提及使用低劑量的 febuxostat [15] 和 allopurinol [16] 來治療透析患者的痛風，有不錯的療效 [17]。皆為個案分析，仍缺乏強而有力的證據研究，所以目前仍不建議使用。

Febuxostat 也屬黃嘌呤氧化酶抑制劑 (XOI)，但化學結構為非嘌呤，因此不會影響嘌呤與嘧啶的代謝。Febuxostat 主要由肝臟代謝，因此輕度至中度的腎功能受損者無須調整劑量。中央健康保險署在 2014 年 3 月 1 日修改了 febuxostat 的給付規定 [18]，放寬慢性痛風患者使用 febuxostat 的限制 (表 14-2)，只要符合 benzbromarone 治療反應不佳，或患有慢性腎臟病或肝硬化之痛風病人均可使用，讓痛風的治療多一項利器，造福更多痛風的患者。

若從未有過關節炎發作之無症狀的高尿酸血症，暫不需要藥物治療，建議積極生活型態及飲食調整，期望尿酸目標值能低於 7.0 mg/dl 以下；一旦診斷為痛風之患者，或曾急性痛風性關節炎發作者，宜開始接受長期的藥物治療，並控制尿酸目標值能在 6.0 mg/dl 以下 [7] (圖 14-3)。

表 14-2 慢性痛風之降尿酸藥物的比較 [11-14]

學名（成分）	Febuxostat	Allopurinol	Benzbromarone	Probenecid	Sulfinpyrazone
商品名	Feburic 福避痛	Allopurinol 安樂普利諾	Euricon 優力康	Benemid 彼洛when	Sulfin 速復利
含量	80 mg/tab	100 mg/tab	50 mg/tab	500 mg/tab	100 mg/tab
常用劑量	40～80 mg/day	100～300 mg/day Max. 800 mg/day	50～200 mg/day	500～1000mg/day Max. 2000 mg/day	400～800 mg/day
腎功能不佳劑量調整	CrCl > 30 ml/min: 不用調量 CrCl < 30 ml/min: 不建議使用	CrCl 10～20 ml/min: 200 mg/day CrCl 3～10 ml/min: ≤ 100 mg/day CrCl < 3 ml/min:100 mg/ dose at extended intervals CrCl 40～60 ml/min: 150 mg/day CrCl 20～40 ml/min: 100 mg/day CrCl 10～20 ml/min: 100 mg QOD CrCl < 10 ml/min: 100 mg Q3D [14]	CrCl < 20 ml /min 不建議使用	CrCl < 30 ml/minute： 不建議使用	CrCl < 30 ml/minute： 不建議使用
是否會被透析排除	不會	會	無資料	不會	無資料

慢性腎臟病及其合併症：治療與照護手冊

表 14-2 慢性痛風之降尿酸藥物的比較 [11-14]（續）

學名（成分）	Febuxostat	Allopurinol	Benzbromarone	Probenecid	Sulfinpyrazone
肝功能不全劑量調整	Child-Pugh class A or B：不用調量 Child-Pugh class C：無資料	無資料	衛生署：肝功能異常者為使用禁忌。使用藥品前應先進行肝功能檢查。（2002年警語）	無資料	無資料
衛生福利部適應症	治療慢性痛風患者的高尿酸血症。不建議用於無症狀的高尿酸血症者。	痛風症、痛風性關節炎、尿酸結石、癌症或經化學治療產生之高尿酸血症。	痛風、高尿酸血症。	痛風、痛風性關節炎、青黴素及PAS之血中濃度增強增加維持	慢性痛風性關節炎、間歇性痛風性關節炎。
半衰期	5～8 hours	Allopurinol: 1～2 hours Oxipurinol: 15 h (12 to 30 hours)	2～4 hours	3～12 hours	4～4.3 hours (2.7～5.9 hours)
代謝路徑	Uridine diphosphate glucuronosyltransferase (UGT) enzymes (UGT1A1, UGT1A3, UGT1A9, UGT2B7) and CYP450 enzymes (CYP1A2, CYP2C8, CYP2C9) and non-CYP450 enzymes	Liver: 70%	Hydroxylated with subsequent alkylation or glucuronidation	Monoacyl glucuronide, a carboxylated metabolite, and hydroxylated compounds	Intestine: variable Liver: variable
活性代謝物	Hydroxy febuxostat metabolites	Oxipurinol	Hydroxylated metabolites	無	P-hydroxy-sulfinpyrazone sulfide analogue
排除路徑	Renal: (oral, 80 mg) 49% Feces: (oral, 80 mg) 45%	Renal: approximately 80% Feces: 20%	Renal: 18% Feces: 50～82%	Renal: 5～10% unchanged	Renal: 85～95% Feces: 5%

第十四章 痛風的治療用藥簡介

表 14-2　慢性痛風之降尿酸藥物的比較 [11-14]（續）

藥名（成分）	Febuxostat	Allopurinol	Benzbromarone	Probenecid	Sulfinpyrazone
備註	健保規範： 限慢性痛風患者之高尿酸血症使用，符合以下條件之一： 1. 曾使用過降尿酸藥物benzbromarone治療反應不佳，尿酸值仍高於 6.0 mg/dl 2. 患有慢性腎臟病（eGFR < 45 ml/min/1.73 m^2 或 serum creatinine ≥ 1.5 mg/dl）或肝硬化之痛風病人	交互作用： 1. 併用 ACEI 會增加過敏機會 2. 併用 Azathioprine 或 Mercaptopurine，易有骨髓抑制作用，宜減低劑量 3. 併用 Warfarin 時可能增加出血風險，宜密切監測 INR	交互作用：併用 Warfarin 時可能增加出血風險，宜密切監測 INR	交互作用：併用Acetaminophen、NSAID 可能會增加 Acetaminophen、NSAID 的血中濃度，需留意藥物不良反應	1. Sulfinpyrazone 可能抑制 sulfonylurea 類降血糖藥物的代謝而造成低血糖 2. 可能抑制血小板，在服用抗凝血劑 warfarin 者應注意出血現象

ACEI：血管張力素轉換酶抑制劑 (angiotension converting enzyme inhibitor)；INR：國際標準化比值 (international normalized ratio)。

高尿酸血症治療流程圖

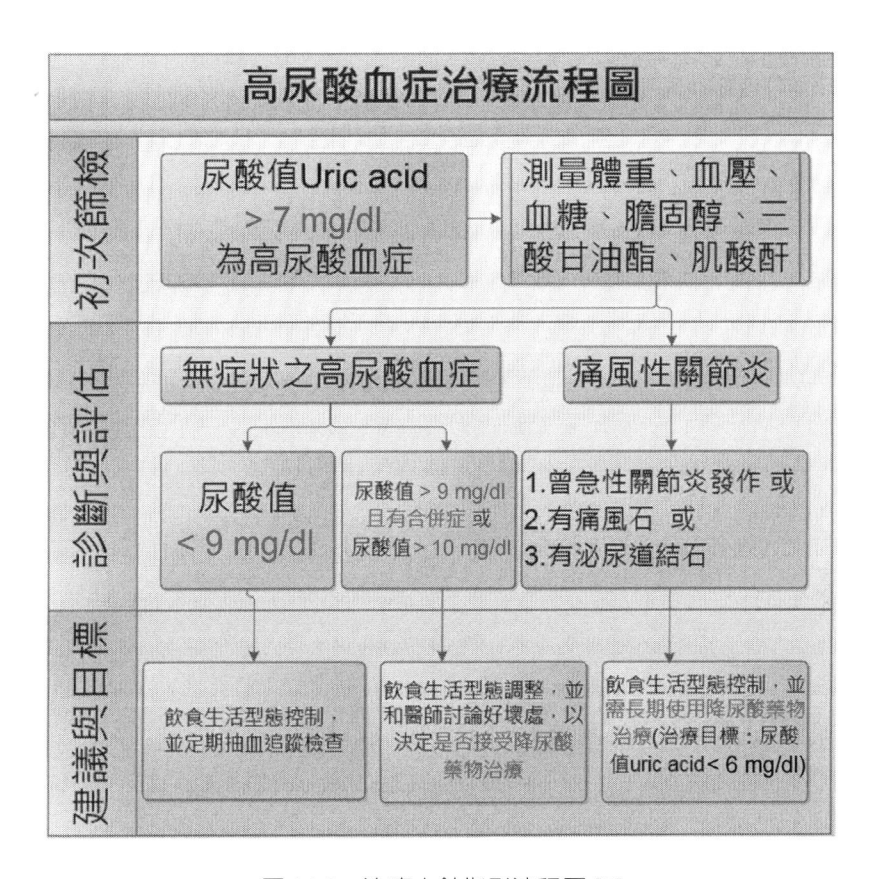

初次篩檢
- 尿酸值 Uric acid > 7 mg/dl 為高尿酸血症 → 測量體重、血壓、血糖、膽固醇、三酸甘油酯、肌酸酐

診斷與評估
- 無症狀之高尿酸血症
  - 尿酸值 < 9 mg/dl
  - 尿酸值 > 9 mg/dl 且有合併症 或 尿酸值 > 10 mg/dl
- 痛風性關節炎
  1. 曾急性關節炎發作 或
  2. 有痛風石 或
  3. 有泌尿道結石

建議與目標
- 飲食生活型態控制，並定期抽血追蹤檢查
- 飲食生活型態調整，並和醫師討論好壞處，以決定是否接受降尿酸藥物治療
- 飲食生活型態控制，並需長期使用降尿酸藥物治療 (治療目標：尿酸值 uric acid < 6 mg/dl)

圖 14-3　治療方針指引流程圖 [7]

五、藥物注意事項

藥物交互作用的部分，若 allopurinol 合併用 azathioprine 時，建議降低 azathioprine 2/3 至 3/4 的劑量 (表 14-2)。因 allopurinol 會阻斷 azathioprine 在肝臟的代謝，造成 azathioprine 血中濃度上升，且併用仍要注意是否出現嚴重的骨髓抑制，有無貧血、白血球及血小板降低的症狀，若併用血管張力素轉換酶抑制劑 (angiotension converting enzyme inhibitor, ACEI) 可能會增加 allopurinol 的過敏風險。另外，probenicid 及 sulinpyrazone 在使用時，不可與阿斯匹靈併服，會減低藥效。故在初次給予應從小劑量開始，並多喝開水，以預防尿路尿酸結石的副作用。對於糖尿病患者需小心 Sulfinpyrazone 可能抑制 sulfonylurea 類降血糖藥物的代謝而造成低血糖，也可能會抑制血小板凝集，在服用抗凝血劑 warfarin 時，應留意出血的症狀，並定期監測國際標準化比值 (international normalized ratio, INR) (表 14-2)。

藥物過敏與不良反應除 NSAID、carbamazepine 外，allopurinol 也是名列藥害救濟前五大排行榜之一，因此初次使用需密切觀察是否有皮膚過敏或紅疹，日前新聞曾報

導服用降尿酸藥導致史蒂芬強生症候群(嚴重皮膚過敏)的案例 [19]，使用上需特別留意。目前可於給藥前先檢驗 HLA-B*5801 之基因來預測是否為史蒂芬強生症候的高危險群(尤其亞太地區的民族——韓國、泰國及漢民族) [20,21]。雖然相關聯性沒有 carbamazepine 和 HLA-B*1502 具敏感度和特異性。但健保已通過給付，未來臨床上可透過這個基因篩檢，提升國人的用藥的安全性。

引發痛風的藥物也是不可忽略的一環，因此評估整體用藥是否有造成高尿酸血症的藥物，如利尿劑、抗癌藥、抗肺結核用藥、阿斯匹靈……等(詳見表 14-3)。臨床上儘可能的避免使用這類的藥物，可轉換成其他較不影響尿酸的藥物，以減少痛風發作的風險。

表 14-3　易造成高尿酸血症的藥物 [11-13]

利尿劑	抗癌藥	抗結核菌藥	其他
Amiloride	Cisplatin	Ethambutol	Salicylates
Bumetanide	Cyclophosphamide	Pyrazinamide	Cyclosporine
Chorthalidone	Vincristine		Levodopa
Ethacrynic acid			Ketoconazole
Furosemide			Isotretinoin
Hydrochlorothiazide			Theophylline
Metolazone			Methoxyflurane
Indapamide			Nicotinic acid

近年來個別化(客製化)的藥物治療觀念提升，選擇一石二鳥的用藥，不但可以改善病情，又可簡化藥物品項數，提升個案服藥配合度，節省醫療支出，達到雙贏的好處。若痛風病人若合併高血壓，可選用 losartan，可抑制近端腎小管對尿酸的再吸收，促進尿酸的排泄，不但可控制高血壓又可以降尿酸。儘量不要使用 thiazide 類利尿劑作為降壓藥，因利尿劑會增加痛風發作機率。若痛風合併高血脂的個案，則可選用 fenofibrate。它除了可以降低三酸甘油脂，也可促進尿酸排泄而降低血尿酸值(圖 14-2)。

六、結論

痛風的藥物治療要依腎功能做藥物劑量的調整，也要留意是否有藥物交互作用及不良反應。並加強病患衛教，持續接受藥物治療，才能避免體內的尿酸值過高。生活飲食上也需注意避免食用過多高嘌呤類食物(豆類、肉類、海鮮類)，並要限制酒精的

攝取量及體重控制。千萬不能只有在痛風發作時才服藥，一旦症狀解除就自行停止服藥，容易造成痛風的復發！推廣「飲食控制、藥物持續」的正確觀念，才能有效降低痛風發作，提升生活品質。

參考文獻

1. Chuang SY, Lee SC, Hsieh YT, et al: Trends in hyperuricemia and gout prevalence: Nutrition and Health Survey in Taiwan from 1993-1996 to 2005-2008. Asia Pac J Clin Nutr 2011; 20: 301-8.
2. Kuo CF, Grainge MJ, See LC, et al: Familial aggregation of gout and relative genetic and environmental contributions: a nationwide population study in Taiwan. Ann Rheum Dis 2015; 74: 369-74.
3. Manski, D. Physiology of the kidney (5/7): tubular reabsorption. Urology Textbook, 2014, retrieved from http://www.urology-textbook.com/kidney-tubular-reabsorption.html
4. Bobulescu IA, Moe OW: Renal transport of uric acid: evolving concepts and uncertainties. Adv Chronic Kidney Dis 2012; 19: 358-71.
5. Kanbay M1, Huddam B, Azak A, et al. A randomized study of allopurinol on endothelial function and estimated glomular filtration rate in asymptomatic hyperuricemic subjects with normal renal function. Clin J Am Soc Nephrol 2011; 6: 1887-94.
6. Toda A, Ishizaka Y, Tani M, et al. Hyperuricemia is a significant risk factor for the onset of chronic kidney disease. Nephron Clin Pract 2014; 15: 126: 33-8.
7. Khanna D, Fitzgerald JD, Khanna PP, et al: American College of Rheumatology. 2012 American College of Rheumatology guidelines for management of gout. Part 1: Systematic nonpharmacologic and pharmacologic therapeutic approaches to hyperuricemia. Arthritis Care Res (Hoboken). 2012; 64: 1431-46.
8. 蔡嘉哲、余光輝、林孝義等：台灣痛風與高尿酸血症2013診治指引，高雄：中華民國風濕病醫學會，2013。
9. Neogi T: Clinical practice. Gout. N Engl J Med 2011; 364: 443-52.
10. 李安榮、鄒台黎、黃文鑫、顏慧如：作用於中樞神經藥物，新編藥物學：以藥理學為導向，台北：永大書局，2012；22-3。
11. Nuki G: An appraisal of the 2012 American College of Rheumatology Guidelines for the Management of Gout. Curr Opin Rheumatol 2014; 26: 152-61.
12. Micromedex[®]: Drive measurable improvement in patient outcomes across your organization. Truven Health Analytics Inc, 2014, retrieved from http://www.micromedex.com
13. Uptodate: 1978-2014 Lexicomp Inc. UpToDate, retrieved from http://www.uptodate.com
14. Fuldeore MJ, Riedel AA, Zarotsky V, et al: Chronic kidney disease in gout in a managed care

setting. BMC Nephrol 2011; 12: 36.

15. Horikoshi R, Akimoto T, Inoue M, et al: Febuxostat for hyperuricemia: experience with patients on chronic hemodialysis treatment. Clin Exp Nephrol 2013; 17: 149-50.

16. Jalalzadeh M, Nurcheshmeh Z, Mohammadi R, et al: The effect of allopurinol on lowering blood pressure in hemodialysis patients with hyperuricemia. J Res Med Sci 2012; 17: 1039-46.

17. Latif W, Karaboyas A, Tong L, et al: Uric acid levels and all-cause and cardiovascular mortality in the hemodialysis population. Clin J Am Soc Nephrol 2011; 6: 2470-7.

18. 衛生福利部中央健保署：近期公告，2014，取自 http://www.nhi.gov.tw/information/BBS_Detail.aspx?menu=9&menu_id=545&bulletin_id=1989

19. 蘋果日報：痛風藥引發過敏殺人，2014，取自 http://www.appledaily.com.tw/appledaily/article/headline/20140109/35566608/

20. Lee MH, Stocker SL, Williams KM, et al: HLA-B*5801 should be used to screen for risk of Stevens-Johnson syndrome in family members of Han Chinese patients commencing allopurinol therapy. J Rheumatol 2013; 40: 96-7.

21. Somkrua R, Eickman EE, Saokaew S, et al: Association of HLA-B*5801 allele and allopurinol-induced Stevens Johnson syndrome and toxic epidermal necrolysis: a systematic review and meta-analysis; BMC Med Genet 2011; 12: 118.

第 15 章

降血脂治療與延緩慢性腎衰竭之惡化

10.6140/AP.9789864371389.ch_015

林靜皓
國泰綜合醫院內湖分院腎臟科

本文修改自林靜皓：降血脂治療與延緩慢性腎衰竭之惡化，腎臟與透析 2007；19：155-8。

一、前言

　　雖然不是所有血脂肪偏高的病人都有腎臟疾病，但高血脂症常伴隨較快速的腎功能惡化，而腎衰竭患者亦有較高的高血脂症盛行率。大部分的病患在初期腎臟功能出現障礙時，脂蛋白的異常組成已經存在，並隨著腎功能下降趨於嚴重，兩者可能互為因果關係。慢性腎臟病患的血脂肪異常，其特徵以異常的 apo－脂蛋白 (apolipoprotein) 組成和濃度為主，最主要的表現為三酸甘油脂 (triglyceride)、非常低密度脂蛋白 (very low-density lipoprotein, VLDL)、中間密度脂蛋白 (intermediate-density lipoprotein, IDL) 及小型密度脂蛋白 (small dense low-density lipoprotein) 的數量增加，高密度脂蛋白 (high-density lipoprotein, HDL) 的數量減少 [1]。在慢性腎衰竭的病人，LDL 及 HDL 的粒子會接受氧化造成小的脂蛋白形成及增加氧化型 LDL 的製造。慢性腎臟病患的血脂肪異常，不僅是促成心血管疾病的重要因素之一，也可能與腎臟功能惡化有密切相關。以下就高血脂症與腎臟疾病的發生、進展，及降血脂治療對延緩腎臟疾病進展的可能效益加以討論。

二、血脂肪異常與腎臟疾病的發生

　　若是一般正常腎臟功能的群眾，Fox 等人發現長期追蹤 18.5 年之後，HDL 偏低與腎臟疾病的發生有相關危險性 [2]。對高血壓病人來說，有一篇回溯性研究指出原本腎功能正常的高血壓病人，在超過 13 年的追蹤後，基準點的收縮壓與總膽固醇值是病人發生腎臟衰竭 (腎絲球過濾速率 < 60 ml/min/1.73m^2) 的重要危險因子 [3]。對糖尿病病人來說，血脂肪與新生腎臟疾病的發生則尚無定論。

三、血脂肪異常與腎臟疾病的進展

　　Modification of Diet in Renal Disease (MDRD) 研究中則指出低的 HDL 是慢性腎衰竭患者腎臟功能惡化的獨立預測因子 [4]。Massy 等人則指出三酸甘油酯與腎衰竭患者腎功能惡化有邊際的重要性 [5]。但是 Neilson 和 Locatelli 的研究則顯示血脂肪異常與腎功能惡化沒有相關 [6]。對糖尿病腎病變患者來說，多篇研究指出總膽固醇是腎臟功能惡化的危險因子。對沒有糖尿病的患者來說，微小白蛋白尿 (microalbuminuria) 與血脂肪異常相關性沒有定論 [7]。綜上所述，認為血脂肪異常與腎臟功能的惡化有密切關係，但是對沒有高血壓或糖尿病等危險因子的腎衰竭患者，血脂肪異常是否為腎臟功能惡化的獨立

預測因子，仍待探討，因大多數的研究其腎衰竭患者皆併有高血壓或糖尿病。又何種膽固醇或脂蛋白可作為腎臟功能惡化的獨立預測因子，仍待解答。

四、降血脂治療與延緩腎臟疾病惡化

Cholesterol and recurrent events (CARE) 研究比較 pravastatin (40 mg/day) 與安慰劑使用於 4,159 位有心肌梗塞病史的病人，其中 690 人有慢性腎衰竭，經過約 5 年追蹤後，證實 statins 的治療在中度至嚴重腎衰竭的病人可延緩腎功能喪失，特別是有蛋白尿的病人 [8]。MRC/BHF Heart Protection Study 評估對有心血管疾病或糖尿病患者使用 simvastatin (40mg/day) 與安慰劑的差異，病人總數約 15,696 人，在平均追蹤 4.6 年後，不管患者有無糖尿病，使用 simvastatin 者血清肌酸酐 (creatinine) 增加幅度較小，而這種保護效果對有糖尿病患者略為明顯 [9]。GREek Atorvastatin and Coronary-Heart-Disease Evaluation (GREACE) 研究隨機分配 1,600 個冠狀動脈疾病病人使用 atorvastatin (10～80 mg/day) 與安慰劑，在平均追蹤 3 年後，使用 atorvastatin 的病人其肌酸酐廓清率增加 12.2%，而未使用 atorvastatin 的病人其肌酸酐廓清率減少 5.2%；有糖尿病的子群亦有類似結果 [10]。Rosuvastatin 亦有類似的報告，比較病人使用 rosuvastatin 與安慰劑，發現使用 rosuvastatin 超過 96 週者，其腎絲球過濾率維持不變或增加，因而建議 rosuvastatin 可能可以延緩腎功能惡化 [11]。

Journal of the American Society of Nephrology 有一篇有關 statins 對於改善腎臟預後的多重分析文章，作者利用 Medline、EMBASE、the Cochrane Center Register of Centrelled Trials、會議年報等搜尋共 27 篇近 40,000 人有關 statins 治療與相關腎功能及蛋白尿的文章。整體而言，statins 可以降低腎功能衰退速度，較安慰劑每年可以減緩腎絲球過濾率 1.22 ml/min 的惡化，雖然有統計上的顯著差異，但與其他的介入治療相比，效益幅度是相當中等。如嚴格控制血壓，使用血管張力素轉換酵素抑制劑，每年可以減緩腎絲球過濾率 3～4 ml/min 的惡化。作者分析子群間的差異，發現 statins 治療並未顯著降低腎功能衰退在腎絲球腎炎，糖尿病或高血壓的病人，但 statisn 治療顯著降低腎功能衰退在心血管疾病的較大子群 (病人數約 38,311 人)。多重回歸發現 atorvastatin 較其他 statins 有較顯著的延緩腎功能衰退的效果，而血脂降低幅度與 statins 的腎臟保護效果並無相關。此外，statins 還有中度降低蛋白尿的效果 [12]。

Study of Heart and Renal Protection (SHARP) 可能可以幫助解決這個論述，SHARP 是一個大規模隨機對照試驗，評估使用 simvastatin (20 mg/day) 加上 ezetimide (10 mg/day) 對慢性腎衰竭且無心血管疾病病史的病患的心血管疾病預防效果。這個研究將包括 6,000 名慢性腎衰竭病患 (血清肌酸酐：女性 ≥1.5 mg/dl，男性 ≥ 1.7mg/dl) 和 3,000

名透析病患，初始結果以第一次的心血管疾病事件為主，定義為心肌梗塞、心臟疾病死亡、中風、或血管再生術。腎臟疾病的進展為次要結果。待結果發表，有助於評估 statins 的腎臟保護效果。

目前也有證據顯示 statins 和腎素－血清張力素抑制劑併用對腎臟保護有協同效果。Bianchi 比較 atorvastatin (10～40 mg/day) 或安慰劑併用於已經使用血管升壓素轉換酵素抑制劑 (angiotensin converting enzyme inhibitors, ACEI) 或血管張力素接受體拮抗劑 (angiotensin II receptor blockers, ARB) 的慢性腎衰竭高血脂病人，2 組各 28 個病人，追蹤 1 年後，使用 atorvastatin 組肌酸酐廓清率僅有輕微的衰退 (-1.0 ml/min)，而使用安慰劑組則有嚴重的衰退 (-5.8 ml/min) [13]。Lee 等人指出 pravastatin 與血管張力素接受體拮抗劑併用能更進一步降低蛋白尿，但其協同效果在停用 pravastatin 後亦隨之消失 [14]。

大部分研究報告 statins 可以降低蛋白尿於腎病症候群、慢性腎絲球腎炎、血脂正常血壓控制良好患者、正常血壓與高血壓的第 2 型糖尿病患者 [12]；然而，Prevention of Renal and Vascular End-stage Disease Intervention Trial 使用 pravastatin (40 mg/day) 於 854 個有微小白蛋白尿的病人，在 4 年後的追蹤，發現 pravastatin 並無利益於降低微小白蛋白尿 [15]。

估纖維酸衍生物 (fbrate derivatives) 類藥物對腎功能影響的文章較少，且結果不一。Helsinky Heart Study 報告 gemfibrozil 對男性高血脂症病人並無腎臟保護效果 [16]。Toncelli 等人也有類似研究報告，對 2,531 位有冠狀動脈疾病的高血脂症病人隨機給與 gemfibrozil 或安慰劑，其中 399 位病人有中度腎衰竭，追蹤 61 個月後，發現 gemfibrozil 與安慰劑相比，並無顯著延緩腎衰竭病人的腎臟惡化；此外，對基準腎絲球過濾率大於 60 l/min/1.73 m^2 的高血脂病人積極給與 gemfibrozil，並無益於預防未來發生腎衰竭 [17]。因此，目前一般認為纖維酸衍生物類藥物沒有腎臟保護效果。

上所述，statins 可能可以延緩腎功能惡化速率於冠狀動脈疾病或其他心血管疾病患者，有高血脂的糖尿病患者，或有慢性腎臟疾病的病人。雖然 statins 的腎臟保護機轉可能來自於降低 LDL 的效果，最近文獻報告認為可能與 statins 的 pleotropic effect 有關 [18]。

五、肪異常與腎臟傷害的機轉

動物實驗中，血脂肪異常對腎臟的傷害，已經有明顯的病理上的證據，但以高血脂做為腎臟疾病進展的獨立危險因子，在人類臨床研究的證據就不如實驗研究強烈。以下說明血脂肪異常影響慢性腎臟病患腎功能的可能原因。

1. 發炎反應及內皮細胞功能失調

血脂肪異常會傷害腎絲球微血管內皮細胞及間質細胞，間質細胞與高度氧化的脂蛋白結合，會不斷引發發炎細胞浸潤與發炎介質分泌，腎絲球及間質細胞中的 fibronectin、TGF-β、PDGF，均有大量增加的情況。巨噬細胞會浸潤於腎絲球，吞噬脂蛋白形成泡沫細胞並釋放 cytokine。高度氧化的脂蛋白會增加單核細胞黏附到腎絲球內皮細胞，引發單核細胞浸潤並影響腎小管上皮細胞。高度氧化的脂蛋白還會引發足細胞凋亡及腎元喪失。經由上述機轉，產生腎絲球硬化，間質細胞增生、纖維化及內皮細胞功能失調的病理變化 [18]。

2. 腎絲球血管粥狀硬化

脂肪異常造成的血管粥狀硬化亦類似會發生在腎絲球的血管，進而造成腎絲球部分或全面性的閉塞 [18]。

六、Statins 延緩腎臟傷害的可能機轉

1. Statins 會抑制發炎細胞增生，抑制間質細胞及單核細胞釋放 cytokine，如 monocyte chemotractic protein-1 和 TGF-β，預防腎臟間質發炎及纖維化，並改善內皮細胞功能，增加腎臟灌注 [18]。
2. Statins 可以預防腎臟瘢痕化 [18]。
3. Statins 會抑制高度氧化的 LDL 引發的脂肪吞噬，足細胞的腎元喪失及白蛋白擴散，因而提供降蛋白尿的效果。Statins 可能經由降低蛋白尿而對腎功能有助益，因蛋白尿是預測腎功能喪失的重要因子 [18]。

七、副作用

一般而言，服用 statins 有良好的耐受性與安全性，但仍有副作用存在，如頭痛、胃腸不適、皮膚搔癢過敏、肝臟機能異常 (通常調整劑量或停藥後可恢復)、肌肉病變 (myopathy，包括肌肉疼痛或無力，發生率 1～6%) 或致命的橫紋肌溶解症 (rhabdomyolsis，發生率 < 1%)。單獨使用 statins 引起肌肉病變的風險相當低，但在老年或腎功能異常病患，不應使用高劑量之 statins。又在某些高危險群，statins 併用一些交互作用藥品如纖維酸類衍生物或 CYP3A4 抑制藥物如 cyclosporine、抗黴菌藥物、抗生素及抗凝血劑等，肌肉病變的風險會增加。一般建議的高危險群包括：病患年齡

大於 70 歲、服用多種藥物、有肝腎疾病,對於高危險病患,應密切注意其副作用或藥物的交互作用之相關症狀,定期抽血檢驗肝臟酵素和肌肉酵素,以作為調整藥物或停藥之參考。

八、結論

雖然需要更進一步的人類研究來確定這個結果,但 statins 顯然對於治療進行性的腎臟疾病有重要潛力,除了傳統的血壓控制,飲食控制及 ACEI 或 ARB 的使用,statins 或許可做為另一種治療利器。

參考文獻

1. Attman PO, Alaupovic P, Trvella M, Kight-Gibson C: Abnormal lipid and apolipoprotein composition of major lipoprotein density classes in patients with chronic renal failure. Nephrol Dial Transplant 1996; 11: 63-9.
2. Fox CS, Larson MG, Leip EP, Culleton B: Predictors of new onset kidney disease in a community-based population. JAMA 2004; 291: 844-50.
3. Segura J, Campo C, Gil P, et al: Development of chronic kidney disease and cardiovascular prognosis in essential hypertensive patients. J Am Soc Nephrol 2004; 15: 1616-22.
4. Hunsicker LG, Adler S, Nakajima H, et al: Predictors of the progression of renal disease in the Modification of Diet in Renal Disease Study. Kidney Int 1997; 51: 1908-19.
5. Massy ZA, Khoa TN, Landor B, Descamps-Latscha B, Man NK, Jungers P: Dyslipidemia and the progression of renal disease in chronic renal failure patients. Nephrol Dial Transplant 1994; 14: 2392-97.
6. Locatelli F, Alberti D, Graziani G, et al: Factors affecting chronic renal failure progression: results from a multicentre trial. The Northern Italian Cooperative Study Group. Miner Electrolyte Metab 1992; 18: 295-302.
7. Aleix C, Elisabet C: Dyslipidemia and the progression of renal disease in chronic renal failure patients. Kidney Int 2005; 68: S87-93.
8. Tonelli M, Moyé L, Sacks FM, et al: Effect of pravastatin on loss of renal function in people with moderate chronic renal insufficiency and cardiovascular disease. J Am Soc Nephrol 2003; 14: 1605-13.
9. Collins R, Armitage J, Parish S, et al: MRC/BHF Heart Protention Study of cholesterol lowering with simvastatin in 5963 people with diabetes: a randomized placebo-controlled trial. Lancet 2003; 361: 2005-16.

10. Athyros VG, Papageoriou AA, Elisaf M, Mikhailidis DP: Statins and renal function in patients with diabetes mellitus. Curr Med Res Opin 2003; 19: 615-7.
11. Vidt DG, Cressman MD, Harris S, Pears JS, Hutchinson HG: Rosuvastatin-induced arrest in progression of renal disease. Cardiology 2004; 102: 52-60.
12. Sandhu S, Wiebe N, Fried LF, Tonelli M: Statins for improving renal outcomes: a meta-analysis. J Am Soc Nephrol 2006; 17: 2006-16.
13. Bianchi S, Bigazzi R, Caiazza A, Campese VM: A controlled prospective study of the effects of atorvastatin on proteinuria and pregression of kidney disease. Am J Kidney Dis 2003; 41: 565-70.
14. Lee TM, Lin MS, Tsai CH, Chang NC: Add-on and withdraw effect of pravastatin on proteinuria in hypertensive patietnts treated with AT1 receptor blockers. Kidney Int 2005; 68: 779-87.
15. Asselbergs FW, Diercks GFH, Hillege HL, et al: Effects of fosinopril and pravastatin on cardiovascular events in subjects with microalbuminuria.Circulation 2004; 110: 2809-16.
16. Manttari M, Tiula E, Alikoski T, Manninen V: Effects of hypertension and dyslipidemia on the decline in renal function. Hypertension 1995; 26: 670-5.
17. Tonelli M, Collins D, Robins S, Bloomfield H, Curhan GC: Effects of gemfibrozil on change in renal function in men with moderate chronic renal insufficiency and coronary disease. Am J Kidney Dis 2004; 44: 832-9.
18. Epstein M, Camese VM: Pleiotropic effects of 3-hydroxy-e-methyglutaryl coenzyme A reductase inhibitors on renal function. Am J Kidney Dis 2005; 45: 2-14.

第 16 章

紅血球生成素的使用是否可延緩腎功能的惡化

10.6140/AP.9789864371389.ch_016

馬紹銘[1]、彭聖曾[2]
[1] 內湖國泰診所腎臟內科
[2] 國泰綜合醫院腎臟內科

本文修改自馬紹銘，彭聖曾：紅血球生成素的使用是否可延緩腎功能的惡化，
腎臟與透析 2007；19：164-9。

一、前言

　　腎衰竭是國民健康的主要問題之一，它會增加心血管疾病的罹病率，降低生活品質，同時也消耗大量的醫療費用。如同在台灣的健保制度下，透析的人口只占了全民的 0.2%，卻消耗了約 5% 的健保費用。據統計，自 1990 年以來，歐美國家末期腎衰竭約以 6% 至 8% 的年增率增加 [1]，因此，有效的延緩腎衰竭是治療上的重要挑戰。目前在臨床上，我們治療腎衰竭主要是使用血管張力素轉換酶抑制劑 (angiotensin converting enzyme inhibitors, ACEI) 或血管張力性阻斷劑 (angiotensin receptor blockers, ARB) 做良好的血壓控制，以及血糖和蛋白質飲食的控制。然而其效果有限，因此有人提出了使用紅血球生成素來改善腎性貧血，可以延緩腎功能惡化。貧血在世界衛生組織的定義是：男性的血紅素 (hemoglobin, Hgb) 小於 13 g/dl，女性小於 12 g/dl。根據此標準，幾乎 90% 的腎衰竭病人 (腎絲球過濾率 [glomerular filtration rate, GFR] < 30 ml/min) 都呈現貧血狀態，且大部分都小於 10 g/dl。貧血在腎衰竭的病人會造成很多症狀，例如疲倦、憂鬱、氣喘、耐受力差以及左心室肥大，同時也會增加住院率、住院時間以及死亡 [2,3]。

二、腎衰竭的惡化機轉

　　腎元 (nephron) 的破壞主要是受其致病因 (如高血壓、糖尿病、腎絲球腎炎) 直接對腎絲球、腎小管及其小血管的影響。而腎元減少則可造成惡性循環 (如圖 16-1)，加速腎功能惡化；即使原發性的腎臟病因已消失，殘餘的腎元仍可能持續惡化下去。在其病理的組織變化上，我們可以發現一些共同的特性，其中之一是造成腎絲球硬化 (glomerulosclerosis)，其二可造成腎間質纖維化 (interstitial fibrosis) 及腎小管破壞。目前對慢性腎衰竭的治療，幾乎都著墨在腎絲球硬化這方面。

　　在腎功能惡化的過程中，間質組織的纖維化及腎小管的破壞也是非常重要的現象。有二個腎臟切片的研究分析指出，腎元數目的減少是造成腎臟間質組織纖維化 (interstitial fibrosis) 的主要原因之一，同時，腎臟間質組織纖維化也是造成腎臟功能惡化的主要原因。在不同的慢性腎臟病的各個病程中，腎功能與間質組織纖維化的嚴重度有極大的相關性。間質組織纖維化的嚴重程度是腎功能預後的最好指標，不論病人是腎絲球或是血管性的腎臟病。

　　有學者指出，缺氧 (hypoxia) 可能是間質組織纖維化的中心角色，缺氧可同時造成細胞外的間質量增加及腎元數目的下降。當病人的腎元數目減少時，腎小管的上皮細胞會因下列原因而缺氧：殘餘腎元的腎小管上皮細胞的耗氧量會增加；間質組織的微血管數目會減少；及間質組織的微血管與腎小管上皮細胞間累積的基質 (matrix)

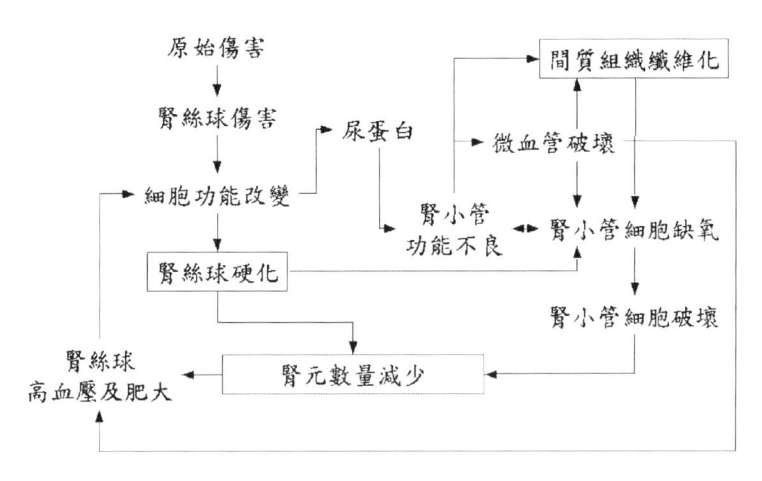

圖 16-1　慢性腎衰竭惡化的病理機轉

增加，阻礙了氧氣的擴散。反過來說，缺氧會造成三個結果：1. 它會刺激腎小管上皮細胞分泌前纖維化 (profibrotic) 分子，如 transforming growth factor-β (TGF-β) 或是 endothelin-1 等，以及細胞外基質的合成。2. 它會直接刺激纖維母細胞 (fibroblastic cells) 製造細胞外的基質。3. 最後會導致腎小管上皮細胞的破壞，而形成所謂的「無腎小管的腎絲球」(atubular glomeruli)。

腎衰竭的病人，因殘餘腎元的耗氧量的增加會導致缺氧，但它同時增加了過氧化物 (reactive oxygen species) 的產生，這也有可能與慢性腎衰竭的惡化有關。氧化的壓力 (oxidative stress) 會誘發釋放前發炎 (proinflammatory) 及前纖維化分子，如 monocyte chemotactic protein-1 及 TGF-β1。這些分子更會直接刺激纖維母細胞製造更多的基質而造成細胞死亡。

三、紅血球生成素（Erythropoietin, EPO）可能的腎臟保護機轉

紅血球生成素至少有三個可能機轉可以持供腎臟保護的功能。1. 藉由減少缺氧和氧化的壓力，紅血球生成素有可能預防間質組織纖維化及腎小管上皮細胞的破壞。2. 藉由抗細胞凋零的特性 (antiapoptotic properties)，紅血球生成素可能對腎小管上皮細胞提供直接的保護作用。3. 藉由它對內皮細胞的作用，紅血球生成素可以幫助維持間質組織的微血管網路 (interstitial capillary network) 的完整性 [4]。

紅血球生成素最明顯的治療好處就是增加紅血球的數量，這提供了二個對抗缺氧的機制。第一是攜帶更多的氧氣到組織，可減少缺氧的情形。第二是紅血球本身即具有重要的抗氧化成分。紅血球內含有一些抗氧化的酵素，如 superoxide dismutase、catalase

及 glutathione peroxidase。紅血球有含有一些不具酵素作用但可對抗過氧化物 (reactive oxygen species) 的細胞蛋白質，如紅血球細胞膜上的低分子量蛋白質、維生素 C、維生素 E、coenzyme Q 等。它還含有 glutathione reductase 可增加 Glutathione 的量。

分析基因剔除的老鼠顯示，紅血球生成素與其接受體的結合不僅是正常心臟與大腦發育所必需，同時也是正常血管形成 (angiogenesis) 的重要條件。這顯示正常生理劑量的紅血球生成素具有前血管形成的功效 (proangiogenic effect)。這些數據與其他的小雞胚胎絨毛膜的體內實驗，及體外的內皮細胞培養的結果一致，都描繪出紅血球生成素具有前血管形成的功效。最近 Bahlmann 等人 [5] 研究指出，使用紅血球生成素製劑，可預防慢性腎衰竭老鼠的腎小管周邊微血管的損失，這可能與抑製內皮細胞的細胞凋零有關。這些功能可能可以維持間質組織微血管網路的完整性。

四、紅血球生成素是否可延緩腎功能惡化的臨床研究

隨著透析病人使用紅血球生成素的成功經驗，研究人員將注意力轉移到尚未開始接受長期透析的病人身上。是不是這些病人的貧血也可以使用紅血球生成素來改善？但是，回顧 Garcia 等人於 1988 年的動物實驗卻顯示，紅血球生成素的使用對慢性腎衰竭的惡化可能有不利的影響 [6]。在動物實驗中，5/6 顆腎臟切除的老鼠於 4 週後，會呈現輕度貧血、系統性高血壓、及單一腎元的腎絲球過濾率上升的情形。這是由於腎絲球的高血壓及超過濾所產生的結果。紅血球生成素的使用可以預防貧血的發生，但是，系統性及腎絲球內的高血壓反倒惡化。6 週後老鼠解剖發現，未使用紅血球生成素的腎臟有 12% 的腎絲球硬化，相較於使用紅血球生成素的老鼠卻有 33% 的腎絲球硬化。因此，他們的結論是：貧血減輕了高血壓及腎絲球的傷害，而紅血球生成素對腎臟的傷害可能與系統性及腎絲球的高血壓有關。接下來的幾年當中，早期動物實驗的結果造成腎臟科醫師對未透析的病人使用紅血球生成素時，腎功能的惡化一直都是極大的顧慮。現今回頭來看，很明顯的，早期的動物實驗有一個很大的缺點就是對血壓的上升控制不當。接下來的老鼠實驗中，若是有效的使用降血壓藥物控制血壓，則不會發生腎功能惡化的事情。

1980 年代末期開始的臨床實驗也部分證實，紅血球生成素的使用不會對腎功能產生不利的影響。但是，他們一致指出，血壓會上升。接下來的臨床研究使用了較低的劑量，貧血的改善也較緩和。在這種情況下，血壓的上升就沒那麼明顯，同時，腎功能惡化的情形也不再出現。近年來的報告反而指出，在未透析的病人使用紅血球生成素來改善貧血，可延緩腎功能的惡化。但是，不論紅血球生成素對貧血的功能如何，有一件事情不可忘記：紅血球生成素改善貧血後可導致血管收縮，這可能會對腎臟有不好的影響。

許多貧血的研究顯示，重度腎衰竭或透析病患，若其血紅素較低，則其死亡率較高，腎功能惡化也較快。以 reduction of endpoints in non-insulindependent diabetes mellitus with the angiotensin II antagonist losartan (RENAAL) 研究為例，這是一個雙盲性、隨機的實驗，主要是探討 losartan 對第二型糖尿病合併腎病病患的腎臟保護功效。在回顧性分析這些病患後 [7]，發現血紅素小於 11.2 g/dl 者，其肌酸酐上升一倍或進入透析的比例，大於血紅素 13.8 g/dl 組三倍 (60% vs. 20%)。

　　使用紅血球生成素是否可以緩延腎功能的惡化呢？目前臨床上的證據還不十分足夠，但可提供我們參考。Roth 等人於 1994 年對尚未透析的病人使用紅血球生成素，探討它對腎功能的影響 [8]。這是一個為期 48 週，隨機、開放的研究。總共有 83 個病人，血清肌酸酐 3～8 mg/dl，尚未開始透析。有 43 人使用 rHu-EPO 50 U/kg 一週三次皮下注射，另 40 人沒有使用紅血球生成素，二組的基本資料是相類似的。在這 48 週中，二組病人的血壓、蛋白質攝取量都相同。EPO 治療組的血比容 (hematocrit, Hct) 明顯上升。而二組的 GFR 變化分別為：EPO 組為 -2.1 ± 3.2 ml/min，控制組為 -2.8 ± 3.5 ml/min, p = 0.376。作者的結論是，紅血球生成素的治療可明顯改善貧血，但不會加重腎功能惡化的速度。請注意，在早期的研究，腎功能會不會惡化加速才是主要的研究興趣，而不是腎功號惡化的減慢。但是，當作者把資料做從新分析，只比較使用 EPO 後血比容有達到目標值 (治療 16 週後 Hct > 35%) 的病人與其他人比較，則發現這組病人的 GFR 下降速率比控制組減少 3 倍 (治療組 GFR 下降速率：-0.13 ± 0.35 ml/min/month vs. 控制組 GFR 下降速率：-0.39 ± 0.65 ml/min/month, p = 0.05)。

　　Kuriyama 等人於 1997 年發表一篇文章，非糖尿病的慢性腎衰竭病人，使用 EPO 矯正貧血可延緩腎功能的惡化 [9]。作者收集了 73 個病人，他們的的血清肌酸酐值為 2～4 mg/dl。他們將病人分作三組，第一組有 31 人是為控制組，病人有貧血 (Hct < 30%) 但不使用 EPO。第二組有 42 人，病人有貧血 (Hct < 30%) 但有使用 EPO。第三組有 35 人，病人沒有貧血 (Hct > 30%) 也沒有使用 EPO。三組病人的血壓都使用鈣離子阻斷劑及 ACEI 控制到相同的程度，所有的病人都嚴格使用低蛋白及低鹽飲食。實驗首要終點 (primary end point) 是血清肌酸酐上升一倍以上 (serum creatinine doubling)。結果第一組有 26 人 (84%)，第二組有 22 人 (52%)，第三組有 21 人 (60%) 的血清肌酸酐上升一倍以上 (p < 0.0005)。作者的結論是：這個研究提示貧血本身是腎功能惡化的一個因子，使用 EPO 來矯正貧血可以延緩腎功能的惡化。特別是非糖尿病的病人，且血壓、飲食、及血比容的上升都在嚴格監控的情況之下。

　　Jungers 等人於 2001 年的研究指出，使用紅血球生成素對慢性腎衰竭病人的腎功能惡化是有好處的 [10]。這是一個回顧性的分析研究，評估肌酸酐擴清速率的下降速度 (ΔCcr)、以及多久會需要開始透析。使用 EPO 的治療組有 20 人，血清肌酸酐 ≥ 300 μmol/L 或是 Ccr ≤ 15 ml/min/1.73 m^2，控制組 43 人有相同的腎功能，但是因為貧血比較

輕微，所以沒有使用紅血球生成素。開始使用 rHuEpo 那一天定為 T0，計算 T0 之前 24 個月到 T0 的 ΔCcr，以及從 T0 到開始透析時的 ΔCcr。結果如下：治療組的病人使用 EPO 前的 ΔCcr 為 0.36 ± 0.16 ml/min/1.73 m^2 而使用 EPO 後的 ΔCcr 為 0.26 ± 0.15 ml/min/1.73 m^2，P 值小於 0.05。這二個數據都比沒有使用 EPO 的病人為佳。使用 EPO 的病人平均經過 16.3 ± 12.7 個月後需要透析，而控制組則花了 10.6 ± 6.1 個月 ($p < 0.01$)。

Teplan 等人於 2003 年發表的研究指出，使用紅血球生成素及酮酸 (keto acids, KA) 和低蛋白飲食 (low protein diet, LPD) 對慢性腎衰竭病人的影響有：蛋白質、胺基酸及血脂肪的改善，腎功能惡化的延緩，和尿蛋白的減少 [11]。這是一個長期的前瞻性的隨機研究，將 186 個肌酸酐擴清速率 22～36 ml/min 的病人分為三組治療方案，追蹤三年。第一組使用 LPD + EPO + KA，第二組使用 LPD + EPO，第三組則僅使 LPD。結果發現第一組的病人腎功能惡化的最慢，第二組次之，第三組最差。

Tapolyai 等人於 2003 年以摘要的形式發表一篇簡短的文章指出，紅血球生成素的使用可以減慢腎功能惡化的速度 [12]。作者分析 18 個未透析的病人，回溯性地追查使用 EPO 之前的 12 個月的時間，再前瞻性地追蹤使用 EPO 之後的 12 個月。病人開始使用 EPO 時的平均血清肌酸酐值為 5.0 ± 1.8 mg/dl，血比容小於 30%。調整 EPO 的劑量使得血比容值藉於 33～37%，血壓有嚴格地控制。結果病人的平均的血比容從 $26.9 \pm 0.6\%$ 上升到 $33.1 \pm 0.1\%$。使用線性迴歸的方式來分析 EPO 使用前及使用後 1/creatinine 的變化分別為 -0.0140 ± 0.0119 及 -0.0017 ± 0.0090 (non-parametric Wilcoxon matched pairs signed rank sum test: Z value: -2.91; $p = 0.004$)。使用 EPO 後的 12 個月期間，總共有 5 個病人還不需接受透析治療。所以作者的結論是，使用 EPO 來治療貧血，配合其他的代謝控制，可能可以減慢腎功能的惡化。

真正做得比較好的隨機控制組的研究於 2004 年由 Gouva 等人發表，他們想評估早期使用紅血球生成素來控制貧血，是否可以改善腎功能 [13]。這是一個前瞻性的隨機對照研究，共有 88 個非糖尿病人，病人的血清肌酸酐值為 2～6 mg/dl, Hgb 9～11.6 g/dl。早期治療組的病人立刻開始使用 EPO，治療目標為血紅素 ≥ 13 g/dl，而延遲治療組的病人則要等到血紅素低於 9 g/dl 以下才開始使用 EPO。實驗的首要終點是腎功能惡化或是死亡，腎功能惡化的定義是：血清肌酸酐上升一倍，大於 8 mg/dl，或是開始腎臟替代性治療 (renal replacement)。實驗的次要終點是腎臟替代性治療或死亡。經過 22.5 個月的追蹤之後，EPO 組的病人明顯的比對照組好。有較少的腎功能惡化、透析、及死亡，同時治療 12 個後的血紅素、血比容、血清肌酸酐、及肌酸酐擴清速率都優於對照組。最後作者的結論是：對尚未透析的慢性腎衰竭病人，早期使用 EPO，而不是等到嚴重貧血發生才開始使用，不僅可減慢腎功能的惡化，同時也可延遲透析或移植的來到。

2001 年有一個臨床實驗命名為 The effect of early correction of anaemia on the progression of chronic kidney disease study (ECAP)，想藉由 EPO 完全矯正貧血，來看是否對慢性腎衰竭的惡化有幫助。進入實驗的條件是病人的 GFR 25～60 ml/min，男性血紅素低於 13 g/dl，女性血紅素低於 12.5 g/dl。病人隨機分成二組，早期治療組的病人使用 EPO 將血紅素控制在 13～15 g/dl 之間，而傳統治療組則是等到血紅素低於 11 g/dl 以後才給與 EPO 治療。不幸的是，這個實驗被提前終止，原因是紅血球再生不良症 (pure red cell aplasia, PRCA) 而禁止 epoetin-α 的皮下注射。結果只收錄了 391 個病人，高血紅素組的病人平均追蹤了 7.4 個月，而低血紅素組的病人平均追蹤了 8.3 個月。高血紅素組的病人 GFR 下降的速度比低血紅素組的病人慢 (0.058 vs. 0.081 ml/min/1.73 m^2/month)，但是沒有統計學上的差異 [14]。

另一個因相同原因而提早結束的研究於 2007 年發表 [15]，這是一個多中心、前瞻性、隨機的比較性研究。這個研究的主要目的是評估早期使用 EPO 是否可減少左心室肥厚，次要目的則是評估腎功能的惡化速度及其他變化。這個研究共收錄 197 位病患，隨機分為兩組。第一組 65 人早期使用 EPO 以維持血紅素在 11.0 ± 1.0 g/dl；另一組 132 人則等待血紅素小於 9 g/dl 時才開始使用 EPO，同樣將血紅素維持在 11.0 ± 1.0 g/dl。然而此時實驗卻因 PRCA 事件於 2002 年被迫中斷。從現有資料分析發現，早期使用血紅素生成素並不能減少左心室肥厚或是腎功能的惡化。

大規模的研究還在持續進行中，2004 年在法國開始一個隨機控制的研究，對象是第二型糖尿病的慢性腎衰竭病人，病人的 GFR 介於 25～60 ml/min/1.73 m^2，病人的血紅素為 10～12.9 g/dl。實驗的首要終點是正常血紅素組 (Hgb 11～12.9 g/dl) 與使用 EPO 的高血紅素組 (Hgb 13～14.9 g/dl) 之間，GFR 的下降速度是否有差異。這個計畫預計收 204 個病人，追蹤 2 年 [16]。

從以上研究顯示，使用紅血球生成素對腎功能的影響，各家不一。然而是否使用紅血球生成素來提高血紅素，都不會有副作用呢？2006 年有兩項大型實驗值得我們借鏡。首先是 correction of hemoglobin outcomes in renal insufficiency (CHOIR) 研究 [17]，該研究共收錄有 1,432 位腎衰竭病患 (GFR 介於 15～50 ml/min/1.73 m^2)，血紅素小於 11 g/dl。病人隨機分為二組：一組有較高的血紅素目標值 13.5 g/dl，另一組則為 11.3 g/dl。主要觀察最終目標為：死亡、心肌梗塞、中風以及心臟衰竭的住院次數。實驗組的血紅素平均值為 12.6 g/dl，對照組的平均值為 11.3 g/dl。然而在研究進行至第 16 個月時，此實驗卻提早中止了。主要是發現較高的血紅素，並沒有增加其心血管方面的好處或改善較好的生活品質。相反地，高血紅素組增加了死亡率及心臟衰竭的住院率。另一個 cardiovascular risk reduction by early anemia treatment with erythropoetin (CREATE) 實驗中 [18]，共有 603 位腎衰竭合併貧血的病患 (GFR 介於 15～35 ml/min/1.73 m^2)。病人隨機分為二組：一組的治療目標值為正常血紅素 (Hgb 13～15 g/dl)，另一組則略小於正常值 (Hgb 10.5～11.5 g/dl)。

主要觀察終點為八大心血管病變：如猝死、心肌梗塞、急性心臟衰竭、中風、短暫性腦血管缺血 (transient ischemic accident)、心絞痛或心律不整的住院率或周邊血管疾病。經過三年的追蹤分析，兩組並無統計學上的差異，同時也觀察到兩組在腎衰竭惡化速度或左心室肥大有相同的變化，沒有什麼差別。然而在正常血紅素組，則有較好的生活品質或整體的健康狀況。

Phrommintikul 等人做了一個慢性腎臟病人使用紅血球生成素後血紅素與死亡率的關聯性分析 [19]，這是一個 meta-analysis。作者分析了 9 篇隨機控制研究共 5,143 個病人，包括透析前與已經開始透析的病人。結果發現高血紅素組病人的死亡率 (相對危險性 1.17, p = 0.031)，及血液透析的血管通路栓塞的機率 (相對危險性 1.16, p = 0.0001) 都比低血紅素組者來得多。所以作者建議今後使用紅血球生成素要定出治療的上限值比較妥當。

五、結論

綜合以上論述，使用紅血球生成素，除了可以矯正貧血、改善整體的健康狀況及生活品質之外，有可能可以延緩腎功能的惡化。但是目前的證據仍不夠強烈，我們還需要有更大型的研究來佐證目前的想法。然而在使用紅血球生成素時，也必須謹慎小心，不要將血紅素矯正到完全正常的程度，這反而增加病人的心血管死亡率。以目前的證據以及 Kidney Dialysis Outcome Quality Initiative (KDOQI) 指引來看，血紅素還是不宜超過 13 g/dl。

參考資料

1. Meguid El, Nahas A, Bello AK: Chronic kidney disease: the global challenge. Lancet 2005; 365: 331-40.
2. Sarnak MJ, Tighiouart H, Manjunath G, et al: Anemia as a risk factor for cardiovascular disease in the atherosclerosis risk in communities (ARIC) study. J Am Coll Cardiol 2002; 40: 27-33.
3. McClellan WM, Flanders WD, Langston RD, Jurkovitz C, Presley R: Anemia and renal insufficiency are independent risk factors for death among patients with congestive heart failure admitted to community hospitals: a population-based study. J Am Soc Nephrol 2002; 13: 1928-36.
4. Rossert J, Froissart M, Jacquot C: Anemia management and chronic renal failure progression. Kidney Int 2005; 68(Suppl 99): S76-81.
5. Bahlmann FH, Song R, Boehm SM, et al: Low-dose therapy with the long-acting erythropoietin

analogue darbepoetin alpha persistently activates endothelial Akt and attenuates progressive organ failure. Circulation 2004; 110: 1006-12.

6. Garcia DL, Anderson S, Rennke HG, Brenner BM: Anemia lessens and its prevention with recombinant human erythropoietin worsens glomerular injury and hypertension in rats with reduced renal mass. Proc Natl Acad Sci USA 1988; 85: 6142-6.

7. Keane WF, Brenner BM, de Zeeuw D, et al: The risk of developing end-stage renal disease in patients with type 2 diabetes and nephropathy: the RENAAL study. Kidney Int 2003; 63: 1499-507.

8. Roth D, Smith RD, Schulman G, et al: Effects of recombinant human erythropoietin on renal function in chronic renal failure predialysis patients. Am J Kidney Dis 1994; 24: 777-84.

9. Kuriyama S, Tomonari H, Yoshida H, Hashimoto T, Kawaguchi Y, Sakai O: Reversal of anemia by erythropoietin therapy retards the progression of chronic renal failure, especially in nondiabetic patients. Nephron 1997; 77: 176-85.

10. Jungers P, Choukroun G, Oualim Z, Robino C, Nguyen AT, Man NK: Beneficial influence of recombinant human erythropoietin therapy on the rate of progression of chronic renal failure in predialysis patients. Nephrol Dial Transplant 2001; 16: 307-12.

11. Teplan V, Schuck O, Knotek A, Hajny J, Horackova M, Kvapil M: Enhanced metabolic effect of erythropoietin and keto acids in CRF patients on low-protein diet: Czech multicenter study. Am J Kidney Dis 2003; 41(Suppl 1): S26-30.

12. Tapolyai M, Kadomatsu S, Perera-Chong M: R.hu-Erythropoietin (EPO) treatment of pre-ESRD patients slows the rate of progression of renal decline. BMC Nephrology 2003; 4: 3.

13. Gouva C, Nikolopoulos P, Ioannidis JP, Siamopoulos KC: Treating anemia early in renal failure patients slows the decline of renal function: a randomized controlled trial. Kidney Int 2004; 66: 753-60.

14. Rossert J, Levin A, Roger SD, et al: Effect of early correction of anemia on the progression of CKD. Am J Kidney Dis 2006; 47: 738-50.

15. Macdougall IC, Temple RM, Kwan JT: Is early treatment of anaemia with epoetin-beneficial to pre-dialysis chronic kidney disease patients? Results of a multicentre, open-label, prospective, randomized, comparative group trial. Nephrol Dial Transplant 2007; 22: 784-93.

16. Villar E, Lievre M, Labeeuw M, Pouteil-Noble C: The NEPHRODIAB2 randomized trial. Nephrologie 2003; 24: 317-9.

17. Singh AK, Szczech L, Tang KL. et al: Correction of anemia with epoetin alfa in chronic kidney disease. N Engl J Med 2006; 355: 2085-98.

18. Drueke TB, Locatelli F, Clyne N, et al: Normalization of hemoglobin level in patients with chronic kidney disease and anemia. N Engl J Med 2006; 355: 2071-84.

19. Phrommintikul A, Haas SJ, Elsik M, Krum H: Mortality and target haemoglobin concentrations in anaemic patients with chronic kidney disease treated with erythropoietin: a meta-analysis. Lancet 2007; 369: 381-8.

第 17 章

紅血球生成刺激劑於慢性腎臟病之應用

10.6140/AP.9789864371389.ch_017

曾偉誠 [1,2]、唐德成 [1,2,3]
[1] 臺北榮民總醫院內科部腎臟科
[2] 國立陽明大學醫學系內科學科
[3] 國立陽明大學生理學研究所暨臨床醫學研究所

本文修改自曾偉誠，唐德成：紅血球生成刺激劑於慢性腎臟病之應用，腎臟與透析 2008；20：165-70。

一、前言

　　腎性貧血為慢性腎臟病患者常見之問題，貧血在早期腎臟病 (男性肌腎絲球過濾率小於 70 ml/min；女性小於 50 ml/min) 就已出現，且隨著腎臟病之進展而惡化。腎性貧血主要導因於 erythropoietin (EPO) 製造不足，而紅血球壽命減少、腸胃道或透析過程中慢性失血、鐵質缺乏、感染或炎症反應、副甲狀腺功能亢進及營養不良等也是可能因素。有 50% 第 3、4 期慢性腎臟病患者之血紅素低於 12 g/dl，第 5 期患者更高達 75%。腎性貧血若未治療，將造成心臟功能不良、認知功能下降、疲倦無力及食慾不振，更增加心臟疾病、腦中風的發生率 [1]。

二、紅血球生成素之由來

　　Eschbach 等人於 1970 年發現缺乏足量 EPO 是腎性貧血的主因，Lin 等人於 1985 年分離出 EPO 基因並於中國倉鼠卵巢細胞中複製，促成人工合成 EPO 的發明 [2]。Eschbach 等人進而成功以 EPO 治療腎性貧血，使腎衰竭病人免於反覆輸血之苦，從此治療腎性貧血開啟嶄新的一頁 [3]。EPO 可刺激骨髓製造紅血球，90% 以上的 EPO 由近曲小管旁的纖維母細胞狀間質細胞 (fibroblast-like interstitial cell)，即第一型間質細胞所生成 [4]，其餘 10% 則由肝細胞所生成。人類 EPO 基因位於第七對染色體長臂上，包含五個 exons 和四個 introns，可轉譯成 193 個胺基酸的前驅物，前 27 個胺基酸於分泌前就被分解；EPO 在作用前，C 端的 arginine 會再被分解，最終的 165 個胺基酸含兩個雙硫鍵、三個 N-linked 及一個 O-linked 碳水化合物側鏈，為分子量 30,400 道爾頓的糖化蛋白。雙硫鍵是其摺疊成具生物活性結構之過程所必需，而側鏈涎酸殘基的多寡則影響其細胞分泌和生物活性 [5]。

三、人工紅血球生成素

1. Epoetin

　　傳統 EPO 有 epoetin α 及 epoetin β，皆含有三個 N-linked 及一個 O-linked 碳水化合物，最多均能接上 14 個涎酸殘基，epoetin β 含較多涎酸殘基及較長的半衰期 (表 17-1)，但兩者就改善貧血程度上相等。起始劑量為每週注射三次，每次公斤體重 20 ～ 50 個單位 (IU)，皮下注射因效果較靜脈注射為佳，劑量可減少約 1/3，因此為建議給藥途徑 [6]。貧血矯正速率建議為 1 ～ 2 g/dl/month，勿超過 2 g/dl/month，以免發生高

血壓、血管通路阻塞及血紅素值波動等副作用。若血紅素上升速度不如預期，建議每個月調整一次劑量，每次注射劑量增加每公斤體重 20 個單位 (IU) [6]。

表 17-1　紅血球生成刺激劑的藥物動力學 (Pharmacokinetics)

	半衰期，mean ± S.E.M (小時)	
	靜脈注射	皮下注射
Epoetin α	6.8 ± 0.6	19.4 ± 2.5
Epoetin β	8.8 ± 0.5	24.2 ± 2.6
Darbepoetin α	25.3 ± 2.2	48.8 ± 5.2
CERA	134 ± 19	139 ± 20

資料來源：摘自 Tarng [1]。

2. Darbepoietin

九零年代末期，在 epoetin α 上增加兩個 N-linked 碳水化合物而製成的 darbepoetin α，最多可接上 22 個涎酸殘基，大幅延長血中半衰期，其分子量為 37,000 道爾頓，每 1 至 2 週給與 1 次即可。Macdougall 發現相同分布體積時，靜脈給與 darbepoetin 之半衰期為靜脈給與 epoetin α 之三倍 (25.3 小時及 8.5 小時)，而皮下給與 darbepoetin 更延長到 48.8 小時。起始劑量為皮下或靜脈注射 0.45 μg/kg/week 或 0.75 μg/kg/2weeks。每 1μg darbepoetin 效果約等於 200 U epoetin [7]。

3. CERA

連續性紅血球生成素受體活化劑 (continuous erythropoietin receptor activator, CERA) 乃是在 epoetin β 分子加上三萬道爾頓大的 methoxypolyethylene glycol polymer 側鏈，分子量增至 60,000 道爾頓，血中半衰期可增至 130 小時。目前 phase III 研究發現慢性腎衰竭未接受透析及 EPO 的病患，每二週一次皮下注射 CERA (0.6 μg/kg) 對於改善貧血的程度與每週一次皮下注射 darbepoetin (0.45 μg/kg) 相當 [8]；另一在長期血液透析病患中比較 CERA (每二週給與或每四週給與) 與原有 epoetin 對於維持血紅素值的研究發現雙週或每月給與 CERA 與每週一到三次給與 epoetin 效果相當 [9]。然而，目前 CERA 尚無對死亡率、心血管事件或住院日數的影響之研究。CERA 的起始劑量為 0.6 μg/kg/2 weeks 為 1.2 μg/kg/4 weeks [6]。

四、紅血球生成素作用之分子機轉

EPO 的生成與身體組織氧氣分壓有關，缺氧時 hypoxia-inducible factor (HIF) 會與 EPO 基因結合，增加 EPO 的產生。HIF 共有三種，其中 HIF-2α 為最主要影響因子，在缺氧時會與 hypoxia responsive element (HRE) 結合，促進 EPO 的轉錄；反之 GATA-2 和 NF-κB 在不缺氧時則會抑制其轉錄 [10]。

EPO 與其接受器 (erythropoietin receptor, EPOR) 結合後，會使 EPOR 形態改變，使 JAK2 與其結合，JAK2 便可磷酸化 STAT5，進而促進紅血球芽母細胞分化、增生並對抗細胞程式化凋亡；同時 JAK2 也會磷酸化 EPOR，使其與 Ras/MAP kinase 結合，促進紅血球芽母細胞增生。EPO 尚可活化 PI3-kinase/Akt 路徑，Akt 可磷酸化 Bad，使其與 Bcl-XL 分離，進而抑制細胞程式化凋亡；反之，hematopoietic cell phosphatase (HCP) 則會促使 JAK2 去磷酸化而停止 EPO 的作用。在紅血球芽母細胞分化過程中，BFU-E 與 CFU-E 均含有 EPOR，又以 CFU-E 為多，每個細胞有大於 1000 個 EPOR。簡言之，EPO 主要是透過預防 CFU-E 的細胞程式化凋亡及促進其分化完成來維持紅血球的生成圖 17-1 [11]。

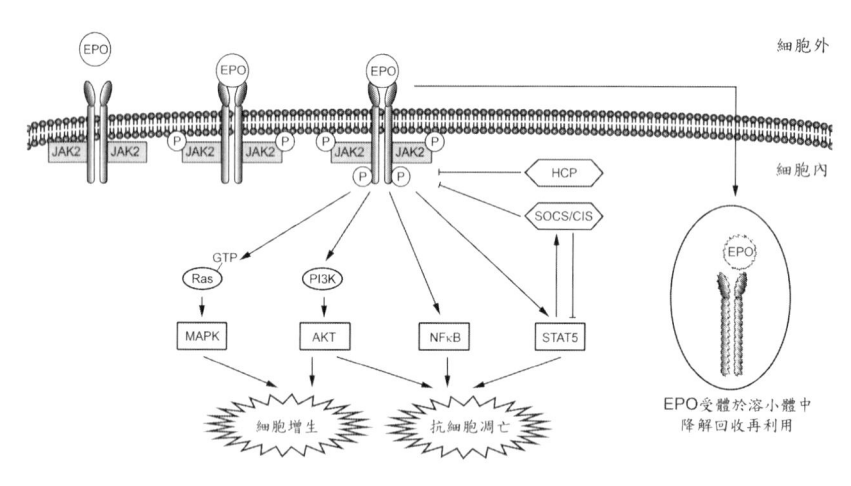

圖 17-1　EPO signaling

資料來源：修改自 van der Putten 等人 [11]。

五、腎性貧血治療之目標

腎性貧血與生活品質的下降、死亡率及心血管疾病的上升有關 [1]，然而將血紅素值提升至正常值卻未必有益。1998 年之 Normal Hematocrit Trial 試驗中，Besarab 等

人以 epoetin 治療長期血液透析病患併有鬱血性心衰竭或缺血性心臟病，正常血比容組 (42%) 之死亡及非致命性心肌梗塞機率為低血比容組 (30%) 的 1.3 倍 (0.9～1.9)，雖未達統計顯著意義，但此研究卻因正常血比容組明顯風險較高而提早停止，可能因正常血比容組的 Kt/V 較低，較多的血管通路阻塞，使用較多鐵劑而增加自由基的產生及感染率的上升 [12]。至於未透析之慢性腎臟病患者，Cardiovascular Risk reduction by Early Anemia Treatment with Erythropoetin (CREATE) 試驗則發現腎絲球過濾率介於 15～35 ml/min 之慢性腎臟病病患，高血紅素組 (13～15 g/dl) 與低血紅素組 (10.5～11.5 g/dl) 之總死亡率與左心室質量指數沒有差異，但高血紅素組進展至末期腎病比率較高 [13]。Correction of hemoglobin outcomes in renal insufficiency (CHOIR) 試驗也證實腎絲球過濾率介於 15～50 ml/min 之慢性腎臟病患，高血紅素組 (13.5 g/dl) 雖比低血紅組 (11.3 g/dl) 有較佳生活品質，但卻有較高心血管事件風險 [14]。Anemia correction in diabetes (ACORD) 試驗則評估血紅素值對糖尿病合併慢性腎臟病一至三期病患的影響，高血紅素組 (13～15 g/dl) 相較於低血紅素組 (10.5～11.5 g/dl)，兩組之左心室質量指數及肌酸酐廓清率下降並無差別，但高血紅素組有較好的生活品質 [15]。上述 CREATE、CHOIR 和 ACORD 試驗因受限於開放標籤試驗設計或是受試者人數太少，其結果仍有爭議。然而 2009 年發表的 trial to reduce cardiovascular events with aranesp therapy (TREAT) 則提供更值得信服的證據，TREAT 為多國多中心、隨機雙盲且有安慰劑對照之大規模臨床試驗，試驗結果發現，腎絲球過濾率介於 15～35 ml/min 之慢性腎臟病患，darbepoetin 治療組（血紅素目標值：13 g/dl，實際達到值：12.5 g/dl）相較於安慰劑組（血紅素目標值：≥ 9.0 g/dl，實際達到值：10.6 g/dl）腦中風發生率較高，而兩組間死亡、心血管事件或末期腎臟病的比率，並無統計上差別 [16]。目前 2012 Kidney Disease: Improving Global Outcomes (KDIGO) 腎性貧血指引指出，針對透析病患，血紅素目標值為 10～11.5 g/dl，勿超過 13 g/dl; 針對未透析慢性腎臟病患，勿例行性以 erythropoiesis-stimulating agent (ESA) 來維持血紅素超過 11.5 g/dl [6]。

六、紅血球生成素阻抗性

在足夠鐵質含量下，持續 4～6 週使用靜脈注射每週每公斤體重 450 單位或皮下注射每週每公斤 300 單位 EPO，仍無法達到或維持理想血比容即稱為紅血球生成素阻抗性。原因有鐵質缺乏、發炎或感染、慢性失血或溶血、纖維性骨炎、鋁中毒、血色素病變、維生素 B12 或葉酸缺乏、骨髓性疾病、營養不良、癌症、尿毒素過高、骨髓抑制藥物及單純紅血球生成不良等。其中最常見為鐵質缺乏，目前建議慢性腎臟病患者其儲鐵蛋白 (ferritin) ≤ 500 ng/ml、運鐵蛋白飽合度 (transferrin saturation) ≤ 20% 且血

紅素值未達目標或要減少紅血球生成素劑量時即需補充鐵劑，但大於 500 ng/ml 者則不需常規補鐵。血液透析患者建議以靜脈注射補充鐵劑，每次療程補充 1,000 mg 的元素鐵。未透析慢性腎病或腹膜透析患者可考慮先以口服鐵劑治療 1～3 個月，若血紅素上升仍未達標再以靜脈注射補充鐵劑。因靜脈注射鐵劑可能引發過敏反應、抑制免疫力與增加氧化壓力炎症反應，若有活動性全身感染時，應避免注射靜脈鐵劑 [6]。

七、紅血球生成素之非造血功能：抗氧化效應

第一型原血紅素氧化酶 (HO-1) 具有抗增生及抗發炎效應，EPO 透過 PI3 kinase/Akt 路徑可增加血液透析病患單核球 HO-1 的表現及抗氧化能力；EPO 也可增加 superoxide dismutase、catalase 及 glutathione peroxidase 的生成。透過消耗體內鐵質及增加新生紅血球的數目也間接產生抗氧化效應 [17]。

八、器官保護作用

EPO 接受器除了骨髓外，在神經、血管內皮、心肌、腎臟間膈、近端腎小管及髓質集尿管細胞均有表現。EPO 可通過腦血管障壁，透過 JAK2 與 NK-κB 的交互對話而抑制 NMDA 或 NO 造成的細胞程式化凋亡，而產生神經保護作用 [18]。EPO 也可透過減少血中 4-hydroxy-2-nonenal 及 malondialdehyde 等氧化壓力指標而改善心衰竭。此外，腎小管間質組織慢性缺氧乃是腎臟病惡化的重要機轉，EPO 在動物實驗已証實透過增加 Bcl-2 及 Bcl-XL 及減少 Bax 及 Bak 而減少老鼠腎臟缺血一再灌流的傷害 [19]，然而人體實驗結果卻有所分岐。Gouva 等人發現在非糖尿病腎臟病患者，早期給予 EPO 可延緩病患接受透析的時機 [20]；然而 ACORD、CREATE、CHOIR 及 TREAT 等試驗卻未能証明其腎臟保護效用 [13-16]。

九、腫瘤生長效應

EPOR 也會表現在乳癌、肺癌、腎細胞癌及子宮頸癌細胞上，但只有在極大量的劑量時，EPO 才會促進癌細胞株生長。Beginning and ending supportive therapy for the kidney (BEST kidney) 試驗發現在化療後的轉移性乳癌患者，以 epoetin α 將血紅素提升至 12～14 g/dl 較未使用者存活率較低 (70% 與 76%)；ENHANCE 試驗則比較接受過手術及放療的頭頸癌患者，以 epoetin β 將血紅素提升至 14.5～15 g/dl 較未使用者，

有較高的腫瘤惡化機率，及較低的存活率(危險比率1.39)；EPO-CAN-20試驗則發現當非小細胞肺癌病人血色素提升至12～14 g/dl時存活率下降(危險比率1.84)。2007年美國臨床腫瘤醫學會特地提醒EPO於某些特定腫瘤病人的使用須特別小心[21]。

十、紅血球生成素之副作用

高血壓、頭痛、類似流感症狀、過高血比容相關的心血管疾病及單純紅血球再生不良 (pure red cell aplasia, PRCA) 都是EPO可能的併發症。

約有20～30%的人接受EPO會產生血壓上升(舒張壓上升超過10 mmHg)，通常發生在血比容上升過快時，而採皮下注射則較不易有高血壓的情形。可能機轉包括因間膈細胞中鈣離子濃度上升、ADMA上升、NO合成下降、endothelin上升、norepinephrine反應性上升而使血管收縮，血球黏稠度上升及促進血管平滑肌細胞生長等。

EPO造成的PRCA極為罕見，機轉為產生對抗外源性及內生性EPO的抗體。其臨床特徵如表17-2 [22]。皮下注射的發生率約每十萬人年1.6次，而靜脈注射為每十萬人年0.02次。1998年前約只有零星兩、三例，而1998到2004年間，約有200例被報導，大部分與皮下注射的Eprex® (epoetin α) 有關，可能原因有當時在Eprex®的製造過程中，以Tween-80取代人類白蛋白做為穩定劑以減少病毒傳染，因而誘發抗體產生。另注射針筒橡膠塞所釋放出來的滲濾液也會增加抗體生成，在Eprex®更改製程後，此病已很少被報導。治療方法為暫停使用EPO、輸血以改善貧血及稀釋抗體濃度。若使用prednisolone (1 mg/kg/day)，約有50%反應率，合併使用cyclophosphamide (50～100 mg/day) 可增至87%；cyclosporine (100～200 mg/day) 也有2/3的反應率，另外換腎也是可行的方法。合併使用IVIg、plasmapheresis及rituximab亦有病例報導有效[22]。

表17-2 紅血球生成刺激劑所致單純紅血球再生不良 (PRCA) 的臨床特徵

嚴重的紅血球生成素阻抗性
嚴重貧血需長期輸血治療
極低的網狀紅血球細胞 (< 10 × 10⁹/L)
正常白血球及血小板數目
高的儲鐵蛋白及運鐵蛋白飽合度 (transferrin saturation)
骨髓中無紅血球前驅細胞 (< 5% erythroblasts)，但白血球及血小板系列則正常
經過至少2個月的紅血球生成素治療 (平均為10個月)
血中可測到對抗紅血球生成素的抗體

PRCA: pure red cell aplasia.
資料來源：摘自Pollock等人 [22]。

十一、發展中的紅血球生成素

1. 擬紅血球生成素胜 (Erythropoietin Mimetic Peptide)

十多年前，有數個二十個胺基酸大小雙硫鍵鍵結的環型胜肽被發現可與 EPOR 結合，刺激紅血球生成，雖然結構異於 EPO，但與結合後的訊息傳導路徑卻相似。Peginesatide 是第一個美國 Food and Drug Administration (FDA) 核準上市的擬紅血球生成素胜，由二個胜肽與聚乙烯乙二醇所合成的，於動物實驗中的半衰期為 14～60 小時，可皮下或靜脈注射，起始劑量為 0.025～0.05 mg/kg。Peginesatide 與 EPO 的抗體並不會相互作用，因此可治療 EPO 造成的 PRCA [23]。A pilot randomized clinical trial of early coronary angiography versus no early coronary angiography for post-cardiac arrest patients without electrocardiography ST segment elevation (PEARL) 和 European and Australian multicenter evaluative research on atrial fibrillation dofetilide (EMERALD) 試驗發現，於未透析慢性腎臟病患和血液透析病患中，peginesatide 提升和維持血紅素的能力不亞於 darbepoietin [24,25]。然而 peginesatide 可能增加未透析慢性腎臟病患的心血管事件發生率 [24]。2012 年 Peginesatide 於美國上市後，屢屢出現低血壓和致死性過敏的情況，因此已於 2013 年 2 月下市 [26]。

2. 脯胺酰基羥化酶抑制劑 (Prolyl Hydroxylase Inhibitor)

在正常氧氣濃度時，HIF 會受到 HIF-α prolyl hydroxylase 及 asparaginyl hydroxylase 抑制，此氫氧化抑制步驟除了氧氣，也需要鐵及 2-oxoglutarate。因此 2-oxoglutarate 類似物便可抑制 HIF 氫氧化而活化 HIF，稱為 HIF 穩定劑，可口服給藥，免除病人挨針之苦，但抑制 prolyl hydroxylase 同時也會活化其他的基因，如血管內皮細胞生長因子，是否促進腫瘤生長仍有待評估 [23]。

3. GATA 抑制劑

GATA-2 可與 EPO 促進基因結合而抑制 EPO mRNA 的表現，因此抑制 GATA-2 的藥物便可促進 EPO 生成。動物實驗已發現口服 GATA-2 抑制劑可促進血色素、網狀紅血球、EPO 及 CFU-E 生成 [19]。

4. HCP 抑制劑

HCP 位於造血細胞的細胞質中，可將 JAK2 去磷酸化而抑制 EPO 訊息傳遞路徑，因此抑制 HCP 可促進 EPO 的作用 [19]。

十二、結語

EPO 免除腎臟病患者的輸血依賴性,而矯正貧血也大幅改善其生活品質及心血管疾病死亡率。但血紅素值提升至正常值卻增加心衰竭及中風發生率,另外也須注意其促進腫瘤生長及其他的副作用,新一代 EPO 可減少給藥次數,然長期效應仍有待評估。

參考文獻

1. Tarng DC: Cardiorenal anemia syndrome in chronic kidney disease. J Chin Med Assoc 2007; 70: 424-9.
2. Lin FK, Suggs S, Lin CH, et al: Cloning and expression of the human erythropoietin gene. Proc Natl Acad Sci USA 1985; 82: 7580-4.
3. Eschbach JW, Egrie JC, Downing MR, Browne JK, Adamson JW: Correction of the anemia of end-stage renal disease with recombinant human erythropoietin. Results of a combined phase I and II clinical trial. N Engl J Med 1987; 316: 73-8.
4. Maxwell PH, Ferguson DJ, Nicholls LG, Johnson MH, Ratcliffe PJ: The interstitial response to renal injury: fibroblast-like cells show phenotypic changes and have reduced potential for erythropoietin gene expression. Kidney Int 1997; 52: 715-24.
5. Egrie JC, Browne JK: Development and characterization of novel erythropoiesis stimulating protein (NESP). Nephrol Dial Transplant 2001; 16(Suppl 3): 3-13.
6. Kidney Disease: Improving Global Outcomes Board Members: KDIGO Clinical Practice Guideline for Anemia in Chronic Kidney Disease. Kidney Int Suppl (2011) 2012; 2: 279-335.
7. Macdougall IC, Matcham J, Gray SJ, Group NS: Correction of anaemia with darbepoetin alfa in patients with chronic kidney disease receiving dialysis. Nephrol Dial Transplant 2003; 18: 576-81.
8. Macdougall IC, Walker R, Provenzano R, et al: C.E.R.A. corrects anemia in patients with chronic kidney disease not on dialysis: results of a randomized clinical trial. Clin J Am Soc Nephrol 2008; 3: 337-47.
9. Levin NW, Fishbane S, Canedo FV, et al: Intravenous methoxy polyethylene glycol-epoetin beta for haemoglobin control in patients with chronic kidney disease who are on dialysis: a randomised non-inferiority trial (MAXIMA). Lancet 2007; 370: 1415-21.
10. Nangaku M, Eckardt KU: Pathogenesis of renal anemia. Semin Nephrol 2006; 26: 261-8.
11. van der Putten K, Braam B, Jie KE, Gaillard CA: Mechanisms of disease: erythropoietin resistance in patients with both heart and kidney failure. Nat Clin Pract Nephrol 2008; 4: 47-57.
12. Besarab A, Bolton WK, Browne JK, et al: The effects of normal as compared with low hematocrit values in patients with cardiac disease who are receiving hemodialysis and epoetin.

N Engl J Med 1998; 339: 584-90.

13. Drueke TB, Locatelli F, Clyne N, et al: Normalization of hemoglobin level in patients with chronic kidney disease and anemia. N Engl J Med 2006; 355: 2071-84.

14. Singh AK, Szczech L, Tang KL, et al: Correction of anemia with epoetin alfa inchronic kidney disease. N Engl J Med 2006; 355: 2085-98.

15. Ritz E, Laville M, Bilous RW, et al: Target level for hemoglobin correction in patients with diabetes and CKD: primary results of the Anemia Correction in Diabetes (ACORD) Study. Am J Kidney Dis 2007; 49: 194-207.

16. Pfeffer MA, Burdmann EA, Chen CY, et al: A trial of darbepoetin alfa in type 2 diabetes and chronic kidney disease. N Engl J Med 2009; 361: 2019-32.

17. Katavetin P, Tungsanga K, Eiam-Ong S, Nangaku M: Antioxidative effects of erythropoietin. Kidney Int Suppl 2007: 10-5.

18. Digicaylioglu M, Lipton SA: Erythropoietin-mediated neuroprotection involves cross-talk between Jak2 and NF-kappaB signalling cascades. Nature 2001; 412: 641-7.

19. Anagnostou A, Lee ES, Kessimian N, Levinson R, Steiner M: Erythropoietin has a mitogenic and positive chemotactic effect on endothelial cells. Proc Natl Acad Sci USA 1990; 87: 5978-82.

20. Gouva C, Nikolopoulos P, Ioannidis JP, Siamopoulos KC: Treating anemia early in renal failure patients slows the decline of renal function: a randomized controlled trial. Kidney Int 2004; 66: 753-60.

21. Rizzo JD, Somerfield MR, Hagerty KL, et al: Use of epoetin and darbepoetin in patients with cancer: 2007 American Society of Clinical Oncology/American Society of Hematology clinical practice guideline update. J Clin Oncol 2008; 26: 132-49.

22. Pollock C, Johnson DW, Horl WH, et al: Pure red cell aplasia induced by erythropoiesis-stimulating agents. Clin J Am Soc Nephrol 2008; 3:193-9.

23. Macdougall IC. Novel erythropoiesis-stimulating agents: a new era in anemia management. Clin J Am Soc Nephrol 2008; 3: 200-7.

24. Macdougall IC, Provenzano R, Sharma A, et al: Peginesatide for anemia in patients with chronic kidney disease not receiving dialysis. N Engl J Med 2013; 368: 320-32.

25. Fishbane S, Schiller B, Locatelli F, et al: Peginesatide in patients with anemia undergoing hemodialysis. N Engl J Med 2013; 368: 307-19.

26. Bennett CL, Jacob S, Hymes J, Usvyat LA, Maddux FW: Anaphylaxis and hypotension after administration of peginesatide. N Engl J Med 2014; 370: 2055-6.

第 18 章

酮酸及胺基酸在慢性腎衰竭的使用

10.6140/AP.9789864371389.ch_018

李宜哲[1]、彭聖曾[2]
[1] 國泰綜合醫院新竹分院腎臟內科
[2] 國泰綜合醫院腎臟內科

本文修改自李宜哲，彭聖曾：酮酸及胺基酸在慢性腎衰竭的使用，腎臟與透析 2007；19：177-9。

一、前言

　　飲食控制是慢性腎衰竭病人一種主要的治療方法，其目的是希望減少尿毒症狀並提供適當養分。低蛋白飲食治療經常用於中等至嚴重程度之慢性腎衰竭病人身上。在談論蛋白質對抑制慢性腎衰竭之進展之前，重要的是須先考慮限制蛋白質是否可以安全的實施，而不會造成營養不良。

　　在有慢性腎衰竭的病人，實驗證明蛋白質限制可以安全地降至每天的 0.6 gm/kg，如果配合補充酮酸胺基酸混合物甚至可降至每天 0.3 gm/kg [1-5]。這些飲食也限制磷攝入，可能是抑制慢性腎衰竭之進展一個另外的因素。

　　要防止淨氮損失，必須維護充分熱量攝取量，並且攝入蛋白質中至少 60% 必須有高生物效價 [1]。矯正新陳代謝的酸中毒，可以使骨骼肌肉分解減到最小 [1,6]，幫助維護肌肉量 [7]。如果這些目標實現，適度蛋白質限制一般是容易耐受且不易導致營養不良的。

　　使用高生物效價之低蛋白飲食治療經常須配合必須胺基酸之酮酸類似物，尤其是在非常低之蛋白飲食之下，來避免營養不足情況。酮酸 (keto acids) 乃是將胺基酸結構中之胺基 (-NH2) 用氧基 (=O) 取代而成之物質，因此在代謝過程中不會產生含氮廢物。

二、非常低蛋白飲食 (Very Low Protein Diet) 之輔助療法

　　低蛋白飲食能減少蛋白質代謝過程中產生之廢物，但飲食限制太過會導致營養不良之併發症。因此有些人提出非常低蛋白飲食之輔助療法，是一方面更嚴格的蛋白限制 (0.3～0.4 g/kg/day)，但同時補充酮酸或必需胺基酸，來避免營養不足情況。

　　在 Walser 等人的研究中 [8]，包含各種不同原因造成的腎病症候群的 16 名病人，評估非常低蛋白含量的飲食 (0.3 gm/kg/day 加上 10～20 g 必需胺基酸的補充)。十一名腎絲球過濾率 (glomerular filtration rate, GFR) 在 30 ml/min 以下的病人有中度的改善，但所有最終都需要透析。然而在 GFR 大於 30 ml/min 的剩餘的 5 名病人之中，飲食治療 3～14 個月導致幾個有利作用：1. 減少尿蛋白的排出量 (9.3 vs. 1.9 gm/day)。2. 增加血清白蛋白含量 (2.5 vs. 3.8 gm/dl)。3. 增加腎絲球過濾率 (52 vs. 70 ml/min)。在回復相對正常飲食後，5 名患者中有 4 名在 6～24 個月後繼續保持緩解。這些患者的腎病症候群的根本原因有的是 focal glomerulosclerosis，有的是糖尿病腎病變或者兩者都有。這些觀察結果的機制仍然尚未明確。

　　在 Modification of Diet in Renal Disease (MDRD) 研究的第二個部分，66 名嚴重腎衰竭的病患 (GFR 7.5～24 ml/min/1.73 m^2) 被隨機分到低蛋白含量的飲食 (每天 0.575 gm/kg) 或是非常低蛋白含量的飲食 (每天 0.28 gm/kg 加上酮酸／胺基酸混合物或是

必需胺基酸)，追蹤了 14 個月的時間。經由 Teschan 等人重新分析的結果顯示 [9]，腎功能衰退的速度在酮酸組的病人比用必需胺基酸補充的病人來的慢 (-0.250 ± 0.072 ml/min/month vs. -0.533 ± 0.074 ml/min/month, p = 0.008)。這表示在非常低蛋白含量飲食之下，補充酮酸／胺基酸混合物比必需胺基酸更能減緩腎功能衰退。

另外在 Feiten 等人的研究中 [10]，評估 24 名未透析的腎病患者 (肌酸酐擴清速率小於 25 ml/min)，短期使用非常低蛋白含量的飲食加上補充酮酸治療和傳統低蛋白含量的飲食。病人隨機分配成兩組，一組供應低蛋白含量的飲食 (每天 0.6 gm/kg，12 名)，另一組用非常低蛋白含量的飲食 (每天 0.3 gm/kg，12 名) 加上酮酸補充，時間持續 4 個月。結果顯示兩組的營養狀態皆得以合理維持。非常低蛋白飲食組的血清尿素氮明顯下降。非常低蛋白含量的飲食合併酮酸組的游離鈣沒有改變，但低蛋白飲食組的游離鈣則有較低的傾向，但未達統計意義。非常低蛋白飲食組的磷離子也有較低傾向，其結果可能和較低的攝取量和酮酸的磷結合能力有關，低蛋白飲食組則沒有變化。另外在低蛋白含量飲食這組的副甲狀腺素有明顯升高，副甲狀腺激素改變和游離鈣之改變有負相關，而和磷離子的改變有正相關。最後結論顯示，非常低蛋白含量的飲食合併酮酸可以維持和一般低蛋白含量的飲食相同的營養狀態。此外，非常低蛋白含量的飲食合併酮酸額外又多了鈣磷之改善，以及血清尿素氮濃度之降低。

三、非常低蛋白飲食加上酮酸／胺基酸的補充能延緩透析嗎？

即使限制蛋白質的攝取量是不是可延緩腎功能的惡化仍有爭議，但是，減少蛋白質的攝取一定可以減輕尿毒症的症狀及其併發症。所以，減少蛋白質的攝取量有可能可以延緩透析的開始。

在 Walser 和 Hill 於 1999 年發表的一項研究中，他們嘗試使用保守性的治療，也就是使用非常低蛋白飲食 (0.3 gm/kg) 加上酮酸／胺基酸，來治療 76 位嚴重慢性腎衰竭 (非糖尿病人的 GFR < 10 ml/min，糖尿病人的 GFR < 15 ml/min) 的病人 [11]。病人一直追蹤到尿毒症的症狀或併發症發生，以致需要透析或移植為止，這段期間稱為腎臟存活期。結果發現透析可以成功的延遲 353 天才開始，而無營養不良的發生。最後開始透析時的 GFR 為 5.6 ± 1.9 ml/min。這期間只有 2 人死亡，年死亡率只有 2.5%；93 人年的追蹤期間有 19 次的住院，平均一年 0.2 次住院。所以，作者的結論是，非常低蛋白飲食加上酮酸／胺基酸可能可以延緩透析一年左右的時間，而不會有不良副作用。

Maiorca 等人 [12] 於 1998 年以摘要的形式發表一篇值得深思的文章。美國的透析病人的死亡率非常高，特別是老年人。所以，作者假設，慢性腎衰竭的老年人如果使用非常低蛋白飲食加上酮酸／胺基酸的保守治療，可能比透析治療可以活得更久。他們將 65 歲以上的末期腎衰竭的老年人分成二組，A 組有 27 個病人，平均的肌酸酐擴

清速率是 7.0 ± 1.7 ml/min/1.73 m^2，這組病人不馬上開始透析，而是給與植物性蛋白 (0.3 gm/kg) 加上每天 100 mg/kg 的酮酸 / 胺基酸。B 組有 39 個對稱 (matched) 的病人，平均的肌酸酐擴清速率是 6.7 ± 1.3 ml/min/1.73 m^2，則直接進入透析治療。A 組病人在追蹤期間，有 19 人在 13.7 ± 9.4 個月後需要透析治療，當時的肌酸酐擴清速率是 3.9 ± 1.0 ml/min/1.73 m^2；有二個人在追蹤期間死亡。在整個追蹤的 6 年當中，A 組病人的存活率明顯優於 B 組。B 組病人沒有人存活超過 4.6 年，同一時間 A 組的存活率是 60%，而 30% 的病人可以存活超過 6 年。這些研究結果導致有人主張在有症狀之透析前患者使用低蛋白質飲食 [3]。然而，如同美國腎臟基金會 (Kidney Disease Outcomes Quality Initiative, KDOQI) 建議，在有嚴重慢性腎衰竭的病人不應刻意延遲透析。

四、酮酸與必需胺基酸何者較佳？

到目前為止還沒有正式的、大規模的研究在比較這二者的差異。前述 Teschan 等人 [9] 對 MDRD 資料的再分析中，認為酮酸比必需胺基酸有效。另外還有一篇更早期的小規模的研究可以參考。Walser 等人於 1993 年對 16 個 GFR 15～16 ml/min 的病人給予非常低蛋白的飲食 (0.3 gm/kg)，同時以交叉的方式 (cross over) 分別給與酮酸或是必需胺基酸。結果發現，酮酸組的腎功能惡化較必需胺基酸組為慢。作者的結論是，酮酸比必需胺基酸更有效來減緩腎功能的惡化 [13]。

五、結論

中等至重度腎衰竭病人都應該做飲食介入，包含限制蛋白量的攝入量，但至於最適當的蛋白攝入量是多少，至今仍未有結論 [14]。但從實際執行面來說，雖然低蛋白飲食或非常低蛋白飲食之好處是也許可以延遲幾年開始做透析治療，但是醫療團隊和患者部分則需耗費大量努力 [15]。此外，患者實際上蛋白攝入量往往比醫療團隊開立的醫囑為多，也需要的列入考慮 [16]。除此之外，若實施更嚴厲的蛋白質限制，食物相對地難以下嚥。只有高度服從的患者可以長期順從這醫囑。

合理的治療計畫包括嚴謹的血壓控制和每天大約 0.8～1.0 gm/kg 的高生物價值之蛋白質，而嚴重的病患可能須更低的攝取量 [17,18]。若是遇到強烈希望能延緩透析、或是等待腎臟移植或動靜脈瘻管成熟、且經濟可負擔者，可以鼓勵更嚴格限制飲食中之蛋白質攝取，配合酮酸或必需胺基酸之補充。但是在一些營養指標仔細的監視是必需的。而在兩者之中，酮酸可能比必需胺基酸更能減緩腎功能衰退。

參考文獻

1. Mitch WE: Dietary protein restriction in chronic renal failure: nutritional efficacy, compliance, and progression of renal insufficiency. J Am Soc Nephrol 1991; 2: 823-31.
2. Kopple JD, Levey AS, Greene T, et al: Effect of dietary protein restriction on nutritional status in the Modification of Diet in Renal Disease study. Kidney Int 1997; 52: 778-91.
3. Walser M, Mitch WE, Maroni BJ, Kopple JD: Should protein intake be restricted in predialysis patients? Kidney Int 1999; 55: 771-7.
4. Aparicio M, Chauveau P, Precigout VD, Bouchet JL, Lasseur C, Combe C: Nutrition and outcome on renal replacement therapy of patients with chronic renal failure treated by a supplemented very low protein diet. J Am Soc Nephrol 2000; 11: 708-16.
5. Bernhard J, Beaufrere B, Laville M, Fouque D: Adaptive response to a low-protein diet in predialysis chronic renal failure patients. J Am Soc Nephrol 2001; 12: 1249-54.
6. Williams B, Hattersley J, Layward E, Walls J: Metabolic acidosis and skeletal muscle adaptation to low protein diets in chronic uremia. Kidney Int 1991; 40: 779-86.
7. Castaneda C, Gordon PL, Uhlin KL, et al: Resistance training to counteract the catabolism of a low-protein diet in patients with chronic renal Insufficiency. A randomized, controlled trial. Ann Intern Med 2001; 135: 965-76.
8. Walser M, Hill S, Tomalis EA: Treatment of nephrotic adults with a supplemented, very low-protein diet. Am J Kidney Dis 1996; 28: 354-64.
9. Teschan PE, Beck GJ, Dwyer JT, et al: Effect of a ketoacid-aminoacid-supplemented very low protein diet on the progression of advanced renal disease: a reanalysis of the MDRD feasibility study. Clin Nephrol 1998; 50: 273-83.
10. Feiten SF, Draibe SA, Watanabe R, et al: Short-term effects of a very-low-protein diet supplemented with ketoacids in nondialyzed chronic kidney disease patients. Eur J Clin Nutr 2005; 59: 129-36.
11. Walser M, Hill S: Can renal replacement be deferred by a supplemented very low protein diet? J Am Soc Nephrol 1999; 10: 110-16.
12. Maiorca R, Brunori G, Gregorini G: Very low protein diet in elderly ESRD patients prolongs residual renal function, prolongs survival, and dialysis can be started late. J Am Soc Nephrol 1998; 9: 154A.
13. Walser M, Hill SB, Ward L, Magder L: A crossover comparison of progression of chronic renal failure: ketoacids versus amino acids. Kidney Int 1993; 43: 933-9.
14. Mehrotra R, Nolph KD: Treatment of advanced renal failure: low-protein diets or timely initiation of dialysis? Kidney Int 2000; 58: 1381-88.
15. Denis F, Ping W: Low protein diets delay end-stage renal disease in non-diabetic adults with chronic renal failure. Nephrol Dial Transplant 2000; 15: 1986-92
16. Anonymous: DOQI guidelines in Nutrition. Am J Kidney Dis 2000; 35(Suppl 2): S9-133.

17. Jacobson HR, Striker GE: Report on a workshop to develop management recommendations for the prevention of progression in chronic renal disease. Am J Kidney Dis 1995; 25: 103-6.
18. Mitch WE, Remuzzi G: Diets for patients with chronic kidney disease, still worth prescribing. J Am Soc Nephrol 2004; 15: 234-7.

第 19 章

Pentoxifylline 對於慢性腎臟病的病人的保護作用

10.6140/AP.9789864371389.ch_019

張立群
國泰綜合醫院腎臟內科

本文修改自
1. Lin SL, Chen YM, Chiang WC, Tsai TJ, Chen WY: Pentoxifylline: a potential therapy for chronic kidney disease. Nephrology (Carlton) 2004; 9: 198-204.
2. 張立群：Pentoxifylline 對於慢性腎臟病的病人的保護作用，腎臟與透析 2007；19：180-3。

一、前言

　　Pentoxifylline 是 methylxanthine 類的藥物，藉著抑制 cyclic-3',5'-phosphodiesterase (PDE)，而增加細胞內的 cyclic adenosine monophosphate (cAMP) 和活化 protein kinase A (PKA)，來增進周邊血管和腦部的灌流 [1]。PDE 的家族有 11 種：PDE1 到 PDE11，而 pentoxifylline 可抑制 PDE1～5，所以算是一種非選擇性的 PDE 抑制劑 [2]。

　　不管腎臟受到什麼傷害，殘餘的腎元會適應性的肥大來取代受傷的腎元；但是肥大的腎元會導致腎元硬化和腎小管間質的傷害。腎臟在受傷時會釋放出各種細胞激素，如 platelet-derived growth factor (PDGF)、transforming growth factor-β1 (TGF-β1)、connective tissue growth factor (CTGF)、fibroblast growth factor-2 (FGF-2)，甚至活化 renin-angiotensin-aldosterone (RAAS) 系統 [3]。在這些細胞激素活化之後，更活化許多趨化激素，如單核球趨化蛋白 monocyte chemoattractant protein (MCP-1) 和 regulated on activation normal T cell expressed and secreted (RANTES) 和 fractalkine；這些趨化激素可誘使發炎細胞進入腎絲球和腎間質，使腎臟細胞增生和發炎，進而導致腎臟纖維化 [4]。

　　在培養的 mesangial cell 中可萃取出各種不同的 PDE 的同功酶。實驗證據顯示 PDE-3 和 cAMP-PKA 的途徑有關，PDE-4 和 mesangial cell 中的 reactive oxygen species (ROS) 的產生有關，而這二者在腎絲球硬化的進展中佔了重要的角色 [5]。實驗顯示抑制 PDE-3 和 PDE-4 可進而抑制老鼠的 mesangial proliferative glomerulonephritis 的急性期和復發 [6]。此外，抑制 PDE-4 可減少發炎性的細胞激素的產生，例如 tumor necrosis factor-α (TNF-α)，interleukin-1β (IL-1β)，interleukin-6 (IL-6) 和 interferon-γ (IFN-γ) [7]。

　　藉著非選擇性抑制 PDE，pentoxifylline 可抑制細胞增生、發炎和細胞外間質的堆積。Pentoxifylline 更可抑制 mesangial cells、淋巴球和腎臟中的纖維母細胞。Pentoxifylline 也可抑制細胞激素如 PDGF、FGF-2、TGF-β1 和 CTGF，進而減少腎臟發炎的傷害。除了腸胃道的副作用和頭暈之外，pentoxifylline 並沒有什麼細胞毒性 [1]。更有證據顯示，抑制 PDE-3 和 PDE-4 可抑制纖維母細胞的活化和纖維化的產生。所以在減緩慢性腎臟病的處理上，pentoxifylline 是當作一種補助性療法，在患者的血糖、血壓的控制，飲食中蛋白質的限制和血管張力素轉換酶抑制劑／血管張力素受器阻斷劑 (angiotensin converting enzyme inhibitor/angiotensin receptor blocker, ACEI/ARB) 的使用之外，提供更進一步的保護腎臟的作用。我們回顧文獻，從動物試驗、臨床試驗和目前的應用，來探討 pentoxifylline 在減緩慢性腎臟病病程中所占的角色。

二、Pentoxifylline 在動物試驗上的證據

國立臺灣大學林水龍等人曾在老鼠實驗證實 pentoxifylline 可在 mesangial proliferative glomerulonephritis 的動物模型中，減少腎絲球內 macrophage 的增生，以及減少 macrophage、lymphocyte、major histocompatibility complex (MHC) class-II antigen 陽性細胞進入 remnant kidney interstitium [8]。他們也證實了 pentoxifylline 抑制 TNF-α，intercelluar adhesion molecule-1 (ICAM-1)，MCP-1，RANTES 和 osteopontin 等物質的產生 [9]。這些抗發炎的反應可減少蛋白尿和尿毒，可減緩腎絲球新月形病變 (glomerular crescents)，腎絲球硬化和腎間質的纖維化。除了對淋巴球的生長抑制作用，pentoxifylline 可減少 MHC class II 抗原的表現，抑制周邊單核球分泌促進發炎的細胞激素和趨化激素，如 TNF-α，IL-1β，IL-6，IFN-γ 和 MCP-1。

在腎小管間質方面，尿蛋白、angiotensin II 和 TNF-α 會刺激近曲小管分泌 MCP-1、RANTES 和 fractalkine 等趨化激素，進而使發炎細胞進入腎小管間質進行發炎反應。在受到白蛋白和 angiotensinII 刺激的近端腎小管中，pentoxifylline 藉著抑制 MCP-1 來減緩腎間質的發炎 [8]。Pentoxifylline 和其代謝物也曾經被報告過可減少 NF-κB 的表現 [10]。Pentoxiphylline 除了抑制 mesangial cell 和 renal fibroblast 的生長，還可減少細胞外間質基因的表現和 type I、type III collagen 等細胞外間質的製造，進而減輕腎絲球硬化和腎間質纖維化。

Pentoxifylline 可減少 TGF-β1 和 CTGF 在殘餘腎元的表現，但它並沒有直接抑制由 angiotensin II 引發在 mesangial cell 和 fibroblast 上的 TGF-β1 的表現。TGF-β1 的減少可能是由於進入腎臟的發炎細胞的減少，所以 TGF-β1 的分泌便減少。然而 pentoxifylline 可直接抑制由 angiotensin II 或 TGF-β1 引發的 CTGF 的表現；藉由間接抑制 TGF-β1 和直接抑制 CTGF，減緩了腎臟發炎的進程 [8]。總而言之，pentoxifylline 是個藉著減少各種細胞激素和趨化激素的製造，抑制發炎細胞的產生，來減輕腎臟發炎的一種有效的抗發炎藥物。

三、Pentoxifylline 在臨床試驗上的證據

Blagosklonnaia 等人 [11] 在 11 個糖尿病病人身上使用 pentoxifylline，發現可以大幅改進腎功能和尿蛋白，是最早在臨床上證實 pentoxifylline 有保護腎臟的功能。之後 Solerte 等人 [12] 用 82 個第一型和第二型糖尿病病人，隨機實驗證實了 pentoxifylline 400 mg qd 可減少糖尿病腎病變的蛋白尿，不管血糖的控制如何。Guerrero-Romero 等人用雙盲、有安慰劑作對照組的實驗也證實了這點 (在第一型和第二型糖尿病的病人) [13]。

Navarro 等人在 24 個嚴重糖尿病腎病變 (肌酐酸擴清速率小於 35 ml/min) 的病人身上，證實了使用 6 個月 pentoxifylline 400 mg/day 可減少尿蛋白 (從 2.7 [1.2 ~ 5.8] gm/day 至 1.1 [0.3 ~ 4.0] gm/day) 和減少血清中的 TNF-α (從 569 ± 285 pg/ml 至 329 ± 232 pg/ml)，這些病人沒有一個使用 ACEI 或 ARB。Pentoxifylline 除了改善血液循環的功能以外，anti-TNF-α 的功能解釋了它的保護腎臟的功能 [14]。Navarro 等人在另一個試驗上也發現在已經使用 ACEI 或 ARB 的糖尿病腎病變患者，再加上 pentoxifylline 1,200 mg/day 使用 4 個月的話，可減少尿蛋白 (從 920 ± 522 mg/day 至 803 ± 523 mg/day，$p < 0.001$)，以及減少 N-acetyl-β-glucosaminidase 在尿中排泄 (從 14.3 ± 16.9 U/g 至 10.5 ± 9.3 U/g，$p < 0.05$) [15]。綜合以上，我們可說 pentoxifylline 也許可以保護糖尿病腎病變的腎小管和腎間質的破壞，而且 pentoxifylline 和 ACEI/ARB 一起使用有加乘效果。

　　Pentoxifylline 對腎絲球腎炎也有保護的效果：Ducloux 等人在 10 個持續性腎病症候群，經切片證實為 idiopathic membranous nephropathy 而且用了最大量的 ACEI 以後蛋白尿還是沒有緩解的病人身上，再加上 pentoxifylline 1,200 mg/day 使用 6 個月，結果有 9 個病人蛋白尿得到緩解，蛋白尿的減少從 11 g/day (range 4.6 ~ 27 g) 至 1.8 g/day (0 ~ 10.9 g)，$p < 0.001$，且血清和尿液中的 TNF-α 也減少 [16]。Galindo-Rodriguez 等人也在 11 個狼斑性腎炎導致的對免疫抑制劑無反應的腎病症候群的病人身上 (lupus nephritis class III、IV、V，而且每天蛋白尿超過 3 g)，證實了加上 pentoxifylline 800 ~ 1,600 mg/day 可以減少 24 小時蛋白尿約 5.5 ~ 2.0 g，$p = 0.003$，只有一個人有噁心的副作用，而且減量後症狀消失 [17]。

　　也有報告指出 pentoxifylline 對因腎衰竭而產生的併發症有功效：Navarro 等人在 7 個因重度腎衰竭 (腎絲球過濾率小於 30 ml/min) 而腎性貧血的病人上使用了 6 個月 pentoxifylline 400 mg/day，結果發現實驗組的 haemoglobin 和 haematocrit 分別由 9.9 ± 0.5 g/dl 和 27.9 ± 1.6% 上升至 10.6 ± 0.6 g/dl 和 31.3 ± 1.9%，$p < 0.01$，而對照組沒有變化。血清中的紅血球生成素濃度皆保持穩定，實驗組病人血清中的 TNF-α 值由 623 ± 366 pg/ml 降至 562 ± 358 pg/ml，表示 pentoxifylline 可能藉著抑制 TNF-α 而對腎性貧血有治療的功效 [18]。Biolo 等人也有小規模的試驗證實 pentoxifylline 可以減輕尚未進行透析的尿毒症病人的 catabolic rate，進而減緩 lean body mass 的減少 [19]。

　　綜合以上，pentoxifylline 對於減緩糖尿病腎病變，膜性腎病變和狼斑性腎炎的蛋白尿，進而減少腎小管和腎間質的破壞，有和 ACEI 或 ARB 不同的功效，可能和血清和尿液中減少的 TNF-α 有關。而且 pentoxifylline 可能對重度腎衰竭所導致的腎性貧血和 catabolic rate 的增加有改善的功用，這也可能是 pentoxifylline 抑制尿毒症病人體內增加的 TNF-α 的作用。

四、Pentoxifylline 尚未解決的問題

　　血糖和血壓的控制，飲食中蛋白的限制和 angiotensin II 的阻斷是臨床上已被證實可減緩慢性腎臟病的方法。然而我們需要更多的藥物能進一步來停止慢性腎病的進展，又不要有太多的副作用。在動物試驗和有限的人體試驗部分證實了 pentoxifylline 有這種效果。但是從有限的文獻來看，pentoxifylline 可能是藉著降低 TNF-α 來改善腎衰竭導致的 MIA 症候群 (營養不良 malnutrition、發炎 inflammation、血管硬化 atherosclerosis)，來降低許多腎臟病的蛋白尿，改善腎性貧血和身體組織的消耗。但 pentoxifylline 缺少像 ACEI 和 ARB 這種大規模，包含數千人，以傳統慢性腎病的終點 (如死亡、末期腎病或腎絲球過濾率的下降) 的實驗。除非有其他像蛋白尿或更好的指標可以看出 pentoxifylline 的效果，很少有高危險的慢性腎病的病人可以單獨使用 pentoxifylline 來治療。所以 pentoxifylline 需要在以 ACEI 和 ARB 做為治療的前提下來證實它的療效，這也限制了 pentoxifylline 只能作為一個補助性療法，在患者的血糖、血壓的控制，飲食中蛋白質的限制和 ACEI/ARB 的使用之外，提供更進一步的保護腎臟的作用。

參考文獻

1. Ward A, Clissold SP: Pentoxifylline. A review of its pharmacodynamic and pharmacokinetic properties and its therpeutic efficacy. Drug 1987; 34: 50-97.
2. Meskini N, Némoz G, Okyayuz-Baklouti I, Lagarde M, Prigent AF: Phosphadiesterase inhibitory profile of some related xanthine derivatives pharmacologically active on the peripheral microcirculation. Biochem Pharmacol 1994; 47: 781-8.
3. Brenner BM, Meyer TW, Hostetter TH: Dietary protein intake and the progressive nature of kidney disease: the role of hemodynamically mediated glomerular injury in the pathogenesis of progressive glomerular sclerosis in aging, renal ablation, and intrinsic renal disease. N Engl J Med 1982; 307: 652-9.
4. Taal MW, Zandi-Nejad K, Weening B, et al: Proinflammatory gene expression and macrophage recruitment in the rat remnant kidney. Kidney Int 2000; 58: 1664-76.
5. Dousa TP: Signaling role of PDE isoenzymes in pathobiology of glomerular mesangial cells. Studies in vitro and in vivo. Cell Biochem Biophys 1998; 29: 19-34.
6. Tsuboi Y, Shankland SJ, Grande JP, Walker HJ, Johnson RJ, Dousa TP: Suppression of mesangial proliferative glomerulonephritis development in rats by inhibitors of cAMP phosphodiesterase isoenzyme types III and IV. J Clin Invest 1996; 98: 262-70.
7. Heystek HC, Thierry AC, Soulard P, Moulon C: Phosphodiesterase 4 inhibitors reduce human

dendritic cell inflammatory cytokine production and Th1-polarizing capacity. Int Immunol 2003; 15: 827-35.

8. Lin SL, Chen YM, Chien CT, Chiang WC, Tsai CC, Tsai TJ: Pentoxifylline attenuated the renal disease progression in rats with remnant kidney. J Am Soc Nephrol 2002; 13: 2916-29.

9. Chen YM, NgYY, Lin SL, Chiang WC, Lan HY, Tsai TJ: Pentoxifylline suppresses renal tumour necrosis factor-α and ameliorates experimental crescentic glomerulonephritis in rats. Nephrol Dial Transplant 2004; 19: 1106-15.

10. Chen YM, Chiang WC, Lin SL, Wu KD, Tsai TJ, Hsieh BS: Dual regulation of TNF-α-induced CCL2/monocyte chemoattractant protein-1 expression in vascular smooth muscle cells by NF-κB and AP-1: modulation by type III phosphodiesterase inhibition. J Pharmacol Exp Ther 2004; 309: 978-86.

11. Blagosklonnaia IaV, Mamedov R, Kozlov VV, Emanuél' VL, Kudriashova MI: Effect of trental on indices kidney function in diabetes mellitus. Probl Endokrinol (Mosk) 1982; 28: 3-8.

12. Solerte SB, Fioravanti M, Bozzetti A, et al: Pentoxifylline, albumin excretion rate and proteinuria in type I and type II diabetic patients with microproteinuria. Results of a short-term randomized study. Acta Diabetol 1986; 23: 171-7.

13. Guerrero-Romero F, Rodríguez-Morán M, Paniagua-Sierra JR, García-Bulnes G, Salas-Ramírez M, Amato D: Pentoxifylline reduces proteinuria in insulin-dependent and non insulin-dependent diabetic patients. Clin Nephrol 1995; 43: 116-21.

14. Navarro JF, Mora C, Rivero A, et al: Urinary protein excretion and serum tumor necrosis factor in diabetic patients with advanced renal failure: effects of pentoxifylline administration. Am J Kidney Dis 1999; 33: 458-63.

15. Navarro JF, Mora C, Muros M, Maca M, Garca J: Effects of pentoxifylline administration on urinary N-acetyl-β-glucosaminidase excretion in type 2 diabetic patients: a short-term, prospective randomized study. Am J Kidney Dis 2003; 42: 264-70.

16. Ducloux D, Bresson-Vautrin C, Chalopin JM: Use of pentoxifylline in membranous nephropathy. Lancet 2001; 357: 1672-3.

17. Galindo-Rodriguez G, Bustamante R, Esquivel-Nava G, et al: Pentoxifylline in the treatment of refractory nephrotic syndrome secondary to lupus nephritis. J Rheumatol 2003; 30: 2382-4.

18. Navarro JF, Mora C, Garcia J, et al: Effects of pentoxifylline on the haematologic status in anemia patients with advanced renal failure. Scand J Urol Nephrol 1999; 33: 121-5.

19. Biolo G, Ciocchi B, Bosutti A, Situlin R, Toigo G, Guarnieri G: Pentoxifylline acutely reduces protein catabolism in chronically uremic patients. Am J Kidney Dis 2002; 40: 1162-72.

第 20 章

TGF-β 阻斷劑與慢性腎衰竭的進展

10.6140/AP.9789864371389.ch_020

洪崇尹
新竹國泰綜合醫院腎臟科

本文修改自洪崇尹：TGF-β 阻斷劑與慢性腎衰竭的進展，腎臟與透析 2007；19：184-7。

一、前言

腎臟纖維化是細胞外基質不正常堆積並取代正常腎臟實質組織，代表腎臟持續受到不可逆而無法修復的傷害，也是各種慢性腎臟疾病進展到末期腎病變時的共同表現。腎臟纖維化的病理變化包括發炎細胞浸潤、足細胞減少、腎絲球硬化、腎小管萎縮、微血管消失及腎小管間質纖維化 [1]。廣泛的腎臟纖維化將導致腎臟功能喪失，因此無論原發病因是什麼，找出促進纖維化的因子並阻斷其引發腎臟纖維化的過程或許可以預防末期腎病變的發生。

二、Transforming Growth Factor-β (TGF-β)

在各種促進纖維化因子之中，TGF-β 被認為扮演最關鍵的角色。TGF-β 和細胞膜上的 type I 以及 type II serine/threonine kinase 受器結合會磷酸化 SMAD2 和 SMAD3 等訊息傳遞因子 [1]。TGF-β 增加基質蛋白質包括 collagen、fibronectin 和 proteoglycan 的合成，抑制蛋白酶分解基質蛋白質的作用，並經由增加 integrin 的表現而加速局部基質的沉積 [2]。此外，TGF-β 在腎臟會造成足細胞、腎小管上皮細胞和血管內皮細胞凋亡，以及腎小管上皮細胞轉化為纖維母細胞 (圖 20-1) [1]。許多腎臟疾病的研究，包括糖尿病腎病變、IgA 腎病變、局部節段性腎絲球硬化症、阻塞性腎病變、間質性腎炎等都曾報告 TGF-β 在腎絲球及腎小管間質表現的增加。除了腎臟疾病的免疫組織染色證據之外，一些 in vivo 的研究也證實 TGF-β 對腎臟纖維化的影響。Isaka 等人將 TGF-β 基因轉殖到大鼠的腎臟，經過 3 至 7 天之後接受 TGF-β 基因轉殖的腎絲球細胞外基質顯著增加，導致腎絲球硬化 [3]。利用 albumin promoter 調控 TGF-β 表現的基因轉殖小鼠的研究則顯示血漿 TGF-β 濃度升高會造成腎間膈、腎絲球微血管叢、以及腎間質的 type I 和 type III collagen 沉積增加，蛋白酶抑制物質 tissue inhibitor of metalloproteinase-1 (TIMP) 的表現也增加，導致腎絲球硬化及腎小管間質纖維化 [4]。另一方面，在 anti-Thy 1.1 誘發腎絲球腎炎、糖尿病腎病變與阻塞性腎病變的動物模式研究發現以 antisense oligodeoxynucleotides 或 siRNA 調降 TGF-β 的表現可以降低 type I、type IV α1 collagen 和 fibronectin 的表現，減少腎絲球細胞外基質堆積及腎間質纖維化 [5-7]。

三、Anti-TGF-β 抗體

由於 TGF-β 對促進腎臟纖維化進展的重要影響，使它成為慢性腎臟病治療的目

標。Border 等人報告在實驗性腎絲球腎炎的動物模式中給予 anti-TGF-β 1 抗體可以減少細胞外基質的產生以及減輕疾病的病理變化 [8]。後續糖尿病腎病變的動物模式顯示 anti-TGF-β 抗體可以減少糖尿病早期腎絲球肥大及晚期腎絲球硬化和腎功能不全的變化 [9,10]。Anti-TGF-β 抗體也被證實在阻塞性腎病變可以減少 p53 的表現，增加 B-cell lymphoma 2 (Bcl-2) 和 inducible nitric oxide synthase (iNOS) 的表現，防止細胞凋亡及腎小管纖維化 [11]。在人體以人類 anti-TGF-β 抗體 GC1008 治療局部節段性腎絲球硬化症的研究則正進行 phase I 臨床試驗。

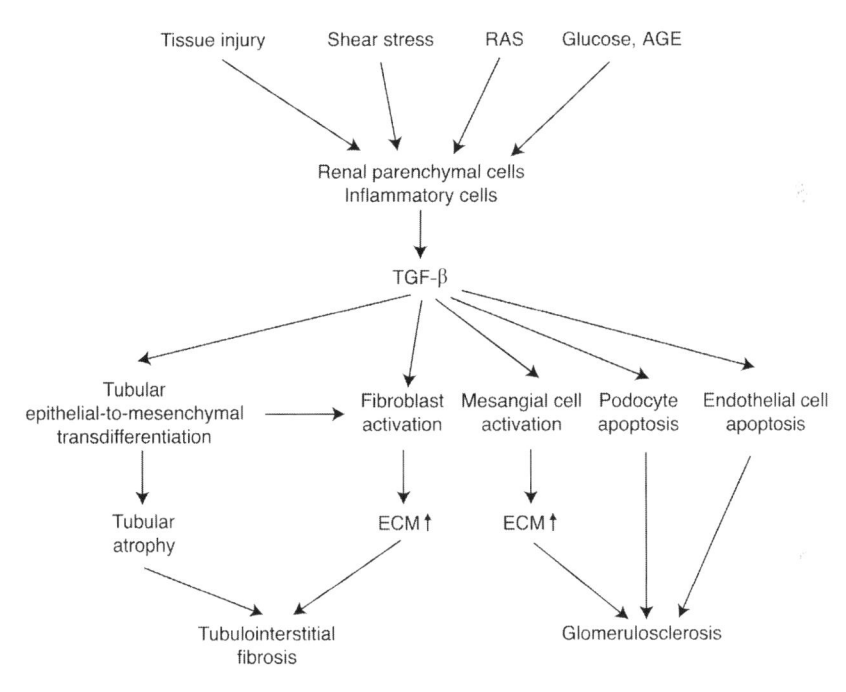

圖 20-1　Transforming growth factor-β (TGF-β) 在腎臟纖維化扮演的角色
資料來源：Bottinger 和 Bitzer [1]、Branton 和 Kopp [12]。

四、Decorin

TGF-β 在許多細胞會引發 decorin 的表現。Decorin 是一種醣蛋白，具有一個 40 kDa 的 leucine-rich 核心蛋白及 chondroitin sulphate 側鏈。Decorin 的核心蛋白會與 TGF-β 結合，抑制 TGF-β 的作用。Decorin 基因缺損老鼠比起對照組在輸尿管阻塞後 TGF-β 表現增加更明顯、較嚴重的腎小管上皮細胞凋亡以及腎小管萎縮 [13]。在腎絲球腎炎的動物實驗中給與 decorin 或是轉殖 decorin 基因可以顯著減少 TGF-β 的表現和

細胞外基質的堆積 [14]。然而高濃度的 decorin 並不能專一性的抑制 TGF-β [15]，甚至在 osteoblastic cell 的研究顯示 decorin 和 TGF-β 結合會增加 TGF-β 的生物活性 [16]，這些矛盾的結果也限制了 decorin 在臨床上的使用。

五、Tranilast (N-[3,4-Dimethoxycinnamoyl] Anthranilic Acid)

Tranilast 最早被用於治療過敏性疾病，會抑制 mast cell 釋放組織胺和前列腺素。除了過敏性疾病之外，tranilast 也被發現對於皮膚受傷後過度纖維化的疾病，例如蟹足腫及皮膚肥厚性疤痕等有幫助 [17]。Tranilast 影響組織纖維化的作用來自於抑制基質蛋白質如 collagen 的形成、抑制纖維母細胞的增生、以及抑制發炎反應。在纖維母細胞、單核球以及 stellate 細胞等 in vitro 研究顯示 tranilast 經由抑制 TGF-β 的表現進而抑制 collagen 的製造 [17-19]。此外以受傷血管的研究顯示 tranilast 也會抑制 TGF-β type I 和 type II 受器的表現 [20]。單側輸尿管阻塞的動物模型中，腎臟組織 TGF-β 濃度增加、腎小管細胞凋亡和腎臟纖維化的程度會被 tranilast 所抑制 [21]。5/6 腎切除和糖尿病腎病變的動物模型也確認 tranilast 可以抑制 TGF-β 和 collagen 的表現、減少腎絲球硬化和腎小管間質纖維化、降低蛋白尿、預防腎功能異常 [22-24]。Tranilast 較常見的副作用為高膽紅素血症，以 tranilast 預防 percutaneous coronary intervention 後發生再次狹窄的臨床試驗中有 12% 的病人發生高膽紅素血症 [25]，其他如嗜伊紅性膀胱炎以及免疫性血小板缺乏症都曾經被報告。

六、Angiotensin II 抑制劑

Renin-angiotensin system (RAS) 的活化在腎臟疾病的進展扮演重要的角色。In vitro 腎臟細胞的研究顯示 angiotensin II 可以刺激腎臟細胞增生並引發 TGF-β 的表現，造成細胞外基質製造的增加 [26]。靜脈給與大鼠 angiotensin II 會使腎絲球 TGF-β 和 type I collagen 的表現顯著增加 [26]。Angiotensin converting enzyme inhibitor (ACEI) 或 angiotension II type I receptor antagonist (AT1RA) 可以阻斷 angiotensin II 的作用，在各種腎臟疾病有效減少尿蛋白，降低血壓以及腎絲球高壓。許多研究顯示阻斷 angiotensin II 可以減少 TGF-β 的表現以及細胞外基質的堆積 [27]。然而無論是 ACEI 或 AT1RA 都無法完全抑制 TGF-β 的過度製造，合併使用 ACEI 和 AT1RA 對於 TGF-β 的影響也沒有加成的效果 [28]。Yu 等人報告在 anti-Thy1 的腎絲球腎炎模型中 anti-TGF-β 單株抗體和 ACEI 對於減少腎絲球纖維化有類似的效果，而合併使用 anti-TGF-β 單株抗體和 ACEI 能更進一步降低腎絲球纖維化的程度 [29]。5/6 腎臟切除的

動物模型也顯示合併使用比單一使用 tranilast 或 ACEI 可以進一步降低 TGF-β 訊息傳遞路徑的活化，改善肌酸酐清除率和蛋白尿，並減少腎絲球纖維化 [30]。在初期糖尿病腎病變合併蛋白尿，並且已經使用 ACEI 或 AT1RA 的病人，每天給與三次 100 mg tranilast 可以顯著減少尿液白蛋白和 type IV collagen 的排泄 [31]。

七、結論

TGF-β 是慢性腎臟病進展到末期腎臟纖維化的關鍵因素，阻斷 TGF-β 的作用為慢性腎臟病的治療提供了一個可行之道。Anti-TGF-β 抗體，tranilast 和 angiotensin II 抑制劑都能有效抑制 TGF-β 的表現並且減少腎臟纖維化。合併使用 angiotensin II 抑制劑和 anti-TGF-β 抗體或 angiotensin II 抑制劑和 tranilast 比單一使用任何一種藥物更能有效地抑制 TGF-β。至於 decorin 的臨床效果則尚待進一步研究。

參考文獻

1. Bottinger EP, Bitzer M: TGF-β signaling in renal disease. J Am Soc Nephrol 2002; 13: 2600-10.
2. Wells RG: Fibrogenesis. V. TGF-β signaling pathways. Am J Physiol Gastrointest Liver Physiol 2000; 279: G845-50.
3. Isaka Y, Fujiwara Y, Ueda N, Kaneda Y, Kamada T, Imai E: Glomerulosclerosis induced by in vivo transfection of transforming growth factor-β or platelet-derived growth factor gene into the rat kidney. J Clin Invest 1993; 92: 2597-601.
4. Mozes MM, Bottinger EP, Jacot TA, Kopp JB: Renal expression of fibrotic matrix proteins and of transforming growth factor-β (TGF-β) isoforms in TGF-β transgenic mice. J Am Soc Nephrol 1999; 10: 271-80.
5. Akagi Y, Isaka Y, Arai M, et al: Inhibition of TGF-β 1 expression by antisense oligonucleotides suppressed extracellular matrix accumulation in experimental glomerulonephritis. Kidney Int 1996; 50: 148-55.
6. Han DC, Hoffman BB, Hong SW, Guo J, Ziyadeh FN: Therapy with antisense TGF-β oligodeoxynucleotides reduces kidney weight and matrix mRNAs in diabetic mice. Am J Physiol Renal Physiol 2000; 278: F628-34.
7. Isaka Y, Tsujie M, Ando Y, et al: Transforming growth factor-β1 antisense oligodeoxynucleotides block interstitial fibrosis in unilateral ureteral obstruction. Kidney Int 2000; 58: 1885-92.
8. Border WA, Okuda S, Languino LR, Sporn MB, Ruoslahti E: Suppression of experimental glomerulonephritis by antiserum against transforming growth factor β1. Nature 1990; 346: 371-4.

9. Sharma K, Jin Y, Guo J, Ziyadeh FN: Neutralization of TGF-β by anti-TGF-β antibody attenuates kidney hypertrophy and the enhanced extracellular matrix gene expression in STZ-induced diabetic mice. Diabetes 1996; 45: 522-30.

10. Ziyadeh FN, Hoffman BB, Han DC, et al: Long-term prevention of renal insufficiency, excess matrix gene expression, and glomerular mesangial matrix expansion by treatment with monoclonal antitransforming growth factor-β anti-body in db/db diabetic mice. Proc Natl Acad Sci USA 2000; 97: 8015-20.

11. Miyajima A, Chen J, Lawrence C, et al: Antibody to transforming growth factor-β ameliorates tubular apoptosis in unilateral ureteral obstruction. Kidney Int 2000; 58: 2301-13.

12. Branton MH, Kopp JB: TGF-β and fibrosis. Microbes Infect 1999; 1: 1349-65.

13. Schaefer L, Macakova K, Raslik I, et al: Absence of decorin adversely influences tubulointerstitial fibrosis of the obstructed kidney by enhanced apoptosis and increased inflammatory reaction. Am J Pathol 2002; 160: 1181-91.

14. Border WA, Noble NA, Yamamoto T, et al: Natural inhibitor of transforming growth factor-β protects against scarring in experimental kidney disease. Nature 1992; 360: 361-4.

15. Kresse H, Hausser H, Schonherr E, Bittner K: Biosynthesis and interactions of small chondroitin/dermatan sulphate proteoglycans. Eur J Clin Chem Clin Biochem 1994; 32: 259-64.

16. Takeuchi Y, Kodama Y, Matsumoto T: Bone matrix decorin binds transforming growth factor-β and enhances its bioactivity. J Biol Chem 1994; 269: 32634-8.

17. Suzawa H, Kikuchi S, Arai N, Koda A: The mechanism involved in the inhibitory action of tranilast on collagen biosynthesis of keloid fibroblasts. Jpn J Pharmacol 1992; 60: 91-6.

18. Suzawa H, Kikuchi S, Ichikawa K, Koda A: Inhibitory action of tranilast, an anti-allergic drug, on the release of cytokines and PGE2 from human monocytes-macrophages. Jpn J Pharmacol 1992; 60: 85-90.

19. Ikeda H, Inao M, Fujiwara K: Inhibitory effect of tranilast on activation and transforming growth factor β1 expression in cultured rat stellate cells. Biochem Biophys Res Commun 1996; 227: 322-7.

20. Ward MR, Sasahara T, Agrotis A, Dilley RJ, Jennings GL, Bobik A: Inhibitory effects of tranilast on expression of transforming growth factor-β isoforms and receptors in injured arteries. Atherosclerosis 1998; 137: 267-75.

21. Miyajima A, Asano T, Asano T, Yoshimura I, Seta K, Hayakawa M: Tranilast ameliorates renal tubular damage in unilateral ureteral obstruction. J Urol 2001; 165: 1714-8.

22. Akahori H, Ota T, Torita M, Ando H, Kaneko S, Takamura T: Tranilast prevents the progression of experimental diabetic nephropathy through suppression of enhanced extracellular matrix gene expression. J Pharmacol Exp Ther 2005; 314: 514-21.

23. Mifsud S, Kelly DJ, Qi W, et al: Intervention with tranilast attenuates renal pathology and albuminuria in advanced experimental diabetic nephropathy. Nephron Physiol 2003; 95: 83-91.

24. Kelly DJ, Zhang Y, Gow R, Gilbert RE: Tranilast attenuates structural and functional aspects of

renal injury in the remnant kidney model. J Am Soc Nephrol 2004; 15: 2619-29.

25. Holmes DR Jr, Savage M, LaBlanche JM, et al: Results of Prevention of Restenosis with Tranilast and its Outcomes (PRESTO) trial. Circulation 2002; 106: 1243-50.

26. Kagami S, Border WA, Miller DE, Noble NA: Angiotensin II stimulates extracellular matrix protein synthesis through induction of transforming growth factor-β expression in rat glomerular mesangial cells. J Clin Invest 1994; 93: 2431-7.

27. Border WA, Noble NA: Interactions of transforming growth factor-β and angiotensin II in renal fibrosis. Hypertension 1998; 31: 181-8.

28. Peters H, Border WA, Noble NA: Targeting TGF-β overexpression in renal disease: maximizing the antifibrotic action of angiotensin II blockade. Kidney Int 1998; 54: 1570-80.

29. Yu L, Border WA, Anderson I, McCourt M, Huang Y, Noble NA: Combining TGF-β inhibition and angiotensin II blockade results in enhanced antifibrotic effect. Kidney Int 2004; 66: 1774-84.

30. Kelly DJ, Zhang Y, Cox AJ, Gilbert RE: Combination therapy with tranilast and angiotensin-converting enzyme inhibition provides additional renoprotection in the remnant kidney model. Kidney Int 2006; 69: 1954-60.

31. Soma J, Sato K, Saito H, Tsuchiya Y: Effect of tranilast in early-stage diabetic nephropathy. Nephrol Dial Transplant 2006; 21: 2795-9.

第 21 章

慢性腎臟病病人維生素補充：
需要那些？
為什麼？
劑量？

10.6140/AP.9789864371389.ch_021

陳虹霖[1]、張家築[2]
[1] 新加坡商艾益生私人有限公司台灣分公司
[2] 彰化基督教醫院腎臟內科

一、維生素定義

營養素需符合以下各項特性才能稱為維生素：1. 為食物中的有機成分；2. 不產生熱量或建造組織，因此不同於醣類、脂肪和蛋白質；3. 人體無法合成或合成不足，必須由食物供應；4. 人體的需要量很少，但不可缺少，通常以微克 (μg)～毫克 (mg) 計量；5. 攝取不足時有缺乏症狀，給予補充即可改善或治癒 [1]。

二、維生素分類

依溶解性質可分為水溶性和脂溶性維生素兩大類。其中水溶性維生素又區分為維生素 B 群及維生素 C；B 群維生素指：維生素 B_1、B_2、菸鹼酸、B_6、葉酸、B_{12}、生物素、泛酸、膽鹼等，主要參與能量代謝，是維持酵素功能所需的輔酶構成成分。脂溶性維生素則有 A、D、E、K 四種 [2]。其特性比對可參考表 21-1。

三、營養適當性術語定義

膳食營養素參考攝取量 (dietary reference intakes, DRIs)：指特定營養素被用來維持健康及預防營養素缺乏而訂定，因此 DRIs 可以做為營養素攝取適當性之評估標準。其包括：平均需要量 (estimated average requirement, EAR)、建議攝取量 (recommended daily allowance, RDA)、足夠攝取量 (adequate intake, AI)。

RDA 是指建議攝取量值是可滿足特定年齡層及性別的健康人群中 97～98% 每天所需要的攝取量；AI 指當研究數據不足，無法定出 RDA 時則以滿足健康人群中每一個人為原則，以流行病學數據估算出的攝取量，稱之。估計 EAR 則以預防營養素缺乏的觀點，評估特定年齡層或性別健康人群的需要量，而滿足健康人群中 50% 的人一日攝取量推算值，稱之 [3]。

四、維生素 B_1 (Thiamine)

又稱「硫胺」，長時間暴露在高溫或鹼性環境下，易失去活性。主要在近端小腸被吸收，特別是在空腸 [4]。食物來源可由瘦肉、動物肝臟、全穀類、胚芽米、酵母、燕麥麩及強化穀類等攝取 [1,5]。硫胺缺乏會影響到中樞神經系統，造成缺乏的主要原因包括：反覆性 (recurrent) 嘔吐、酗酒或營養需求增加 [4]；另因硫胺參與能量

表 21-1　水溶性與脂溶性維生素之特性比對 [1]

	水溶性維生素	脂溶性維生素
溶解性	可溶於水	不溶於水，可溶於油脂或有機溶劑
人體儲存量使用期限	1. 短期 (維生素 B_{12} 例外) 2. B_{12}：3～5 年 3. 葉酸：3～4 個月 4. C、B_2、B_6：2～6 週 5. B_1、生物素、泛酸：4～10 天	1. 中到長期 2. A：1～2 年 3. D、E、K：2～6 週
功能	輔酶	有先質或維生素原
需求	需由每日飲食提供	每日飲食的需要略寬鬆
缺乏	缺乏症狀展現很快 (數週到數月)	缺乏症狀展現慢 (數月到數年)
過量反應	症狀很快展現，數小時到數天，但持續時間較短	症狀表現很慢，持續時間長，數天到數月
組成元素	碳、氫、氧和氮另有鈷或硫	碳、氫、氧
吸收、運輸	進入微血管經由肝門靜脈運送	由乳糜管吸收經由淋巴系統運輸
排出	過量與代謝產物經由尿液排出	部分可由膽汁排出

資料來源：摘自蕭寧馨 [1]。

代謝，缺乏將進行無氧代謝 (anaerobic metabolism) 造成乳酸中毒及周邊神經病變。Wernicke's 腦病變是維生素 B_1 缺乏最常見的臨床表現 [6]。硫胺無毒，可由尿液排出，但每日超過 3 g 的硫胺使用 (以 50 kg 體重者計) 其毒性作用曾被報導，故補充時仍需留意 [4]。硫胺的檢測主要以紅血球細胞轉酮醇酶活性係數 (erythrocyte transketolase activity co-efficients, ETK-AC) 做為體內硫胺是否足夠的指標，而血漿中的硫胺濃度則無法考慮做為反應體內硫胺適當性之指標。在慢性腎臟病第 4、5 期的病人其 ETK-AC > 1.2 意味著有硫胺缺乏的狀況 [7]。

在慢性腎臟病族群，因飲食控制需調整蛋白質及鉀，可能會造成維生素 B_1 攝取不足導致缺乏，且使用利尿劑治療亦可能會加速硫胺的流失 [8]。研究指出透析病人出現腦病變較未出現者有較低的硫胺濃度 (35.3 ± 6.0 nmol/L vs. 85.6 ± 12.2 nmol/L) [6]。

依據歐洲最佳實踐指南 (European Best Practice Guideline, EBPG) 建議：血液透析病人每日補充量 1.1～1.2 mg [9]；而 DRIs 針對 50～70 歲之健康男性建議每日 1.2 mg、女性 1.1 mg 的硫胺鹽酸鹽 (thiamine hydrochloride) [7]。營養素參考攝取量對於慢性腎臟病病人是否足夠仍是未知數。然而，補充硫胺符合 DRIs 建議似乎可預防缺乏症的出現 [7]。

五、維生素 B₂（Riboflavin）

又稱為「核黃素」(riboflavin)，是一種具螢光的橘黃色針狀結晶物質。對熱、酸性及氧化劑呈現安定狀態，但易受可見光和鹼性物質破壞 [2]。其主要在小腸近端吸收，且吸收程度取決身體需求，當維生素 B₂ 缺乏時會增加小腸對其吸收；反之，大量的維生素 B₂ 攝取則會降低吸收效率。除此之外，膽鹽可增加維生素 B₂ 吸收；而二價離子如：銅、鋅、鐵和鎂等會與維生素 B₂ 形成螯合物而影響吸收 [4]。食物來源以動物性蛋白質為主要來源如：動物肝臟、鴨肉、牛奶、蛋、菇類、菠菜、酵母和強化穀類等 [1,5]。維生素 B₂ 主要的生理功能是做為氧化還原反應之電子傳遞媒介。其缺乏症很少單獨出現，通常伴隨著多種營養素異常，例如：合併其他 B 群維生素缺乏 [4]。

針對血液透析病人之維生素 B₂ 建議補充量為每日 1.1～1.3 mg [9]；DRIs 建議每日維生素 B₂ 為男性每日 1.3 mg、女性 1.1 mg [7]。因維生素 B₂ 的食物來源主要以富含蛋白質食物為主，建議蛋白質攝取 < 0.6 g/kg/day 之慢性腎臟病病人，應補充維生素 B₂ 至建議量 [10]。而現有的文獻指出在透析病人其維生素 B₂ 的缺乏是很少見的 [6]。

六、菸鹼酸（Niacin）

又名維生素 B₃，為兩種活性型式——菸鹼酸 (nicotinic acid) 和菸鹼醯胺 (nicotinamide) 的通用名稱。菸鹼醯胺提供做為兩種輔酶的組成：1. 菸鹼醯胺腺嘌呤雙核苷酸 (nicotinamide adenine dinucleotide, NAD) 及 2. 菸鹼醯胺腺嘌呤雙核苷酸磷酸 (nicotinamide adenine dinucleotide phos-phate, NADP) [4]，主要參與氧化還原代謝反應。菸鹼酸為無色針狀結晶，對熱、空氣、光和鹼都很穩定 [2]。當體內濃度低時，可在胃及小腸有效且快速的吸收；而體內濃度高時則以被動擴散方式為主 [4]。菸鹼酸缺乏症稱為癩皮病 (pellagra)，為一連串缺乏症的晚期表現，有 4D：腹瀉 (diarrhea)、皮膚炎 (dermatitis)、痴呆／譫妄 (dementia/delirium)，嚴重可致死 (death)。故菸鹼酸又稱為抗癩皮病因子 (pellagra-preventive) [2]。

血液透析病人菸鹼酸之建議補充量為每日 14～16 mg [9]；DRIs 建議健康男性每日 16 mg、女性 14 mg [7]。食物來源可由：動物肝臟、肉類、魚類、奶類、豆科植物、咖啡及茶等攝取。除了由外源性的食物攝取外，菸鹼酸也可由體內的色胺酸 (tryptophan) 轉換得來。由於菸鹼酸主要存在於動物性蛋白質食物，植物性來源含量較低，故當慢性腎臟病病人執行低蛋白 (0.6 g/kg/day) 或低磷飲食時，其菸鹼酸的攝取傾向減少，可能會有菸鹼酸缺乏的風險，因此建議慢性腎臟病病人可適當補充至 DRI 建議量以預防缺乏症出現 [7]。

七、維生素 B_6

為「吡哆醇」(pyridoxine)、「吡哆醛」(pyridoxal, PL) 及「吡哆胺」(pyridoxamine, PM) 之總稱。吡哆醇為白色片狀結晶，對熱、強酸及鹼均很穩定，在體內可轉變為吡哆醛及吡哆胺。維生素 B_6 為胺基酸代謝的主要輔酶 (B_6-PO_4) [1]，參與了超過上百個酵素反應，包括蛋白質、胺基酸、脂肪代謝、糖質新生作用 (gluconeogenesis)、血紅素 (heme) 生合成等。植物性食物含有較穩定的吡哆醇；而動物性產品則有較多的吡哆醛及吡哆胺。維生素 B_6 的吸收率可由 71%～82% 不等。血漿中約 60% 的維生素 B_6 是以磷酸吡哆醛 (pyridoxal phosphate, PLP) 結合白蛋白運輸和紅血球中的血紅蛋白 (hemoglobin) 存在 [4]。部分藥物如，抗結核藥物 (isoniazid)、甲狀腺素 (thyroxine)、茶鹼 (theophylline)、咖啡因、心血管用藥 (hydralazine)、青黴胺 (penicillamine) 及口服避孕藥等皆會干擾維生素 B_6 的吸收 [7]，故使用此類藥物需考慮補充維生素 B_6。人體缺乏徵狀特點有脂溢性皮膚損傷、小球性低色素貧血、虛弱、煩躁、失眠等 [6]。

維生素 B_6 食物來源有動物肝臟、肉類、魚類、家禽類、甘薯及強化穀類等 [5]。慢性腎臟病病人隨著腎功能減退，食物選擇受限也可能造成維生素 B_6 的攝取減少 [7]。血液透析病人其維生素 B_6 建議補充量為每日 10 mg [9]；DRIs 針對 50～70 歲之健康男性建議男性每日 1.7 mg、女性 1.5 mg [7]。

八、泛酸 (Pantothenic Acid)

又名維生素 B_5，因廣泛存於自然食物中故得名。為黃色粘性油狀物，可溶於水、對熱、酸、鹼極不穩定；在低溫、中性情況下及對氧化劑或還原劑均很安定。為合成輔酶 A (coenzyme A) 的重要元素 [2]，主要參與能量代謝。其吸收可經由被動擴散或主動運輸、吸收後的泛酸再經由紅血球帶至身體各部位 [4]。雖然泛酸存在所有食物中，但以牛肉、家禽、全穀類、蕃茄及花椰菜等有較豐富的泛酸含量 [7]。目前尚無足夠的資料來制訂 RDA，建議 51 歲以上男、女性族群之每日泛酸 AI 為 5 mg [7]；接受血液透析之病人建議每日補充量為 5 mg [9]。針對低腎絲球過濾率或末期腎臟病病人，則無特別補充攝取建議 [6]。

九、葉酸 (Folic Acid)

被稱為蝶醯谷氨酸 (pteroylglutamate)，其活性代謝型式可減少蝶啶環 (pteridine rings) 上 11 個以上的谷氨酸 (glutamic acid)，而食物中的葉酸通常含有九個以上的谷

氨酸殘基 [4]。葉酸為黃色亮光晶體，微溶於水。在中性或鹼性液中對熱穩定；在酸性液體中加熱很快就分解，對光亦不穩定 [2]。葉酸主要參與單碳 (single carbon) 代謝反應 [4]，參與合成嘌呤和甲基化尿嘧啶去氧核酸為胸嘧啶核酸，以合成 DNA，與細胞分裂有密切關係 [6]。同時也是參與胺基酸代謝之輔酶，包括絲胺酸 (serine) 和甘胺酸 (glycine) 的轉換反應、同半胱胺酸 (homocysteine) 甲基化成為甲硫胺酸 (methionine)、組胺酸 (histidine) 代謝等。而甲基化同半胱胺酸所合成的甲硫胺酸，為形成 S-腺苷基甲硫氨酸 (S-adenosyl methionine, SAM) 的重要來源，是單碳的主要提供者，對生物體內所有的甲基化反應十分重要 [7]。缺乏症為巨球性貧血 (macrocytic anemia) [2,4]。

菠菜及其他深綠葉蔬菜、花椰菜、全穀類、酵母及動物肝臟等葉酸含量皆很豐富 [5]。因葉酸來源主要為深綠色葉菜類，其在酸性環境下加熱易被破壞，而慢性腎臟病病人因「低鉀」飲食限制及烹調方式等影響將導致葉酸的攝取下降。目前對於未進行透析的慢性腎臟病病人，其適當量或每日攝取仍未知，DRIs 每日葉酸 RDA 不論男、女皆為 400 mg [7]。血液透析病人建議每日補充量為 1 mg [9]。

十、維生素 B_{12}

又名氰鈷胺 (cyanocobalamin)，分子內含有鈷 (cobalamin) 及磷，是唯一紅色晶體維生素。臨床醫學上主要用來治療惡性貧血，故又稱為抗惡性貧血因子 (anti-pernicious anemia factor)。維生素 B_{12} 對熱極為穩定，在 pH 4.5～5.0 下有最大穩定度。維生素 B_{12} 需要消化道分泌特殊的蛋白質協助吸收。胃壁細胞分泌的蛋白質──內在因子 (intrinsic factor, IF)，可和維生素 B_{12} 結合進入迴腸吸收。此機制吸收可達 30～70%，若無此機制則吸收率只有 1～3% [2]。維生素 B_{12} 被分泌到膽汁後大部分可經由腸肝循環 (enterohepatic circulation) 被再吸收；而在老人族群或服用組織胺 H_2 (histamine H_2) 拮抗劑或氫離子幫浦抑制劑 (proton pump inhibitors, PPI) 者也會減少維生素 B_{12} 的吸收 [4]。體內維生素 B_{12} 儲存量約 2～5 mg，僅 0.1% 存於血清中 [6]。

飲食是決定維生素 B_{12} 狀態的重要因素，且飲食型態與血清中維生素 B_{12} 濃度呈直接相關 [6]。由於維生素 B_{12} 在體內停留時間很長，若短期間 (< 3 年) 的不足不易顯出其缺乏症 [7]。動物性食物或乳製品是維生素 B_{12} 良好的來源 [5]。在每日飲食中維生素 B_{12} 攝取範圍差異可由素食者的 0.4 mcg 增至葷食者的 7.2 mcg [6]。由於維生素 B_{12} 主要與蛋白質結合，故透析中較不易流失。DRIs 針對 51 歲以上之建議量不論男、女每日皆為 2.4 μg [7]；血液透析病人每日補充量為 2.4 μg [9]。

十一、維生素 C (Ascorbic Acid)

維生素 C 極易受熱、鹼破壞使其失去活性，在酸性環境 (pH 5 以下) 則相當穩定；因其極易氧化，故可利用來做為還原劑或抗氧化劑 [1]。維生素 C 主要在迴腸吸收，部分可在空腸經由主動運輸方式被吸收 [4]；一般典型飲食之吸收率約為 75～90%。因其具還原特性，可將食物中的三價鐵 (ferric, Fe^{3+}) 還原成二價亞鐵 (ferrous, Fe^{2+}) 於十二指腸吸收，可增加鐵的吸收達 60% [6]。在正常腎功能情況下，大量攝取維生素 C 可快速地由尿液排除，部分會代謝成草酸，因此巨量 (megadoses, > 500 mg/day) 攝取可能會導致腎結石。因可能造成高草酸形成 (hyperoxalosis)，故慢性腎臟病病人不建議使用高劑量的維生素 C 補充劑 [7]。

富含維生素 C 的食物來源為柑橘類水果、漿果類、花椰菜、瓜類等 [5]。DRIs 的 RDA 為男性每日 90 mg、女性 75 mg [7]；血液透析病人每日建議補充量為 75～90 mg [9]。

十二、維生素 A

維生素 A 為黃色固體，可溶於脂肪或其他油脂溶劑，在無氧的情況下對熱很安定，但在有氧情況下極易氧化。主要生理功能為：維持正常的視覺及維持上皮組織的正常形態及機能 [2]。飲食中的維生素 A 以類維生素 A (retinoids) 型式存於動物組織及以胡蘿蔔素 (carotenoids) 型式存於植物中，約 90% 的膳食維生素 A 可被吸收；而膳食胡蘿蔔素主要在小腸上端吸收，其吸收效率則較低約為 8%。因維生素 A 的吸收取決於飲食中的脂肪攝取量，因此影響脂肪吸收之因素皆會影響到維生素 A 的吸收 [4]。缺乏症狀中最先出現的是夜盲症。前期的缺乏若沒有改善，接著會有乾眼症 (xerophthalmia)，皮膚方面的缺乏症狀是毛囊性角質化 (follicular hyperkeratosis)。

維生素 A 在體內主要以視網醇結合蛋白-4 (retinol-binding protein-4, RBP-4) 型式存在於循環中，而接受血液透析及腹膜透析的病人其體內維生素 A 濃度約為健康人之兩倍高 [11]；且在末期腎臟病 (end-stage renal disease, ESRD) 病人因缺乏正常的清除機制，體內的維生素 A 濃度非常高，因此不建議病人額外補充維生素 A [7]。維生素 A 過多在腎臟衰竭病人會造成高血鈣症及脫髮 (alopecia) [10]。

動物肝臟、魚肝油、奶油、蛋等動物性食物是維生素 A 的主要來源；而植物性來源的 β-胡蘿蔔素則有紅黃色蔬果、甘薯、哈蜜瓜、深綠色葉色類如菠菜等 [5]。DRIs 建議 51 歲以上之每日攝取量為男性 900 μg、女性 700 μg 視網醇活性當量 (retinol activity equivalents) [7]；血液透析病人則不建議補充維生素 A [9]。

十三、維生素 D

維生素 D 先質有二種：1. 植物性來源的麥角固醇 (ergosterol) 及 2. 動物性來源的 7-脫氫膽固醇 (7-dehydrocholesterol)，二者經紫外光照射後分別變成維生素 D_2 (ergocalciferol) 及維生素 D_3 (cholecalciferol)。D_2 為無色長菱形結晶，D_3 為白色細針形結晶，均可溶於有機溶劑中，微溶於油脂。維生素 D 的重要功能是幫助維持血鈣之正常濃度及骨骼鈣化。其行使正常功能前需先經二步驟活化：於肝臟進行 25-氫氧基維生素 D_3 (25-$(OH)D_3$) 再至腎臟進行活化形成 1,25-雙氫氧基維生素 D_3 (1,25-$(OH)_2D_3$；1,25-dihydroxycholecalciferol) [2]。故隨著慢性腎臟病病程的進展，1α-羥化酶 (1α-hydroxylase) 的活性減少而降低活化的 1,25-維生素 D_3，導致腸胃道對鈣吸收受損、次發性副甲狀腺亢進 (secondary hyper parathy-roidism) 及骨骼疾病 [12]。

人體內維生素 D_3 主要來源以陽光暴曬 (UBV, 290～315 nm) 為主 [13]，每週二次、每次 5～30 分鐘，將四肢予陽光的照射即可提供適當的維生素 D [11]。另外，維生素 D 也可由飲食攝取獲得，因維生素 D 為脂溶性維生素，故其食物來源多以高脂肪含量如：鮭魚、沙丁魚及蛋黃等；經腸吸收後的維生素 D 可經由乳糜微粒和脂蛋白運輸至肝臟清除。美國國家腎臟基金會 (National Kidney Foundation, NKF) 指引指出維生素 D < 30 ng/ml 即為缺乏 [14]。而過量維生素 D 造成中毒的症狀則包括：高血鈣、高血磷、過度抑制副甲狀腺素、再生不良骨疾病 (adynamic bone disease) 及異位鈣化作用 (ectopic calcifications) [11,13]。

十四、維生素 E

又名生育醇 (tocopherol)，自然界中較為熟悉的為 α-、β-、γ- 及 δ-。為淡黃色油狀物，可溶於油脂溶劑中，對光穩定但易被紫外光破壞，也易被氧化，故維生素 E 在體內有很好的抗氧化作用，以 δ 型的作用最大 (δ > γ > β > α)。維生素 E 主要參與細胞膜的抗氧化作用，缺乏時較易受到影響的是紅血球，造成紅血球易破裂而產生溶血性貧血 (hemolytic anemia) [1]。維生素 E 的吸收也與膳食脂肪吸收有關，主要在空腸經由被動擴散方式被吸收，吸收差異可由 20%～50% [4]。即使在飲食中的維生素 E 的攝取減少，慢性腎臟病病人血漿中的維生素 E 濃度與健康人相似 [7]。維生素 E 含量豐富的食物有蔬菜油、未加工穀類、堅果及肉類等 [5]。DRIs 針對健康者之每日維生素 E (α-tocopherol) 建議量為 15 mg；而針對慢性腎臟病第 2～5 期未透析的病人，每日維生素 E 建議為 15 IU [7]。接受血液透析之病人每日建議補充 400～800 IU，做為心血管事件 (cardiovascular events) 之二級預防及復發性的肌肉痙攣 (muscle cramps) [9]。

十五、維生素 K

為黃色結晶粉末物質，不溶於水，但可溶於油脂及有機溶劑；對熱、空氣及潮濕等皆很穩定；但遇鹼或還原劑則易被破壞，尤其遇到光時破壞更甚，故維生素 K 宜放在陰暗處。其功用主要與血液凝固有關之蛋白質活化 [2]。可由兩種來源獲取：1. 飲食及 2. 腸道細菌合成。飲食中的維生素 K 以 phylloquinone (K_1) 為主，主要在空腸和迴腸處被吸收；而細菌合成為 menaquinones (K_2)，主要在遠端小腸被吸收並儲存於肝臟中 [7]。維生素 K 缺乏很少見，除非病人未進食任何食物或因接受抗生素治療造成小腸細菌受抑制而無法合成 [8]。食物來源以綠色蔬菜、捲心菜及植物油含量豐富。每日維生素的 AI 為男性每日 120 μg；女性 90 μg [7]。對於血液透析病人，除了長期使用抗生素治療或改變凝血劑活性 (coagulant activity) 的病人，可暫時給予每日 10 毫克的維生素 K 之外，其他不建議補充 [9]。

十六、結論

目前對於慢性腎臟病病人之維生素 RDA 在實證上仍未有定論。因慢性腎臟病病人其代謝機制不如健康者之腎功能，因此維生素補充之劑量需視慢性腎臟病分期予以調整，需考慮病人的食物攝取 (估計不同蛋白質攝取量與 RDA 之關係可參考表 21-2) [6]，如：執行低蛋白飲食易造成維生素 B_2、B_6、B_{12}、泛酸及菸鹼酸等攝取不足。而限鉀飲

表 21-2　估計不同蛋白質攝取量與 RDA 之關係

維生素	單位	RDA	每日蛋白質攝取量 (g/day) 40	60	80
維生素 B_1	mg	1.2 ~ 1.6	0.6	1.0	1.1
維生素 B_2	mg	1.2 ~ 1.8	0.8	1.2	1.8
維生素 B_6	mg	1.6 ~ 2.2	1.0	1.2	1.5
生物素	mcg	100.0 ~ 200.0	13.4	17.8	15.8
葉酸	mcg	400.0	260.0	290.0	320.0
維生素 B_{12}	mcg	3.0	2.3	3.2	5.1
維生素 C	mg	40.0 ~ 60.0	86.0	87.0	88.0

RDA：建議攝取量 (recommended daily allowance)。
資料來源：摘自 Clase 等人 [6]。

食易造成葉酸及維生素 C 流失；限磷飲食則易導致菸鹼酸不足等。各腎臟病分期之維生素建議量可參考表 21-3。另外應同時考量病人代謝改變、服用藥物及殘餘腎功能等進行整體評估以符合需求，並應避免大量的補充劑使用造成毒性產生 [15]。

表 21-3　腎臟病病人每日維生素建議量

維生素	慢性腎臟病 3~5 期	血液透析	腹膜透析	健康族群[a] 男	女
維生素 B_1 (mg/day)	1.2	1.2	1.2	1.2	0.9
維生素 B_2 (mg/day)	1.3	1.3	1.3	1.3	1.0
泛酸 (mg/day)	5.0	5.0	5.0	50.0	
菸鹼酸 (mg/day)	16.0	16.0	16.0	16.0	14.0
維生素 B_6 (mg/day)	5.0	10.0	10.0	1.6	1.6
維生素 B_{12} (mg/day)	2.4	2.4	2.4	2.4	
維生素 C (mg/day)	90.0	90.0	90.0	100.0	
葉酸 (mg/day)	1.0	1.0	1.0	400.0	
維生素 A (mg/day)	不建議補充	不建議補充	不建議補充	600.0	500.0
維生素 D (mg/day)	-	-	-	10.0	
維生素 E (mg/day)	15.0	15.0	15.0	12.0	
維生素 K (mg/day)[b]	無	無	無	120.0	90.0

[a] 僅列出 50 歲以上族群之參考攝取量。
[b] 無法進食者或使用抗生素治療病人可能需要補充維生素 K。
資料來源：摘自衛生福利部國民健康署網站 [3] 及 Masud [8]。

參考文獻

1. 蕭寧馨：維生素與礦物質概論，食品營養概論，台北：時新出版，2005；179-90。
2. 黃伯超，游素玲：維生素與脂溶性維生素，營養學精要 (第十三版)，台北：華香園，2010：97-121。
3. 衛生福利部國民健康署：國人膳食營養素參考攝取量，2016，取自 http://www.hpa.gov.tw/Pages/Detail.aspx?nodeid=544&pid=725
4. Clark SF: Vitamins and trace elements in; Mueller CM, ed. The A.S.P.E.N. adult nutrition support core curriculum. 2nd ed. Silver Spring: American Society for Parenteral and Enteral Nutrition, 2012; 122-51.
5. Combs G: The Vitamins: fundamental aspects in nutrition and health. San Diego: National Academic Press, 1998.
6. Clase CM, Ki V, Holden RM: Water-soluble vitamins in people with low glomerular filtration

rate or on dialysis: a review. Semin Dial 2013; 26: 546-67.

7. Steiber AL, Kopple JD: Vitamin status and needs for people with stages 3-5 chronic kidney disease. J Ren Nutr 2011; 21: 355-68.

8. Masud T: Trace elements and vitamins in renal disease in; Mitch WE, Klahr S. eds. Handbook of nutrition and the kidney. 5th ed. Philadelphia: Lippincott Williams & Wilkins, 2004; 196-217.

9. Fouque D, Vennegoor M, Ter Wee P, et al: EBPG guideline on nutrition. Nephrol Dial Transplant 2007; 22: ii45-87.

10. Chazot C, Kopple JD: Vitamin metabolism and requirements in renal disease and renal failure in; Kopple JD, Massry SG, eds. Nutritional management of renal disease. Baltimore: Williams & Wilkins, 1997; 415-78.

11. Holden RM, Ki V, Morton AR, Clase CM: Fat-soluble vitamins in advanced CKD/ESKD: A review. Semin Dial 2012; 25: 334-43.

12. Bhan I, Hewison M, Thadhani R: Dietary vitamin D intake in advanced CKD/ESRD. Semi Dial 2010; 23: 407-10.

13. Querfeld U, Mak RH: Vitamin D deficiency and toxicity in chronic kidney disease: in search of the therapeutic window. Pediatr Nephrol 2010; 25: 2413-30.

14. Hansen K: A current look at vitamin D supplementation. J Ren Nutr 2011; 21: e11-4.

15. Handelman GJ, Levin NW: Guidelines for vitamin supplements in chronic kidney disease patients: what is the evidence? J Ren Nutr 2011; 21: 117-9.

第 22 章
疫苗與慢性腎臟病
10.6140/AP.9789864371389.ch_022

詹尚儒
雲林基督教醫院腎臟科

本文修改自詹尚儒：疫苗與慢性腎臟病，腎臟與透析 2014；26：178-84。

一、前言

感染症是造成末期腎臟病 (end-stage renal disease, ESRD) 罹患者死亡的第二大原因。慢性腎臟病患者比起一般族群較常因為肺炎及敗血症住院，急性感染症使得 ESRD 患者住院率及死亡率上升，相較於一般族群，ESRD 患敗血症的死亡率也較高，因此，如何預防感染造成之併發症是慢性腎臟病照護中的重要議題，而疫苗接種便是其中一環。

二、流行性感冒（Influenza）

流行性感冒是腎臟病病人常見的感染，而且常引起慢性腎臟病及血液透析病人死亡。根據美國疾病控制與預防中心 (Centers for Disease Control and Prevention, CDC)，預防接種諮詢委員會 (the Advisory Committee on Immunization Practices, ACIP) 建議病人年齡大於 6 個月，若無禁忌症，即應每年接受流感疫苗接種。施打時程為每年 10 月至 11 月，可與肺炎鏈球菌疫苗同時施打，對蛋、乳膠過敏及急性熱病 (acute febrile illness) 則為其禁忌症 [1]。對於易因流行性感冒而造成嚴重併發症或導致門急診、住院的高風險族群而言，施打疫苗以預防流感是特別重要的，高風險族群其中包括了：具有慢性肺疾病 (含氣喘) 或心血管疾病 (除 isolated hypertension)，腎臟、肝臟、神經、血液或代謝性疾病 (包含糖尿病)，免疫抑制 (immunosuppression) 的病人 (包含接受免疫抑制劑治療或因 human immunodeficiency virus [HIV] 感染導致) [2]。

流感疫苗可分類為：去活性流感疫苗 (inactivated influenza vaccine, IIV)，活性減毒流感疫苗 (live-attenuated influenza vaccine, LAIV)，重組流感疫苗 (recombinant influenza vaccine, RIV)。去活性流感疫苗為肌肉注射劑型，分為含三種疫苗株 (2 種 A 型，1 種 B 型) 之三價流感疫苗，和含有四種疫苗株 (2 種 A 型，2 種 B 型) 之四價流感疫苗。重組流感疫苗為肌肉注射劑型，疫苗必須避光，且耐儲時間較短。活性減毒流感疫苗為鼻腔內噴霧劑型，不可使用於腎臟病患者。

ESRD 患者對於流感疫苗的反應率 (response rate) 可能是接近或低於一般族群，但對於大部分的病毒株均能產生保護性抗體。研究顯示血液透析患者對 H1N1 疫苗的反應率僅有 33%，遠較健康者為低 [3]，年輕人對疫苗的反應率較佳，透析足量與否或透析時間並不影響結果。ESRD 患者對流感疫苗的反應率約為 7～44%，但其保護率則可達到 46～93% 不等 [4,5]。雖然透析患者對流感疫苗反應率偏低，但疫苗注射仍可帶來益處，對於血液透析患者可降低感染相關住院率、總死亡率、心血管死亡率及感染相關死亡率，腹膜透析患者則可降低總死亡率 [6]。追加劑量 (booster dose) 可能增加血

液透析患者對疫苗的反應率 [7]，但另一研究比較追加劑量和單次高劑量疫苗施打的結果，發現追加劑量並未優於兩倍劑量的疫苗注射 [8]，因此對於血液透析患者而言，單次高劑量流感疫苗注射可能是較好的方式。追加劑量或高劑量疫苗注射並不會增加不良反應事件 [9]。

腎臟移植患者對於流感疫苗的反應率似乎也是降低的，Sanchez-Fructuoso 等人研究比較腎臟移植患者及健康者對流感疫苗的反應 [10]，腎臟移植患者產生保護性抗體的比例較健康者為低，但兩組的疾病發生率是接近的，疫苗接種後其腎功能維持穩定，而且沒有發生急性排斥。

三、肺炎鏈球菌 (*Steptococcus Pneumoniae*)

肺炎是造成腎臟病患者住院及死亡的原因之一，超過一半以上的肺炎是由肺炎鏈球菌引起，血液透析患者得到肺炎的死亡率較一般族群高，然而其疫苗接種率卻偏低。肺炎鏈球菌疫苗依其能保護的菌種可分為 7 價、10 價、13 價、23 價肺炎鏈球菌疫苗，7 價肺炎鏈球菌疫苗能提供 4、6B、9V、14、18C、19F、23F 等 7 種血清型的保護，10 價疫苗除了上述 7 種再加上 1、5、7F 三種血清型，13 價肺炎鏈球菌疫苗 (13-valent pneumo-coccal conjugate vaccine, PCV13) 包含上述 10 種加上 3、6A、19A 三種血清型，23 價肺炎鏈球菌疫苗 (23-valent pneumococcal polysaccharide vaccine, PPSV23) 則包含 PCV13 中的 12 種血清型再加上另外 11 種血清型。

根據美國 Centers for Disease Control and Prevention/Advisory Committee on Immunization Practices (CDC/ACIP) 建議，免疫減弱 (immunocompromised) 的病人 (包含慢性腎臟病及腎病症候群患者) 應接受 13 價及 23 價肺炎鏈球菌疫苗接種。年齡為 19 歲以上的腎臟病成人，若過去未曾接受過 PCV13 或 PPSV23 疫苗接種，應首先接受一次 PCV13 疫苗注射，至少隔 8 週之後再接受一次 PPSV23 注射，第二劑 PPSV23 則建議在第一劑 PPSV23 之後 5 年再施打。年齡為 19 歲以上的腎臟病成人，若過去曾接受過一劑以上的 PPSV23，則應於最近一次注射 PPSV23 之後間隔 1 年以上再施打一劑 PCV13，對於需要注射第二劑 PPSV23 的患者，則應在 PCV13 注射完 8 週後再施打，且與上一劑 PPSV23 應間隔 5 年以上 [11]。

對於年齡 6～18 歲的腎臟病兒童患者，若過去未曾接受過 PCV13 疫苗接種，則應先接受一劑 PCV13 疫苗，至少隔 8 週之後再接受一次 PPSV23 注射，第二劑 PPSV23 則建議在第一劑 PPSV23 之後 5 年再施打。若過去曾接受過一劑以上的 PPSV23 但尚未注射過 PCV13，則應於最近一次注射 PPSV23 之後至少 8 週以上施打一劑 PCV13，如果需要注射第二劑 PPSV23，應在第一劑 PPSV23 注射之後 5 年施打，且 65 歲之前不應接受超過 2 劑的 PPSV23 [12]。

和健康者比較，慢性腎臟病及 ESRD 患者似乎對於肺炎鏈球菌疫苗的反應率較低，產生的抗體濃度較低且下降速度較快 [13]。Fuchshuber 的研究中發現，慢性腎臟病 (包含透析、腎臟移植後) 的兒童及年輕人在接受肺炎鏈球菌疫苗 4 週後，保護性抗體反應率達 83%，六個月後下降至 68%，一年後則只剩 48% [14]。重新接種疫苗雖然能使一半的病人反應率增加，但其抗體濃度仍會在六個月內迅速下降。肺炎鏈球菌疫苗能改善血液透析患者的臨床結果，一個回溯性的研究共 36,966 位血液透析病人在接受肺炎鏈球菌疫苗注射後，發現下降約 25% 的總死亡率 [15]。

腎臟移植患者使用肺炎鏈球菌疫苗的相關報告較少，Kumar 等人研究比較腎臟移植患者對於 PCV7 和 PPSV23 的反應 [16]，抗體反應率在兩組並沒有差別，而兩組的總反應率均不高。

四、B 型肝炎 (Hepatitis B)

自從 1960 年代開始有血液透析之後，B 型肝炎的防治已經成為透析病人重要的公共衛生議題及感染控制的重點，B 型肝炎的傳染主要是受 B 型肝炎病毒感染的血液、體液經由皮膚、黏膜進入人體，因此血液透析病人是 B 型肝炎感染的高危險群。B 型肝炎疫苗的使用及各種預防措施已經使透析患者 B 型肝炎感染的年發生率降低，美國 CDC/ACIP 建議末期腎臟病前期 (pre-ESRD) 及透析患者應接受 B 型肝炎疫苗注射，目前常用的 B 型肝炎疫苗包括：Recombivax HB® (Merck) 和 Engerix-B® (GlaxoSmithKline)，透析患者建議的劑量為：Recombivax HB® 40 μg 於第 0、1、6 個月施打，或 Engerix-B® 40 μg 於第 0、1、2、6 個月施打，此劑量均大於免疫正常者的建議劑量 (Recombivax HB® 10 μg 或 Engerix-B® 20 μg 於第 0、1、6 個月施打) [17]。

ESRD 患者對 B 型肝炎疫苗的反應效果比健康者差，較無法達到保護性抗體濃度 (定義 B 型肝炎表面抗體 [hepatitis B surface antibody, anti-HBs] ≥ 10 mIU/ml)，儘管如此，接受疫苗注射的血液透析病人比未接受疫苗者降低了 70% 的 B 型肝炎感染風險 [18]，接受完整時程的疫苗注射後 1 至 2 個月應檢測血清中抗體濃度，透析患者保護性抗體下降的速度較快，若 anti-HBs 小於 10 mIU/ml，則對於 B 型肝炎病毒的保護力會減低，此時建議再施打追加劑量 (booster dose)。研究發現某些因素可能和 ESRD 患者對 B 型肝炎疫苗的低反應率有關，年老似乎會減弱對疫苗的免疫反應 [19]，而種族、透析模式、疫苗種類及注射的時程則不影響對疫苗的反應。性別、營養狀態、C 型肝炎、糖尿病是否會影響對 B 型肝炎疫苗的反應則是仍有爭議 [20-24]。注射途徑的不同亦曾被研究，皮內注射 (intradermal) 似乎比肌肉注射可達到較高的抗體反應濃度 [25]，但兩者抗體保護的時間則沒有差別，而皮內注射也會導致較多的局部反應，美國 CDC 目前並不建議皮內注射。有研究發現腎衰竭的嚴重程度和疫苗反應有關 [26]，因此建議

慢性腎臟病患者在尚未透析前即開始注射 B 型肝炎疫苗可達到較好的效果，但也有研究結果認為疫苗反應和腎功能並無關聯 [19]。

對於要接受腎臟移植的病患，B 型肝炎疫苗注射可能帶來好處，因為腎臟移植後 B 型肝炎感染將增加罹病率及死亡率。腎臟移植後注射 B 型肝炎疫苗的反應不佳，Lefebure 等人的研究 [27] 發現腎臟移植後使用 40 μg 的 B 型肝炎疫苗僅有 36% 的反應率，若是腎臟移植前已有注射疫苗者，在移植後追加 40 μg 的劑量則可使反應率達到 86%，因此，B 型肝炎疫苗應該在腎臟移植前即給與。

五、A 型肝炎 (Hepatitis A)

A 型肝炎是經由糞口傳染，隨著環境衛生的改善，其發生率已逐年下降，和 B 型肝炎不同的是，A 型肝炎只會造成急性症狀而不會引起慢性肝炎，根據美國 CDC 的建議，慢性腎臟病和透析患者不需常規接受 A 型肝炎疫苗，可能是因為 A 型肝炎並不像 B 型肝炎一樣會經由血液、體液傳染。但是如果透析患者同時合併慢性肝臟疾病，包括慢性 B 型、C 型肝炎，則建議施打 A 型肝炎疫苗，因為這些患者若重覆感染 A 型肝炎，容易導致猛爆性肝炎及死亡 [28]。目前常用的 A 型肝炎疫苗包括：Havrix® (GlaxoSmithKline) and Vaqta® (Merck)。

慢性腎臟病和透析患者接受 A 型肝炎疫苗的相關報告很少，Fleishmann 等人針對 43 位透析病人的研究發現 A 型肝炎疫苗的反應率和健康者相近，而且未發生不良反應事件 [29]。腎臟移植患者對於 A 型肝炎疫苗的初始反應也不低，但是 74% 有初始反應的患者在接受疫苗 2 年後，迅速失去抗體的保護力，原因可能和使用免疫抑制劑有關 [30]。

六、破傷風與白喉 (Tetanus and Diphtheria)

慢性腎臟病患者接受破傷風和白喉疫苗的報告很少，資料顯示血液透析患者使用破傷風疫苗的反應率較低 [31]，ESRD 病人接受白喉疫苗的結果也比健康成人產生較低的保護率及長期免疫力 [32]，目前並無針對 ESRD 患者接受破傷風和白喉疫苗的特殊指引，針對一般族群 (也包括透析患者)，美國 CDC/ACIP 建議未接受過疫苗的成人施打一次 tetanus toxoid, diphtheria toxoid, and acellular pertussis (Tdap) 疫苗，在接受過初次疫苗之後的每十年再施打 tetanus and diphtheria toxoid (Td) 追加劑量 [33]。

七、水痘帶狀皰疹病毒（Varicella Zoster Virus）

水痘帶狀皰疹病毒在兒童初次感染引起水痘，而潛伏在體內的病毒再活化後則引起成人的帶狀皰疹，水痘在免疫低下的 ESRD 兒童有可能產生致命的風險，有報告指出帶狀皰疹在慢性腎臟病及透析患者有較高的盛行率，而腎臟移植患者則有更高的風險產生帶狀皰疹 [34]。目前常用的水痘疫苗為 Varivax® (Merck) 和 ProQuad® (Merck)（麻疹、腮腺炎、德國麻疹、水痘混合疫苗），帶狀皰疹疫苗則為 Zostavax® (Merck)。

水痘活性減毒疫苗之禁忌症為嚴重免疫缺乏，包括免疫抑制劑治療、human immunodeficiency virus (HIV) 感染、白血病、淋巴癌或其他血液疾患，對於透析患者一般不建議常規施打水痘活性減毒疫苗，但可考慮使用在等候腎臟移植者，於腎臟移植後則不建議施打 [1]。

ESRD 兒童接受水痘疫苗似乎是有效的，針對 ESRD 兒童接受腎臟移植的一個回顧性研究，發現水痘疫苗注射有 87% 的反應率，接受疫苗一年後只有 62% 有保護性抗體，但是有接受水痘疫苗者其水痘的發生率明顯較低 [35]。

等待腎臟移植的兒童患者若未曾感染過水痘則建議接種水痘疫苗，以避免移植後瀰漫性水痘 (disseminated varicella) 的發生。美國 CDC/ACIP 建議成人患者若過去曾發生過一次帶狀皰疹或合併慢性內科疾病 (包括慢性腎衰竭、糖尿病、類風濕性關節炎、慢性肺疾病) 則可接受帶狀皰疹疫苗注射 [36]。

八、結論

疫苗接種對於慢性腎臟病患者是減少感染症罹病率及死亡率的有效方法，腎臟病醫療人員應瞭解目前建議使用於慢性腎臟病患的疫苗，加強預防性健康照護，以提供腎臟病患者更好的照護品質。

參考文獻

1. Dinits-Pensy M, Forrest GN, Cross AS, Hise MK: The use of vaccines in adult patients with renal disease. Am J Kidney Dis 2005; 46: 997-1011.
2. Grohskopf LA, Shay DK, Shimabukuro TT, et al: Prevention and control of seasonal influenza with vaccines: Recommendations of the Advisory Committee on Immunization Practices -- United States, 2013-2014. MMWR Recomm Rep 2013; 62: 1-43.
3. Crespo M, Collado S, Mir M, et al: Efficacy of influenza A H1N1/2009 vaccine in hemodialysis and kidney transplant patients. Clin J Am Soc Nephrol 2011; 6: 2208-14.

4. Vogtlander NP, Brown A, Valentijn RM, Rimmelzwaan GF, Osterhaus AD: Impaired response rates, but satisfying protection rates to influenza vaccination in dialysis patients. Vaccine 2004; 22: 2199-201.

5. Cavdar C, Sayan M, Sifil A, et al: The comparison of antibody response to influenza vaccination in continuous ambulatory peritoneal dialysis, hemodialysis and renal transplantation patients. Scand J Urol Nephrol 2003; 37: 71-6.

6. Gilbertson DT, Unruh M, McBean AM, Kausz AT, Snyder JJ, Collins AJ: Influenza vaccine delivery and effectiveness in end-stage renal disease. Kidney Int 2003; 63: 738-43.

7. Versluis DJ, Beyer WE, Masurel N, Weimar W, Kramer P, Diderich PP: Value of booster immunisation with influenza vaccine in patients undergoing haemodialysis. Br Med J (Clin Res Ed) 1987; 294: 348.

8. Rautenberg P, Proppe D, Schutte A, Ullmann U: Influenza subtype-specific immunoglobulin A and G responses after booster versus one double-dose vaccination in hemodialysis patients. Eur J Clin Microbiol Infect Dis 1989; 8: 897-900.

9. Chang YT, Guo CY, Tsai MS, et al: Poor immune response to a standard single dose non-adjuvanted vaccination against 2009 pandemic H1N1 influenza virus A in the adult and elder hemodialysis patients. Vaccine 2012; 30: 5009-18.

10. Sanchez-Fructuoso AI, Prats D, Naranjo P, et al: Influenza virus immunization effectivity in kidney transplant patients subjected to two different triple-drug therapy immunosuppression protocols: mycophenolate versus azathioprine. Transplantation 2000; 69: 436-9.

11. Bennett NM, Whitney CG, Moore M, et al: Use of 13-valent pneumococcal conjugate vaccine and 23-valent pneumococcal polysaccharide vaccine for adults with immunocompromising conditions: recommendations of the Advisory Committee on Immunization Practices (ACIP). MMWR Morb Mortal Wkly Rep 2012; 61: 816-9.

12. Bennett NM, Pilishvili T, Whitney CG, et al: Use of 13-valent pneumococcal conjugate vaccine and 23-valent pneumococcal polysaccharide vaccine among children aged 6-18 years with immunocompromising conditions: recommendations of the Advisory Committee on Immunization Practices (ACIP). MMWR Morb Mortal Wkly Rep 2013; 62: 521-4.

13. Nikoskelainen J, Koskela M, Forsstrom J, Kasanen A, Leinonen M: Persistence of antibodies to pneumococcal vaccine in patients with chronic renal failure. Kidney Int 1985; 28: 672-7.

14. Fuchshuber A, Kuhnemund O, Keuth B, Lutticken R, Michalk D, Querfeld U: Pneumococcal vaccine in children and young adults with chronic renal disease. Nephrol Dial ransplant 1996; 11: 468-73.

15. Bond TC, Spaulding AC, Krisher J, McClellan W: Mortality of dialysis patients according to influenza and pneumococcal vaccination status. Am J Kidney Dis 2012; 60: 959-65.

16. Kumar D, Rotstein C, Miyata G, Arlen D, Humar A: Randomized, double-blind, controlled trial of pneumococcal vaccination in renal transplant recipients. J Infect Dis 2003; 187: 1639-45.

17. Mast EE, Weinbaum CM, Fiore AE, et al: A comprehensive Immunization strategy to eliminate transmission of hepatitis B virus infection in the United States: recommendations of the

Advisory Committee on Immunization Practices (ACIP) part II: immunization of adults. MMWR Recomm Rep 2006; 55: 1-33.

18. Miller ER, Alter MJ, Tokars JI: Protective effect of hepatitis B vaccine in chronic hemodialysis patients. Am J Kidney Dis 1999; 33: 356-60.

19. Fabrizi F, Martin P, Dixit V, Bunnapradist S, Dulai G: Meta-analysis: the effect of age on immunological response to hepatitis B vaccine in end-stage renal disease. Aliment Pharmacol Ther 2004; 20: 1053-62.

20. Lin SY, Liu JH, Wang SM, et al: Association of response to hepatitis B vaccination and survival in dialysis patients. BMC Nephrol 2012; 13: 97.

21. Fernandez E, Betriu MA, Gomez R, Montoliu J: Response to the hepatitis B virus vaccine in haemodialysis patients: influence of malnutrition and its importance as a risk factor for morbidity and mortality. Nephrol Dial Transplant 1996; 11: 1559-63.

22. Navarro JF, Teruel JL, Mateos M, Ortuno J: Hepatitis C virus infection decreases the effective antibody response to hepatitis B vaccine in hemodialysis patients. Clin Nephrol 1994; 41: 113-6.

23. Alavian SM, Tabatabaei SV: The effect of diabetes mellitus on immunological response to hepatitis B virus vaccine in individuals with chronic kidney disease: a meta-analysis of current literature. Vaccine 2010; 28: 3773-7.

24. Sorkhi H, Roushan MR, Al Hashemi GH, Dooki MR, Bai S: Response to hepatitis B virus vaccination in haemodialysis patients with and without hepatitis C infection. East Mediterr Health J 2008; 14: 798-803.

25. Fabrizi F, Dixit V, Messa P, Martin P: Intradermal vs intramuscular vaccine against hepatitis B infection in dialysis patients: a metaanalysis of randomized trials. J Viral Hepat 2011; 18: 730-7.

26. DaRoza G, Loewen A, Djurdjev O, et al: Stage of chronic kidney disease predicts seroconversion after hepatitis B immunization: earlier is better. Am J Kidney Dis 2003; 42: 1184-92.

27. Lefebure AF, Verpooten GA, Couttenye MM, De Broe ME: Immunogenicity of a recombinant DNA hepatitis B vaccine in renal transplant patients. Vaccine 1993; 11: 397-9.

28. Fiore AE, Wasley A, Bell BP: Prevention of hepatitis A through active or passive immunization: recommendations of the Advisory Committee on Immunization Practices (ACIP). MMWR Recomm Rep 2006; 55: 1-18.

29. Fleishmann EH, Kruppenbacher J, Bock HL, Weber M: Active immunization against hepatitis A in dialysis patients. Nephrol Dial Transplant 2002; 17: 1825-8.

30. Gunther M, Stark K, Neuhaus R, Reinke P, Schroder K, Bienzle U: Rapid decline of antibodies after hepatitis A immunization in liver and renal transplant recipients. Transplantation 2001; 71: 477-9.

31. Kruger S, Seyfarth M, Sack K, Kreft B: Defective immune response to tetanus toxoid in hemodialysis patients and its association with diphtheria vaccination. Vaccine 1999; 17: 1145-

50.

32. Kruger S, Muller-Steinhardt M, Kirchner H, Kreft B: A 5-year follow-up on antibody response after diphtheria and tetanus vaccination in hemodialysis patients. Am J Kidney Dis 2001; 38: 1264-70.

33. Centers for Disease Control and Prevention (CDC): Updated recommendations for use of tetanus toxoid, reduced diphtheria toxoid, and acellular pertussis (Tdap) vaccine in adults aged 65 years and older -- Advisory Committee on Immunization Practices (ACIP), 2012. MMWR Morb Mortal Wkly Rep 2012; 61: 468-70.

34. Lin SY, Liu JH, Lin CL, et al: A comparison of herpes zoster incidence across the spectrum of chronic kidney disease, dialysis and transplantation. Am J Nephrol 2012; 36: 27-33

35. Broyer M, Tete MJ, Guest G, Gagnadoux MF, Rouzioux C: Varicella and zoster in children after kidney transplantation: long-term results of vaccination. Pediatrics 1997; 99: 35-9.

36. Harpaz R, Ortega-Sanchez IR, Seward JF: Prevention of herpes zoster: recommendations of the Advisory Committee on Immunization Practices (ACIP). MMWR Recomm Rep 2008; 57: 1-30.

第三篇

慢性腎臟病之腎性骨病變

第 23 章

慢性腎臟病與骨病變

10.6140/AP.9789864371389.ch_023

徐煜能[1]、游棟閱[2]、吳明儒[2]
[1] 新協合聯合診所
[2] 臺中榮民總醫院內科部腎臟科

本文修改自徐煜能，游棟閱，吳明儒：慢性腎臟病與骨病變，腎臟與透析 2007；19：55-63。

一、前言

　　中重度慢性腎臟病會造成骨頭或礦物質代謝 (mineralization) 的異常，因此慢性腎病變會合併許多骨頭的病變，一般統稱為「腎性骨病變」(renal bone disease)，或稱為「腎骨失養症」(renal osteodystrophy)。除了鈣磷的代謝異常、副甲狀腺功能亢進症，和缺乏活性維生素 D 之外，代謝性酸中毒、更年期、年齡增長伴隨骨質疏鬆 (osteoporosis)、類澱粉沉積症 (amyloidosis)、以及藥物的使用等，都可能會影響腎性骨病變的產生 (圖 23-1)。

　　基本上腎性骨病變主要區分為 [1]：
1. 高週轉性骨病 (high turnover bone disease)。
2. 低週轉性骨病 (lower turnover bone)。
3. 混合性骨病變 (mix type)。

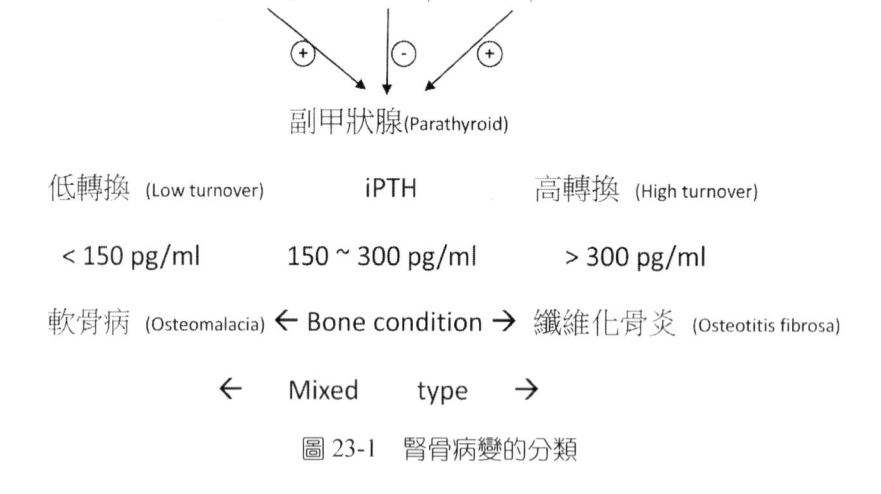

```
        Ca↓    VitD3↑    P↑
         ↘       ↓       ↙
         (+)    (-)    (+)
              副甲狀腺(Parathyroid)

低轉換 (Low turnover)    iPTH         高轉換 (High turnover)
 < 150 pg/ml         150 ~ 300 pg/ml      > 300 pg/ml
軟骨病 (Osteomalacia) ← Bone condition → 纖維化骨炎 (Osteotitis fibrosa)
                   ←   Mixed   type   →
```

圖 23-1　腎骨病變的分類

二、腎性骨病變的致病機轉

　　造成高週轉率腎性骨病變形成的原因包括活性維生素 D 減少、低血鈣、高血磷和骨組織對副甲狀腺素產生抗性增加等。鈣和磷在正常人體內保持精密的平衡，它們都在腎臟、骨骼和內分泌系統的嚴格控制下，依據人體的需要來吸收、排除與流動。事實上，骨骼就像是一個巨大的鈣磷貯藏處和交換場所，提供這些礦物質緩衝的場所。然而慢性腎衰竭病人的鈣磷平衡會受到嚴重的影響，因為飲食中的磷無可避免地吸收到體內，而體內的磷酸鹽又不能有效地從腎臟排除，使得血中磷酸鹽過多，引發高磷

血症的症狀 [2,3]。腎功能變壞會引起血中磷的上升，血中磷的上升又會導致血中的鈣下降，血中的鈣下降又會刺激副甲狀腺素分泌增加，借此增加磷由腎臟排泄，初期仍然可以使血中的鈣、磷恢復到比較正常的範圍，這就是 trade-off 的理論。當腎絲球過濾率 (glomerular filtration rate) 降到至 70 ml/min 以下時，血中的活性維生素 D 就會開始明顯下降，此時血中的副甲狀腺素也跟著上升。當腎臟功能再進一步變壞，腎絲球過濾率下降至 25 ml/min 以下時，身體就無法有效排除磷，磷積存於體內會刺激副甲狀腺素的製造和分泌 [4]。另一方面，因為腎臟組織受到破壞，合成活性維生素 D 的能力也會降低，因此又會影響腸道吸收鈣離子，低血鈣的產生，又會再進一步刺激副甲狀腺素的製造和分泌。腎衰竭晚期，由於尿毒素的累積，骨組織也會對副甲狀腺素產生抗性。此外，副甲狀腺細胞上活性維生素 D 接受器數目減少，也會使活性維生素 D 對副甲狀腺功能的抑制效果減弱，所以造成次發性的副甲狀腺功能亢進 (secondary hyperparathyroidism) [3]。

在尿毒症病人體內，副甲狀腺素會刺激成骨細胞 (osteoblast) 增生及分泌蝕骨細胞 (osteoclast) 刺激因子 (osteoclast-stimulating factor)，過量的副甲狀腺素還會使成骨細胞和蝕骨細胞數量都增加，骨質吸收異常和造骨活性不良，綿狀骨 (woven bone) 的堆積，而且隨著過度的副甲狀腺分泌亢進，骨髓間質細胞逐漸轉化成纖維組織，並增加類骨質 (osteoid) 的數量，骨質就越來越差。嚴重的高週轉性骨病變會合併造骨異常，骨質的緻密度和強度都不佳，甚至會產生纖維囊狀骨炎 (osteotitis fibrosa cystica)，發生骨折的機率也會增加。

低週轉率骨病變可能的致病機轉除了鋁骨病變外，並不完全清楚。但是臨床上常常與年紀大、糖尿病患、代謝性酸中毒、活性維生素 D 缺乏、或副甲狀腺功能被抑制過度、和高鈣透析治療等有關聯。低轉換性骨病還可以細分為無動力性骨病變 (adynamic bone disease) 和骨軟化病 (osteomalacia) [1]。無動力性骨病變的成因可能是副甲狀腺功能被活性維生素 D3 抑制過度所造成的，副甲狀腺切除的患者也常會有無動力性骨病變的發生。無動力性骨病變病人的骨質完全沒有再塑造 (remodeling) 的現象，因此發生骨折的機率明顯增加很多，骨頭疼痛也比較嚴重。而且，因為骨頭對於鈣質的吸收不良，因此無動力性骨病變的病人反而常常會合併高血鈣症 [5]。上述三種造成無動力性骨病變的情況中，病患血中的副甲狀腺荷爾蒙都是呈現低下的狀態，這種情形很容易讓人瞭解到，在慢性腎病變患者體內，維持骨頭正常的生長速率必須有比較高濃度的副甲狀腺荷爾蒙。所以一般建議如果要預防無動力性骨病變的發生，就應該將副甲狀腺荷爾蒙的濃度維持在正常值的 2～3 倍。

骨軟化病的成因則比較可能是維生素 D 缺乏或鋁中毒。這類病人的類骨質形成會增加，但是骨頭礦化 (mineralization) 過程卻不完全，造成了過量未礦化類骨質 (unmineralized osteoid) 的堆積，在骨組織切片上會出現無鈣化骨組織 (uncalcified bone)。礦化的缺陷發生在小孩子身上會造成佝僂症 (rickets)，發生在大人身上就是骨軟化病。

第二十三章　慢性腎臟病與骨病變

很多因子都可以影響腎性骨病變（表 23-1），不同的腎性骨病變之間也可能互相轉換。混合性骨病變最常見的原因則是次發性副甲狀腺亢進合併鋁中毒 [6]。

表 23-1　影響腎性骨病變分類常見因子

長期的鋁劑接觸
長期使用類固醇 (腎移植，或腎間質疾病)
副甲狀腺切除
活性維生素 D 治療
β_2 微球蛋白類澱粉症
代謝性酸中毒
因過度限磷或使用磷結合劑所造成的低血磷

三、腎性骨病變的症狀與診斷

高週轉率腎性骨病變最初的症狀常以皮膚癢來表現，其他常見的臨床症狀還包括骨骼酸痛、肌肉無力、骨折和異位性軟組織鈣化等。有嚴重皮膚癢的病人，血磷值通常很高，也常合併有很高的鈣磷乘積值 (Ca × P) 和很高濃度的副甲狀腺荷爾蒙。但是血鈣值卻不一定是偏高的。異位性軟組織鈣化 (metastatic calcification) 也常發生在鈣磷乘積值很高的病人身上，好發的位置是在鄰近關節處，但是心肌和血管也可見到鈣化的現象。骨頭疼痛和近端肌肉無力的情形也可能接踵發生，主要是在負重的關節處，特別是在下肢髖、膝關節和腳跟處。血管的鈣化常由 X 光片檢查發現，在透析兒童患者不常發生，但是在 40 歲以後的長期透析患者發生情形卻很普遍，發生率大約在 3%～38%，而且與其透析時間長短有關。有 1% 左右的透析病人有冠狀動脈鈣化的現象，大約是正常人的 7 倍。當鈣磷乘積值大於 70 mg^2/dl^2 時，發生軟組織鈣化的機率會大幅提高；而鈣磷乘積值小於 50 mg^2/dl^2 時，就很少會發生軟組織鈣化的現象。至於骨折的發生情形，其實高週轉率腎性骨病變並不像低週轉率腎性骨病變那麼頻繁 [7]。

發生在高週轉率腎性骨病變的症狀，一樣可能發生在低週轉率腎性骨病變。但是在低週轉率腎性骨病變的病人身上，肌肉無力的情形會更加常見和嚴重。病人常會肌肉萎縮到無法站立和行走，而且骨頭疼痛的情形也更加惡化；骨折的情形更頻繁且嚴重。低週轉率腎性骨病變的病人常常在沒有創傷的病史時，就會發生肋骨骨折或小骨折。

傳統放射線 X 光攝影對於腎性骨病變的診斷幫助有限。通常對於診斷嚴重的周邊血管鈣化和 β_2 類澱粉沉著 (amyloid deposit) 的關節病變很有幫助。在長期透析病人身上，常在 X 光片上發現囊性骨病變 (cystic bone lesions)，特別是股骨頭、肱骨、腕骨、脛骨和恥骨聯合等處關節。如果病人同時抱怨肩膀疼痛，就必須把 β_2 類澱粉沉著的關

節病變列入鑑別診斷，發生機率通常高於副甲狀腺亢進所造成的高週轉率腎性骨病變，磁振造影 (magnetic resonance imaging, MRI) 檢查也可以進一步鑑別此種類澱粉沉著的關節疾病。

血中鈣、磷的值對於區分高或低週轉率骨病變並無特別的幫助，兩者都可能發生高鈣或高磷的情形。鹼性磷酸酶 (alkaline phosphatase) 與骨中的造骨細胞有很好的關聯性。鹼性磷酸酶大於兩倍正常值時，低週轉率骨病變的可能性就很低，換言之，當鹼性磷酸酶正常時，高週轉率骨病變的情形也很少見。Intact PTH (iPTH) 值或 amino-terminal PTH 值似乎比較能反應出慢性腎臟病患者副甲狀腺的真實狀態。一般建議使用 iPTH 來評估副甲狀腺的功能。大於三倍正常值的 iPTH 通常反應病人可能有副甲狀腺亢進的情形；反之，當 iPTH 值是在正常值或正常值下限時，就比較可能是低週轉率的骨病變。某些情形還可以進一步安排病人做副甲狀腺刺激試驗，方法是使用無鈣透析液進行血液，觀察透析前一小時和透析後，血中 iPTH 值的變化，假如 iPTH 無法上升，就要懷疑是鋁中毒造成的低週轉率骨病變 [8,9]。

骨切片 (iliac crest bone biopsy with double tetracycline labeling) 檢查是決定腎性骨病變分類最準確的檢查方法。但是臨床上大部分的狀況並不一定需要骨切片檢查。通常在下列狀況時，才建議實施骨切片檢查：

1. 有輕微外傷或非創傷造成的骨折 (病理性骨折)。
2. Intact PTH 濃度介於 100 ~ 500 pg/ml 的第 5 期慢性腎臟病患者，伴隨有無法解釋的高血鈣，嚴重骨痛或異常高的鹼性磷酸酶值。
3. 臨床上有明顯過量的鋁接觸史或症狀，懷疑有鋁中毒的病人。

一般而言，骨組織切片可分成下列幾項變化：輕度、中度、重度副甲狀腺亢進骨病變、混合性骨病變、骨軟化病或無動力性骨病變。然而鋁金屬組織染色可以正確地診斷是否有鋁中毒造成的骨病變。

此外，有骨折或有骨質疏鬆 (osteoporosis) 危險因子的病人，應該使用 dual energy X ray absorptionetry (DEXA) 的方法檢測骨質密度 (bone mineral density, BMD) [10]。

四、腎性骨病變的治療

多數的研究顯示高週轉率骨病變合併次發性副甲狀腺機能亢進，包括纖維性骨炎和混合性腎骨病變，其 iPTH 值都超過 400 pg/ml。血清磷值和 iPTH 值超過目標值，就應該限制食物中磷的攝取，每天磷的攝取量應該限制在 800 ~ 1,000 mg。接受限磷飲食的患者，應該每個月都追蹤檢查血清磷值。而且，第 3 期慢性腎臟病的患者，每年都應該檢查血清鈣、磷值和 iPTH 值。第 4、5 期慢性腎臟病的患者，則應該每三個月檢查血清鈣、磷值和 iPTH 值，如表 23-2 [10,11]。

表 23-2　慢性腎臟病患者建議追蹤檢查的頻率

	第 3 期	第 4 期	第 5 期 (含透析)	使用維生素 D3	接受限磷飲食
血鈣	每年	每三個月	每三個月	前三個月每個月測一次，之後改每三個月一次	—
血磷	每年	每三個月	每三個月	前三個月每個月測一次，之後改每三個月一次	每個月
副甲狀腺素	每年	每三個月	每三個月	每三個月	—

　　血清磷的目標值，在第 3、4 期慢性腎臟病患者是 2.7～4.6 mg/dl。第 5 期慢性腎臟病的患者血清磷值常會偏高，強烈建議應該維持在 3.5～5.5 mg/dl。至於 iPTH 的目標值，在第 3 期慢性腎臟病患者是 35～70 pg/ml，第 4 期慢性腎臟病患者，iPTH 的目標值是 70～110 pg/ml，至於第 5 期慢性腎臟病 (含透析) 的患者，iPTH 的目標值是 150～300 pg/ml (表 23-3) [11]。

表 23-3　慢性腎臟病患者血清鈣、磷、鈣磷乘積和副甲狀腺素的目標值

	第 3 期	第 4 期	第 5 期 (含透析)
血鈣 (mg/dl)	8.4～10.2	8.4～10.2	8.4～9.5
血磷 (mg/dl)	2.7～4.6	2.7～4.6	3.5～5.5
鈣磷乘積	< 55	< 55	< 55
副甲狀腺素 (pg/ml)	35～70	70～110	150～300

　　假如限磷飲食無法達成上述目標時，就應該使用磷結合劑 (phosphate binder) 來降低血磷。因為根據研究結果顯示，當長期透析患者血清磷值大於 6.5 mg/dl 時，死亡率會比血清磷值正常者多出 27%。原因是長期高血磷會有多種併發症：包括次發性副甲狀腺機能亢進症、腎性骨病變、軟組織鈣化等。由於磷酸鹽是由飲食從小腸被吸收到人體，所以飲食控制是降低血磷值的最基本方法。透析也是另外一種降低血磷值的方法。但不論是使用飲食控制或是透析，大部分的病患 (90～95%) 仍必須服用磷結合劑來控制高磷血症。第一線使用，也是最常使用的磷結合劑就是含鈣的磷結合劑，包括碳酸鈣和醋酸鈣。然而，服用大量的碳酸鈣或醋酸鈣當磷結合劑，所引發的一個重要問題是血液中鈣的濃度增加，甚至產生了高血鈣症，亦即血鈣值高於 10.5 mg/dl。目前我國長期透析病患中，每五個人就有一人有高血鈣症 [12]。長期高血鈣將會增加血管鈣化和心血管疾病的危險率，例如心肺衰竭、心肌梗塞、心絞痛、心律不整，甚至減少末期腎病變病患者的存活率。所以高血鈣副作用及心血管或軟組織的鈣化已造成使用含鈣的磷結合劑的限制，並且是激發世界各地的學者尋找新一代磷結合劑的重要原因。

服用含鈣的磷結合劑的正確方法，是將每顆鈣片分成 4～5 小塊以上，每吃一、二口食物即配上一小塊一起咬碎吃下，當飯或食物吃完，鈣片也剛好吃完。如此，磷結合劑與食物均勻混合，達到將磷結合的最大效果；如果嫌碳酸鈣不好吃或醋酸鈣太苦，則可以改成吃一、二口食物，吞一小塊磷結合劑，也可以達到同樣目的。磷結合劑的使用也應該隨著所吃下的食物量來增減才對。通常磷結合劑的劑量增減，每餐以增減半顆為原則，這樣才不致於血中磷濃度起伏太大。每次更改磷結合劑劑量一週後，應該再覆檢血中的鈣、磷值，以便確定調整後的劑量是否合適。此外，磷結合劑還可能會影響其他藥物的吸收，或造成便秘、腹脹等症狀。

　　使用含鈣的磷結合劑時應該注意每日元素鈣的攝取不應超過 1,500 mg，包含食物時，每日元素鈣的攝取也不應該超過 2,000 mg。接受規則透析的病患，如果連續兩次檢查，血鈣值 (校正後) 超過 10.2 mg/dl 或血中 iPTH 值小於 150 pg/dl 時，含鈣的磷結合劑就應該停用。當血磷值大於 7.0 mg/dl 時，可以短期使用含鋁的磷結合劑 (如：鋁氫氧化物)，但是不能連續使用超過四週，因為此類藥物可能導致鋁中毒，造成骨病變、貧血和老年失智症類似的腦神經病變，所以在很多先進國家都已經禁止使用。如果使用四週的含鋁的磷結合劑，仍然無法控制高血磷，就應該改用不含鋁也不含鈣的磷結合劑，如 Renagel 和 Fosrenol。必要時還應該考慮增加透析的頻率。事實上，如果透析病患有血管或軟組織鈣化的現象，就應該避免使用含鈣的磷結合劑，而直接選用 Renagel 或 Fosrenol。如果透析病患無法單純使用含鈣的磷結合劑或不含鋁也不含鈣的磷結合劑，當血磷值控制在 5.5 mg/dl 以下時，就應該同時併用這兩種磷結合劑 [13,14]。

　　新一代的磷結合劑就是不含鈣、不含鋁、也不含鎂的磷結合劑，目前在台灣上市的有兩種：Renagel 和 Fosrenol。1998 年美國食品衛生檢驗局 (Food and Drug Administration, FDA) 核准上市的 Renagel (sevelamer hydrochloride，磷能解)，就是不含鋁、不含鈣、也不含任何金屬成分的聚分子化合物，病人在三餐同時與 Renagel 併服，Renagel 就能以類似樹脂交換離子的方式吸附腸道中的磷酸，結合後再由糞便排出體外。由於 Renagel 的成分不會被人體吸收，所以安全性很高，可以有效控制血磷值，還可以降低膽固醇，而且不會導致高血鈣症等副作用。Renagel 的使用禁忌，主要是對低血磷、大腸阻塞、以及對該藥成分會過敏的患者 [15]。

　　福斯利諾 (Fosrenol, Lanthanum carbonate) 是在美國 FDA 及歐盟 Europe, the Middle East and Africa (EMEA) 新通過的一種不含鈣、不含鋁的磷結合劑，可用來治療高磷酸血症的病患。此種藥物相當特殊，是以稀有金屬「鑭」(lanthanum) 為基礎的磷結合劑，在胃中的酸性環境下就可以發揮很強的磷結合效果。因為鑭不會通過血腦障壁 (blood-brain-barrier, BBB) 進入中樞神經系統，所以不會有如像鋁中毒導致腦部認知功能的嚴重受損。福斯利諾結合力很強，服用顆數比傳統磷結合劑顆數少，一餐只需服用一顆，大大減低腎友吞藥的負擔。

第二十三章　慢性腎臟病與骨病變

目前尚有「檸檬酸鐵」是由旅美醫師、密西根大學內科教授許振興研發，其中的鐵質可與食物中的磷結合，避免腎病患者的磷沈積，已在國內新光醫院及美國六家醫學中心，完成臨床試驗。如果能在未來順利上市，將可提供病人另一種藥物選擇。

另一方面對於病人血鈣的控制，在第 3、4 期慢性腎臟病患者，最好能維持正常的血鈣濃度，而且鈣磷乘積值應該維持在 55 mg^2/dl^2 以下。在第 5 期慢性腎臟病患者，比較常發生高血鈣的情況，通常建議保持在較低的血鈣值 (8.4～9.5 mg/dl)。一旦血鈣值大於 10.2 mg/dl 時，就改用不含鈣的磷結合劑，如 Renagel 或 Fosrenol，並且暫停或減量使用活性維生素 D，甚至考慮改用低鈣透析 (1.5～2.0 mEq/L) 2～3 週。

鈣磷乘積值和血磷值是決定是否會發生異位性軟組織鈣化的關鍵，如果軟體組織鈣化發生在心臟和血管，死亡率就會大幅上升。根據 1998 年 Block 等人在 American Journal of Kidney Diseases 發表的報告顯示，血磷值大於 6.5 mg/dl 的患者，死亡率會上升 27%。而且，鈣磷乘積值大於 65 mg^2/dl^2 的患者，死亡率則會上升 34%。事實上，透析患者的死後解剖研究也發現，高達 60% 的患者有心臟血管鈣化的現象。甚至鈣磷乘積值維持在 55～60 mg^2/dl^2 之間的患者，也會有僧帽瓣鈣化的現象。總之，鈣磷乘積值越高，心臟血管死亡率就越高。因此，慢性腎臟病患者的鈣磷乘積值還是維持在 55 mg^2/dl^2 以下才比較安全。

當慢性腎臟病患者無法有效控制 iPTH 到目標值時，應該抽血檢查血清 25-hydroxyvitamin D 值。如果血清 25-hydroxyvitamin D 值低於 30 ng/ml，就應該使用維生素 D2 (ergocalciferol) 來治療。如果血清 25-hydroxyvitamin D 值大於 30 ng/ml，而且 iPTH 值大於 300 pg/ml 時，就應該使用維他命 D 的衍生物來治療，像活性維他命 D3 即 Calcitriol，或維他命 D3 衍生物 alfacalcidol，可以口服或注射方式為之；或是使用植物性的維他命 D2 的衍生物 paricalcidol (zemplar) 也有效。Zemplar 的使用一般比較不影響血磷及血鈣的變化，並且能更有效控制次發性副甲狀腺機能亢進。但是，使用前必須確認血鈣值小於 9.5 mg/dl 和血磷值小於 4.6 mg/dl。而且，使用活性維生素 D3 時，前三個月必須每個月監測血鈣和血磷值，之後改為每三個月監測一次。iPTH 也是每三個月監測一次。如果病患的腎功能持續惡化、無法定期回診、血鈣值超過 9.5 mg/dl、血磷值超過 4.6 mg/dl、或是 iPTH 值回到目標值以下，就應該停止使用活化維生素 D3。等到血鈣值小於 9.5 mg/dl、血磷值小於 4.6 mg/dl、或是 iPTH 值再度超過目標值時，才以原先一半的劑量再開始使用活性維生素 D3 [16,17]。

腎骨病變的治療，必須同時控制副甲狀腺素、血鈣值與血磷值。傳統治療的困境，在於控制副甲狀腺素的同時，可能無法兼顧血鈣值與血磷值。維他命 D 衍生物雖然降低副甲狀腺功能，卻會增加血鈣質、血磷值，長期導致軟組織與心血管鈣化。因此病患的血鈣值和血磷值如果超過目標值，應該考慮改用維生素衍生物，如：paricalcitol 或 doxercalciferol 等。因為副甲狀腺細胞表面的鈣感受體 (calcium sensing receptor) 可

以感應出微量血鈣值變化，擬鈣素 (calcimimetics) 如 Cinacalcet 可以增加鈣接受器對於細胞外鈣離子的敏感度，也可以在不增加血鈣及血磷的情形下，抑制副甲狀腺素的分泌。

輕度到中度副甲狀腺機能亢進時，iPTH 值介於 300～600 pg/ml 之間，可以使用口服活性維生素 D3，每週三次，每次 0.5～2.0 μg。睡前空腹口服活化維生素 D3 可以減少高血鈣或高血磷的發生。維生素 D3 治療期間，如果追蹤的 iPTH 值小於 150 pg/ml，就應該立即停止使用維生素 D3。中度到重度副甲狀腺機能亢進時，iPTH 值介於 600～1,200 pg/ml，可以使用注射的活性維生素 D3，每週三次，每次 2.0～4.0 μg。也可以使用其他維生素 D 的衍生物 (如：paricalcitol 或 doxercalciferol)，以減少高血鈣或高血磷的發生。事實上，注射劑型活化維生素 D3 的效果確實比口服的效果好很多，但是費用比較高。重度到極重度副甲狀腺機能亢進時，iPTH 值介於 1,200～1,800 pg/ml，則應該使用每週 2～3 次注射活化維生素 D3，每次 4.0～6.0 μg。然而 iPTH 值超過 1,800 pg/ml 的極重度副甲狀腺機能亢進，則除了注射每週 2～3 次每次 6.0～8.0 μg 活化維生素 D3 之外，還要可考慮局部副甲狀腺酒精注射治療或手術切除副甲狀腺。

在使用活化維生素 D3 治療時，至少每三個月必須檢查血鈣和血磷值一次，而且要特別注意維持鈣磷乘積值必須在 60 mg^2/dl^2 以下，才能預防組織血管鈣化發生，如果鈣磷乘積值超過 65 mg^2/dl^2，就必須暫時停止服用活化維生素 D3 和鈣片一週，直到鈣磷乘積值降低到 60 mg^2/dl^2 以下，才可以再重新給藥 (圖 23-2) [10]。

其實高血磷本身就會直接刺激副甲狀腺細胞增生及分泌，使副甲狀腺素基因表現增加，因此高血磷比低血鈣更容易引起副甲狀腺機能亢進。副甲狀腺素分泌升高的同時，也會直接刺激副甲狀腺細胞增生，使得的維生素 D3 接受器減少，因此副甲狀腺素高於 1,500 pg/ml 以上時，往往無法以活性維生素 D3 其似物加以治療。如果有任何一粒副甲狀腺大於 1 cm、或 0.5 cm^3、或 0.5 g、或副甲狀腺有血管供應血液時，就代表副甲狀腺可能已經有結節狀增生 (nodular hyperplasia)，此時就不容易用活性維生素 D3 治療了。副甲狀腺功能亢進是慢性腎病中很常碰到的併發症。治療的原則包括限制磷的攝取，使用磷結合劑，矯正低血鈣，使用維生素 D 製劑。雖然大部分病人可以得到適當的控制，但失敗的情形亦常見，此時，副甲狀腺切除是另外可考慮的方式。當 iPTH 值持續大於 800 pg/ml，而且合併有高血鈣和高血磷，但是使用內科方法治療失敗時，就可以考慮副甲狀腺切除手術。但是，如果病人同時有高 iPTH 值，又懷疑鋁中毒時，必須在進行副甲狀腺切除手術之前，先排除鋁中毒的可能性。因為副甲狀腺切除手術會造成鋁更容易沉積，進而加重腎性骨病變。

在病人進行副甲狀腺切除手術之後的 48～72 小時內，應該每隔 4～6 小時密切地追蹤血鈣值的變化。當血鈣值低於 7.2 mg/dl 時，就應該開始注射葡萄糖酸鈣 (Calcium gluconate) 1～2 mg/kg/hr 治療。每支 10 ml 的葡萄糖酸鈣總共含有 90 mg 的元素鈣。當

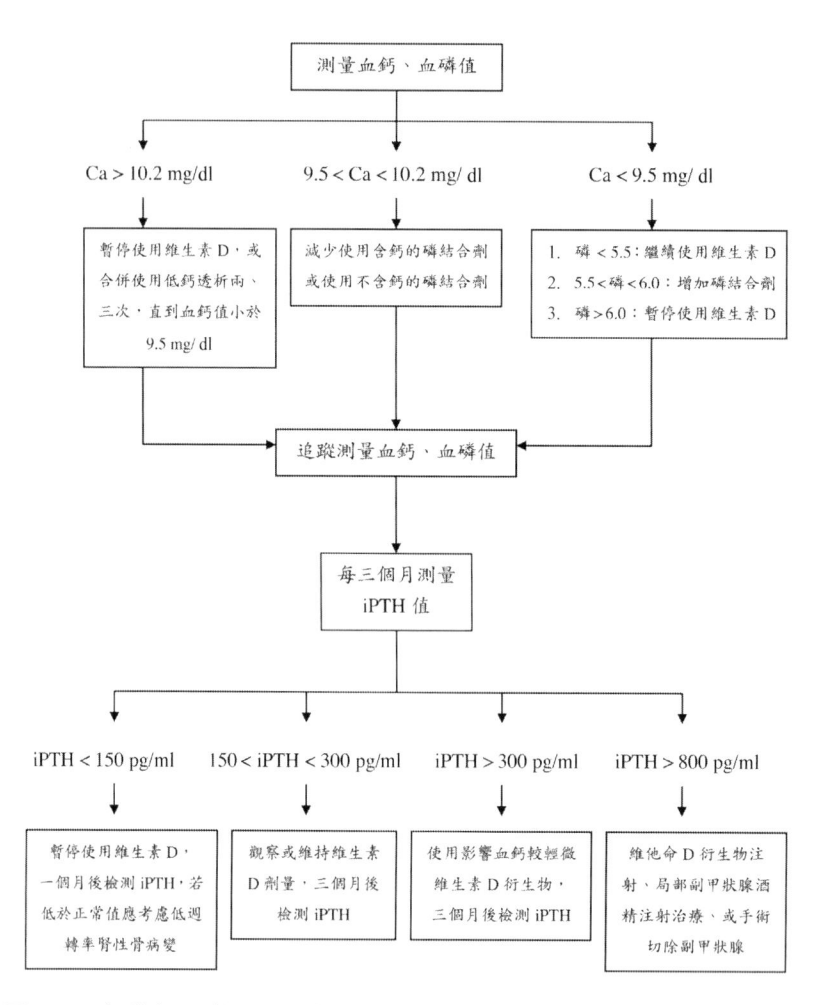

```
                    ┌──────────────┐
                    │ 測量血鈣、血磷值 │
                    └──────┬───────┘
          ┌────────────────┼────────────────┐
   Ca > 10.2 mg/dl   9.5 < Ca < 10.2 mg/dl   Ca < 9.5 mg/dl
          │                │                │
┌──────────────┐  ┌──────────────┐  ┌────────────────────┐
│ 暫停使用維生素D，│  │ 減少使用含鈣的 │  │ 1. 磷 < 5.5：繼續使用維生素D │
│ 或合併使用低鈣  │  │ 磷結合劑或使用 │  │ 2. 5.5<磷<6.0：增加磷結合劑 │
│ 透析兩、三次，  │  │ 不含鈣的磷結合劑│  │ 3. 磷>6.0：暫停使用維生素D │
│ 直到血鈣值小於  │  └──────────────┘  └────────────────────┘
│ 9.5 mg/dl    │
└──────────────┘
```

圖 23-2　根據鈣、磷和副甲狀腺素值調整磷結合劑與活性維生素 D 之使用

病人可以使用口服藥物時，可以合併使用每天三次 1～2 g 碳酸鈣和活性維生素 D3 每天 0.5～2.0 μg 來治療低血鈣。

其他血鈣值偏低的病人，如果 iPTH 值偏高、或出現皮膚感覺異常、Chvostek's 和 Trousseau's signs、支氣管痙攣、喉管痙攣、手足搐搦、或癲癇發作時，就應該接受鈣質、甚至口服活性維生素 D3 的補充。

近年來的統計發現，高週轉率骨病變的發生率正逐漸減少，反而是低週轉率骨病變有越來越多的傾向。屬於低週轉率骨病變的骨軟化病就經常是由於鋁鹽堆積於骨表面，妨害了正常骨質的形成。但是近年來鋁製劑已經減少很多，鋁中毒造成的骨軟化病已經大幅改善。但是如果病患仍然發生骨軟化病，就應該考慮是否先前有腎小管病變 (renal tubular acidosis) 造成的磷流失或維生素 D 缺乏。因此，一般處理骨軟化病時，首先就是預防鋁中毒，並且避免使用含鋁的製劑，如果服用鋁製劑

時也應避免同時服用檸檬酸鹽 (citrate salts)。如果骨軟化病是因為維生素 D 缺乏和低血磷造成的，就應該要儘速補充。每年還應定期追蹤血鋁濃度，正常值應低於 20 μg/L。當血鋁濃度達到 60～200 μg/L 時，如果有疑似鋁中毒的症狀，或是在病人打算接受副甲狀腺切除手術前，可以先做 deferoxamine (DFO) 試驗。DFO 試驗的方法是在血液透析最後一小時注射 5 mg 的 DFO，在兩天後透析之前抽血檢查血鋁濃度，如果血鋁濃度上升超過 50 μg/L，就可以診斷為鋁中毒。但是在血鋁濃度超過 200 μg/L 時，也不宜進行 DFO 試驗，以免引起神經毒性。不過，鋁中毒最標準的診斷方法仍然是骨切片檢查。一旦證實有鋁中毒造成的骨病變時，就應該降低透析液中鋁濃度到 5 μg/L 以下，同時使用 deferoxamine 來治療。至於無動力性骨病變，如果是因為過量使用活性維生素 D 造成的，就應該盡速減少或停止使用含鈣的磷結合劑和維生素 D，使血清中 iPTH 值回升，進而增加骨頭的代謝轉換率 [18,19]。

代謝性酸中毒也會影響腎骨病變。隨著慢性腎臟病的病程惡化，血中 HCO_3 值逐漸降低。當腎絲球過濾率低於 30 ml/min 時，明顯的代謝性酸化現象會出現在大部分的病人身上。這種慢性代謝性酸中毒也會造成骨頭礦物離子成分的改變。細胞功能在此時也會受到不好的影響，譬如：造骨細胞和基質基因表現受到抑制，但是蝕骨細胞活性卻增加。另外，生長激素 (insulin-like growth factors, IGF-1) 對骨頭的成長也會因為長期酸化的環境，而導致功能不良。然而近端腎小管受到酸化環境的影響，也會使 1,25 $(OH)_2$ 維生素 D3 的製造減少，此時食物中鈣質的吸收也很有限。骨折是經常會發生的併發症，然而小孩子生長曲線也會遲緩。整體而言，慢性代謝酸中毒，對腎性骨病變有著一定程度的影響。對於第 3～5 期的慢性腎臟病患者，都應該定期追蹤血中 HCO_3 濃度，通常建議血中 HCO_3 必須維持大於 22 mEq/L。必要時，還可以使用鹼鹽 ($NaHCO_3$) 來補充處理 [20]。

參考文獻

1. Sherrard DJ, Hercz G, Pei Y, Maloney NA, Greenwood C, Manuel A: The spectrum of bone disease in end-stage renal failure -- an evolving disorder. Kidney Int 1993; 43: 436-42.

2. Martin KJ, Gonzalez EA: Strategies to minimize bone disease in renal failure. Am J Kidney Dis 2001; 38: 1430-6.

3. Llach F, Forero FV: Secondary hyperparathyroidism in chronic renal failure: pathogenic and clinical aspects. Am J Kidney Dis 2001; 38: 20-33.

4. Martinez I, Saracho R, Montenegro L, Llach F: A deficit of calcitriol may not be the initial factor in the pathogenesis of secondary hyperparathyroidism. Nephrol Dial Transplant 1996; 11: 22-8.

5. Slausky IB, Goodman WG: Adynamic renal osteodystrophy: is there a problem. J Am Soc Nephrol 2001; 12: 1978-85.
6. Hruska KA, Teitelbaum SL: Renal osteodystrophy. N Engl J Med 1995; 333: 166-74.
7. Block GA, Klassen PS, Lazarus JM, Ofsthun N, Lowrie EG, Chertow GM: Mineral metabolism, mortality, and morbidity in maintenance hemodialysis. J Am Soc Nephrol 2004; 15: 2208-18.
8. Goodman WG: The evolution of assays for parathyroid hormone. Semin Dial 2005; 18: 296-301.
9. Lindberg JS: Calcimimetics: a new tool for management of hyperparathyroidism and renal osteodystrophy in patients with chronic kidney disease. Kidney Int Suppl 2005; 95: S33-6.
10. Moe S, Drueke T, Cunningham J, et al: Definition, evaluation, and classification of renal osteodystrophy: a position statement from Kidney Disease: Improving Global Outcomes (KDIGO). Kidney Int 2006; 69: 1945-53.
11. National Kidney Foundation: K/DOQI clinical practice guidelines for bone metabolism and disease in chronic kidney disease. Am J Kidney Dis 2003; 42(Suppl 3): S1-201.
12. 黃尚志，楊五常，陳秀熙：台灣地區八十八至八十九年度透析評估工作報告，Acta Nephrologica 2000；14：139-228。
13. Noordzij M, Korevaar JC, Boeschoten EW, et al: The Kidney Disease Outcomes Quality Initiative (K/DOQI) guideline for bone metabolism and disease in CKD: association with mortality in dialysis patients. Am J Kidney Dis 2005; 46: 925-32.
14. Nolan CR: Phosphate binder therapy for attainment of K/DOQI bone metabolism guidelines. Kidney Int Suppl 2005; 96: S7-14.
15. Chertow GM, Burke SK, Dillon M, et al: Long-term effects of sevelamer hydrochloride on the calcium? Phosphate product and lipid profile of hemodialysis patients. Nephrol Dial Transplant 1999; 14: 2907-14.
16. Hernandez JD, Wesseling K, Salusky IB: Role of parathyroid hormone and therapy with active vitamin D sterols in renal osteodystrophy. Semin Dial 2005; 18: 290-5.
17. Salusky IB: Are new vitamin D analogues in renal bone disease superior to calcitriol? Pediatr Nephrol 2005; 20: 393-8.
18. Coen G: Adynamic bone disease: an update and overview. J Nephrol 2005; 18: 117-22.
19. Levin A, Bakris GL, Molitch M, et al: Prevalence of abnormal serum vitamin D, PTH, calcium, and phosphorus in patients with chronic kidney disease: results of the study to evaluate early kidney disease. Kidney Int 2007; 71: 31-8.
20. Kraut JA, Kurtz I: Metabolic acidosis of CKD: diagnosis, clinical characteristics, and treatment. Am J Kidney Dis 2005; 45: 978-93.

第 24 章

慢性腎臟病患中鈣磷異常的流行病學

10.6140/AP.9789864371389.ch_024

林彥仲 [1,2]、陳錫賢 [1,2]、吳麥斯 [1,2]
[1] 臺北醫學大學附設醫院內科部腎臟內科
[2] 臺北醫學大學醫學系內科學科

一、前言

慢性腎臟病 (chronic kidney disease, CKD) 的死亡風險正快速新增中，全球名列第二，僅次於愛滋病 [1]。根據 2014 美國腎臟病資料庫 (United State Renal Data System, USRDS) 報告，洗腎患者發生率跟普及率，台灣名列世界第一。究竟台灣高的洗腎發生率從何而來？國家衛生研究院溫啟邦教授利用 462,293 位健康人的推估，CKD 發生率占 12% [2]，以台灣約每 8 人就有 1 人得到 CKD，65 歲以上老人甚至高達 35.7%，但只有 3.5% 的民眾警覺到腎臟病的危險，這項研究在 2008 年發表在 Lancet 雜誌之後，相關的醫療政策和衛教宣導不斷推出，希望提高民眾對 CKD 的認知。正說明了隨著全世界人口的老化，CKD 將會是 21 世紀人類所面對的重大挑戰，值得臨床醫師、流行病學專家、醫療政策規劃學者及衛生主管機關共同來努力。

二、慢性腎臟病—骨病變

慢性腎臟病—骨病變 (chronic kidney disease-mineral and bone disorder, CKD-MBD)，是 CKD 中重要的併發症之一，增加 CKD 病患的罹病率和死亡率，但副甲狀腺激素無法準確預估 CKD-MBD 的程度。研究指出，從 100 位透析病患的骨切片去分析，就算副甲狀腺激素正常的患者也有高達 88% 有骨頭週轉性問題 [3]，所以要配合其他因子，如鈣、磷或鹼性磷酸酶 (alkaline phosphate) 等數值做綜合判斷。但副甲狀腺激素仍是一個重要的 CKD-MBD 臨床指標。故美國國家腎臟基金會 (National Kidney Foundation) 在 2003 年發表的 Kidney Dialysis Outcome Quality Initiative (KDOQI) 準則，建議將 CKD 第 5 期接受透析治療病患的副甲狀腺激素控制在 150～300 pg/ml，2004 年加州大學利用北加州透析中心資料，共 40,538 位患者進行研究 18 個月，發現副甲狀腺激素在 600 pg/ml 以上才增加總死亡率 [4]，因此國際腎臟病學會 (International Society Nephrology) 在 2009 年的 Kidney Disease: Improving Global Outcomes (KDIGO) 準則，副甲狀腺激素標準放寬至 2～9 倍正常標準，約為 100～600 pg/ml [5]。另外副甲狀腺激素測定遇到的問題是偽陽性，因為國內外醫學中心大部分使用的是第二代的免疫螢光抗體染色方法 (immunometric) 可能會測定到具抑制副甲狀腺效果的 7-84 intact-PTH，但是第三代 bio-intact PTH 就只能測定 1-84 全長的副甲狀腺激素，不會驗到 7-84 PTH，唯根據最近的流行病學統計，全球大概只有 3.5% 的醫院有使用第三代的副甲狀腺激素測定方法 [6]，所以大多數仍是使用第二代測定，常會有高估的情況。

CKD-MBD 在腎病第 3 期，甚至在還沒觀察到高血磷之前，患者尿磷和血中 fibroblast growth factor 23 (FGF23) 就已經增加 [7]，但是 KDIGO 的治療準則對 CKD 第 3～5 期尚未洗腎的患者，並沒有建議副甲狀腺的控制標準，這是因腎功能的惡化，副

甲狀腺激素也增加,此時只反映了腎臟功能,無法顯示出骨病變的嚴重度,另外,將 CKD 患者的副甲狀腺降到正常範圍並沒有臨床效益,並不是一個很好的癒後指標。就如同最近發現利用 FGF23 的單株抗體,雖然減少了腎性骨病變,但卻增加了死亡率 [8]。

三、低週轉性骨病變

對透析患者而言,因為使用鋁片、含鈣的磷結合劑、維他命 D3、或長期使用高鈣 (3.5 mEq/L) 透析藥水,抑制副甲狀腺激素,造成副甲狀腺低下,此時骨頭進入低週轉性骨病變,容易骨折且高血鈣的發生,促成血管鈣化以及心血管疾病,這是 CKD 患最大的死亡風險。此外低週轉性骨病變,和老年、營養不良、糖尿病都有相關。故根據 2003 年 KDOQI 透析患者鈣磷控制標準,鈣要在 8.5 ~ 9.5 mg/dl、磷要在 3.5 ~ 5.5 mg/dl,但是 2009 年 Dialysis Outcomes and Practice Patterns Study (DOPPs) 一個橫跨歐美日大型的多中心、跨人種的流行病學研究發現,鈣介於 9.5 ~ 10.0 mg/dl,雖會增加心血管死亡率,但沒有統計學上顯著的意義,而磷跟死亡的風險相關性比較大,磷 5.0 以上即會增加死亡率 [9],所以在 2009 年 KDIGO 的準則當中,鈣放寬到 10.0 mg/dl,磷卻須嚴格控制到 5.0 mg/dl 以下。另外從 DOPPs 的經驗可以知道不同的副甲狀腺激素的標準可能有不同最合適的鈣磷標準,比如說不論血磷的高低為何,高血鈣對副甲狀腺激素亢進的病患,死亡率的影響較大 [9],根據台灣腎臟醫學會資料庫的分析,在副甲狀腺激素功能低下 iPTH < 150 mg/dl,且血鈣的數值大於 9.5 mg/dl 的洗腎族群,相較於副甲狀腺激素正常或偏高的族群,經過校正因子後,發現增加了 1.33 倍的死亡率 [10]。

四、血管鈣化

血管鈣化通常發生在血管兩處,內層 (intima) 和中層 (media),其中內層的血管鈣化跟動脈硬化 (atherosclerosis) 有關,影響到中大型動脈血管,CKD 病患據統計會比正常人增加二到五倍血管鈣化的機會 [11]。至於中層則大部分發生在 CKD 病患和糖尿病患身上,可以影響所有的血管,據統計 CKD 病患會增加高達 45 倍的中層血管鈣化的機會,則和動脈壁內的硬化 (arterial stiffness) 有關 [12],目前血管鈣化跟動脈硬化心血管疾病的相關機轉仍在進行研究當中。但在歐洲大型流行病學報告中,發現透析病患有心血管疾病的普及率高達 76%,血管鈣化也有 41.8%,糖尿病患只有 29.5%,國內台灣腎臟醫學會雜誌的報告中,透析病患糖尿病的發生率則高達 47.9% [13],雖然沒有血管鈣化的相關報告,相信可能會比國外更多才對,這也就是為什麼透析患者心血管疾病的發生率如此的高,血管鈣化將是一個值得注意的問題,所以在 2009 年的 KDIGO 指標

建議透析病患可以用腹部側躺 X 光或心臟超音波，可做為電子光束斷層掃描 (electron-beam computed tomography, EBCT) 測量鈣化指數 (calcification score) 的替代性選擇。

五、CKD 第 5 期長期透析病患鈣磷平衡的流行病學分析

根據台灣腎臟醫學會資料庫分析，從 2005 到 2012 年全台所有進行血液透析超過三個月的患者，扣掉身分證重複及曾經轉換到腹膜透析的患者，總共 95,569 位，平均年紀是 62 歲，平均追蹤時間長達 3.3 年。血鈣部分，發現 31,434 位 (32%) 患者平均血鈣濃度超過 9.5 mg/dl，其中 11% 超過 10.5 mg/dl；血磷部分，23,873 位 (24.9%) 患者平均血磷大於 5.5 mg/dl。對照歐洲 current management of secondary hyperparathyroidism: a multicenter observational study (COSMOS) [6]，3 年總共 4,500 位血液透析病患的研究來比較，國外大約 41.4% 病患血磷都無法控制在 5.5 之內，國內只有 24.9%，血磷相對控制較好。而死亡預後的分析，經過校正之後，發現血鈣大於 9.5 mg/dl，或血磷大於 5.5 mg/dl 則死亡率開始上升，這一點和國外 DOPPs 研究相類似。至於副甲狀腺，國內平均小於 150 pg/ml 有 43,084 人 (45%)，但是在 COSMOS 只有 36.5%，代表國內血液透析患者副甲狀腺激素低下的問題較為嚴重，是否為高鈣 (3.5 mEq/L) 藥水的浮濫使用不得而知。腹膜透析方面，只有 33% 的腹膜透析患者有副甲狀腺激素低下的問題，經過校正，發現死亡風險有意義的增加了 1.2 ~ 1.8 倍，同期約只有 6% 有副甲狀腺激素過高 (iPTH > 600 pg/ml) 的問題，卻不會增加死亡風險 (hazard ratio, HR = 0.94；95% 信賴區間 0.81 ~ 1.17)，顯示對台灣腹膜透析患者來說，副甲狀腺激素低下造成的危害更顯著，另外副甲狀腺激素大於 300 pg/ml 者，病患較為年輕 (約少平均年齡 5 歲)，生存分析發現，5 年的存活率約有 7 成 5，反之副甲狀腺激素小於 150 pg/ml 者，平均較年老 (約多平均年齡 3 歲)，5 年存活率只有 5 成。

六、結論

CKD-MBD 是 CKD 病患中尤其是透析患者產生的重要併發症之一，會影響 CKD 病患的生活品質及增加死亡風險，建議將透析患者的血鈣、血磷、副甲狀腺激素控制在適當的範圍之內，流行病學研究中可以減少 CKD 病患死亡率。此外，血管鈣化更多證據指出是心血管疾病可能的參與因子，而低週轉性骨病變已知會增加血管鈣化的機會，在台灣，透析患者的副甲狀腺激素低下較歐美更為普遍，糖尿病的機會也較大，也值得繼續研究。

參考文獻

1. Jha V, Garcia-Garcia G, Iseki K, et al: Chronic kidney disease: global dimension and perspectives. Lancet 2013; 382: 260-72.
2. Wen CP, Cheng TY, Tsai MK, et al: All-cause mortality attributable to chronic kidney disease: a prospective cohort study based on 462 293 adults in Taiwan. Lancet 2008; 371: 2173-82.
3. Barreto FC, Barreto DV, Moysés RM, et al: K/DOQI-recommended intact PTH levels do not prevent low-turnover bone disease in hemodialysis patients. Kidney Int 2008; 73: 771-7.
4. Stevens LA, Djurdjev O, Cardew S, Cameron EC, Levin A: Calcium, phosphate, and parathyroid hormone levels in combination and as a function of dialysis duration predict mortality: evidence for the complexity of the association between mineral metabolism and outcomes. J Am Soc Nephrol 2004; 15: 770-9.
5. Kidney Disease: Improving Global Outcomes (KDIGO) CKD-MBD Work Group: KDIGO clinical practice guideline for the diagnosis, evaluation, prevention, and treatment of chronic kidney disease-mineral and bone disorder (CKD-MBD). Kidney Int Suppl 2009; 113: S1-130.
6. Fernández-Martín JL, Carrero JJ, Benedik M, et al: COSMOS: the dialysis scenario of CKD-MBD in Europe. Nephrol Dial Transplant 2013; 28: 1922-35.
7. Fliser D, Kollerits B, Neyer U, et al: Fibroblast growth factor 23 (FGF23) predicts progression of chronic kidney disease: the Mild to Moderate Kidney Disease (MMKD) Study. J Am Soc Nephrol 2007; 18: 2600-8.
8. Shalhoub V, Shatzen EM, Ward SC, et al: FGF23 neutralization improves chronic kidney disease-associated hyperparathyroidism yet increases mortality. J Clin Invest 2012; 122: 2543-53.
9. Tentori F, Blayney MJ, Albert JM, et al: Mortality risk for dialysis patients with different levels of serum calcium, phosphorus, and PTH: the Dialysis Outcomes and Practice Patterns Study (DOPPS). Am J Kidney Dis 2008; 52: 519-30.
10. Lin YC, Lin YC, Hsu CY, et al: Effect modifying role of serum calcium on mortality-predictability of PTH and alkaline phosphatase in hemodialysis patients: an investigation using data from the Taiwan Renal Registry Data System from 2005 to 2012. PLoS One 2015; 10: e0129737.
11. O'Neill WC, Lomashvili KA: Recent progress in the treatment of vascular calcification. Kidney Int 2010; 78: 1232-9.
12. Raggi P, Bellasi A, Ferramosca E, Islam T, Muntner P, Block GA: Association of pulse wave velocity with vascular and valvular calcification in hemodialysis patients. Kidney Int 2007; 71: 802-7.
13. Lin YC, Hsu CY, Kao CC, et al: Incidence and prevalence of ESRD in Taiwan Renal Registry Data System (TWRDS): 2005-2012. Acta Nephrologica 2014; 28: 65-8.

第 25 章

慢性腎臟病之高血磷與降磷素失調

10.6140/AP.9789864371389.ch_025

林彥仲、林志慶
臺北榮民總醫院內科部腎臟科

本文修改自林彥仲，林志慶：慢性腎臟病之高血磷與降磷素失調，腎臟與透析 2008；20：137-40。

一、慢性腎臟病患高血磷的原因

高血磷是最常發生也是最嚴重的問題，特別是透析患者，據統計高達 50% 有高血磷的情況，而血磷超過 5.5 mg/dl，病患的死亡率開始增加。高血磷跟飲食有極密切關係，所幸目前已經有很好的降磷口服藥物可以控制，此外有人研究每日夜間透析與傳統每週三次透析 [1]，發現每日夜間透析病患每週移除的磷大約是傳統的兩倍，每日透析患者從食物穫得磷比較多，但血磷值仍比傳統穩定 (4.0 mg/dl vs. 6.5 mg/dl)，所以有些專家意見認為高血磷可能是透析不足引起的。

二、慢性腎臟病患血磷調控的病理機轉 [2]

隨著腎功能的逐漸喪失，$1,25(OH)_2D_3$ 分泌減少，進而從腸胃道吸收的鈣減少，血鈣降低增加副甲狀腺激素 (parathyroid hormone, PTH) 的釋放，在近端腎小管上的 Na/Pi cotransporter 上受到 PTH 抑制作用使得磷無法重吸收回身體內，經由尿液排泄，而 $1,25(OH)_2D_3$ 作用正好相反 [3]，PTH 在腎臟又可增加 1α-hydroxylase 活性與 $1,25(OH)_2D_3$，可使身體鈣磷維持平衡，PTH 作用在骨頭可增加鈣磷的釋放，所付出的代價是骨頭 turnover 增加，且隨著腎功能更惡化，這種代價也逐漸失效，而且副甲狀腺會進一步肥大或增生，造成續發性副甲狀腺增生和腎性骨病變。

三、慢性腎臟病患高血磷的臨床表現

高血磷會引起軟組織鈣化，之前的研究顯示血中鈣磷乘積值跟鈣化程度相關，且高血磷直接會作用在副甲狀腺上，造成腎性骨病變，或是尿毒性小動脈鈣化病變症 (calcific uremic arteriolopathy, CUA)；就算是年輕的透析患者，使用 electron-beam computed tomography (EBCT) 來偵測鈣化分數，發現兩年內也會增加了兩倍，此類病患大多患有高血磷症與繼發性副甲狀腺亢進，此一病症在台灣並非罕見，可能是因為臨床醫師診斷經驗不足，而低估其發生率。

四、在高血磷與副甲狀腺活化的關係

高血磷可以直接刺激副甲狀腺增生與分泌，不論在體內或體外實驗已經獲得證實；在慢性腎臟病或腎衰竭的動物實驗使用限磷飲食可以減少 PTH 之 mRNA，且不會使血

鈣和 1,25(OH)$_2$D$_3$ 增加，使用高磷飲食則相反；故矯正此續發性副甲狀腺活化，特別是在慢性腎臟病的早期，控制血磷是重要的第一步；此時血磷值雖正常，卻是剩餘腎元 (nephron) 加倍工作的結果，同時 PTH 與降磷素已開始上升；雖然此時血磷仍然穩定，藉著測定磷的排出分率 (fraction excretion of phosphorus)，假如大於 20%，就可開始飲食衛教或藥物治療。

五、降磷素 (Phosphatonin) 是什麼？

前文提到腫瘤引起軟骨症 (tumor induced osteomalasia, TIO)、性聯遺傳低磷酸佝僂症 (X-linked hypophosphatemic rickets, XLH)、顯性遺傳低磷酸佝僂症 (autosomal dominant hypophosphatemic rickets, ADHR) 的病人體內有一種可以降血磷的物質，使病患表現出低血磷的症狀。在 ADHR 的家族研究中，則發現和 fibroblast growth factor 23 (FGF23) 相關 [4]，但在部分 TIO、XLH 的病患 FGF23，PTH 增高與降低血磷、1α-hydroxylase、1,25(OH)$_2$D$_3$ 無關，顯然還有其他因素造成降磷的效果。frizzled-related protein 4 (FRP4) 即是其中之一 [5]，將之注入老鼠兩小時後會增加尿磷排出率，另外在正常但有 TIO 症狀的病患血中也可發現循環的 FRP4。所以至少在 TIO 病患身上 FGF23 和 FRP4 皆可造成降磷的效果，但在 XLH 和 ADHR 病人身上，FRP4 的效果仍不明。而 matrix extracellular phos-phosphoglycoprotein (MEPE) 則是另外一個可能的因素，然而 MEPE 敲除的老鼠雖會增加骨質但不會改變血磷值 [6]，據推測可能是因為其降磷效果已經被活化的 PTH 和 1,25(OH)$_2$D$_3$ 所代償，或者 MEPE 是一種較次要或是局部的降磷素，詳見表 25-1，對三種不同的「降磷素」之比較 [7]。

六、FGF23 的基因與蛋白結構

FGF 23 是一個大小為 32 kD (251 amino acids) 的蛋白，FGF 23 的基因是位於染色體 12p13 的位置上 [8]，藉由抑制 1α-hydroxylase，增加尿磷的排除，以達到降磷的效果，它的分布在骨頭中的骨細胞 (osteocyte) 最多；此外，大腦、淋巴組織、胸腺和骨髓也可發現，可知 osteocyte 藉由 FGF23 達到調合骨頭礦化，並與腎臟作用下調節血磷與維生素 D3 的代謝。而將 FGF23 deletion 的老鼠會產生高血磷 [9]，代表 FGF23 是維持磷的恆定的重要物質，而正常 FGF23 在身體內循環的濃度大概是 30 ng/L。

1. FGF23 在腎臟的作用

和 PTH 一樣，FGF23 也會抑制在近端腎小管的 Na/Pi cotransporter，減少磷的重吸收，

表 25-1　三種可能的「降磷素」之比較

	FGF23	FRP4	MEPE
大小	Intact 30 kD	40～50 kD	56～58 kD
結構	Member of fibroblast growth factor family	Member of frizzled -related protein family	Member of SIBLINGS family
表現	甲狀腺、肝、腦、骨細胞	廣泛的表現，包括腎臟	主要是骨細胞
相關疾病	ADHR, TIO, XLH	TIO，存在身體循環中	TIO，未知是否存在身體循環中
功能	抑制磷重吸收，減少 1α-hydroxylase, 1,25(OH)$_2$D$_3$	抑制磷重吸收，減少 1α-hydroxylase, 1,25(OH)$_2$D$_3$	改變磷的重吸收與 1α-hydroxylase, 1,25(OH)$_2$D$_3$ 的製造

FGF23: fibroblast growth factor 23; FRP4: frizzled-related protein 4; MEPE: matrix extracellular phosphoglycoprotein；ADHR：顯性遺傳低磷酸佝僂症 (autosomal dominant hypophosphatemic ricket)；TIO：腫瘤引起軟骨症 (tumor induced osteomalasia)；XLH：性聯遺傳低磷酸佝僂症 (X-linked hypophosphatemic rickets)。

和 PTH 不同的是，它反而會抑制 1α-hydroxylase 及維生素 1,25(OH)$_2$D$_3$ 的合成，另外在遠端腎小管，也可偵測到 FGF 受體的表現，推測其可能藉由 paracrine 作用，而近端到遠端腎小管得以調節磷的重吸收 [10]。

2. 慢性腎臟病與 Klotho Deficiency 患者的 FGF23 表現

在慢性腎臟病患者或 klotho deficiency 的病患，身體中循環的 FGF23 可達數千倍之多。klotho 也是由腎臟分泌，作用在 FGF23 的接受體上，可以調節 FGF23 的表現 [11]。Klotho null 的老鼠的 FGF23 的大量表現，可能有與器官阻抗有關，故屬於負向回饋的機轉。在尿毒症患者的研究中，FGF23 的濃度和鈣磷沉積有正相關 [12]；而在慢性腎臟病患中的研究，發現除了鈣、磷、PTH 會和 FGF23 有相關性外，1,25(OH)$_2$D$_3$ 和 FGF23 呈現負相關 [13]，但在健康的對照組並沒有上述的相關性。但究竟 FGF23 扮演慢性腎臟病惡化時參與其中影響骨質新陳代謝或只是單純因為腎臟無法清除而產生累積？就病患尿液分析，FGF23 會被正常腎臟清除，但是從下列原因分析起來，證實慢性腎臟病病患體內高濃度的 FGF23 不單純是由於排泄不良所造成，其亦可由別的機轉所活化。

3. 慢性腎臟病病患的 FGF23 與 PTH 的關係

慢性腎臟病病患 PTH 濃度和 FGF23 成正相關，特別在繼發性副甲狀腺亢進病患身上。同時在切除副甲狀腺後，FGF23 濃度會下降 [14]，但是在原發性副甲狀腺亢進

的病患卻沒有增加 FGF23。此外有些副甲狀腺低下，但是血磷增高的病患，FGF23 也增加，同時經過副甲狀腺切除後的老鼠，注射 1,25(OH)$_2$D$_3$ 發現 FGF23 增加，所以 FGF23 雖參與 PTH 反應，但 PTH 活化並非 FGF23 活化的必要條件。

4. FGF23 和鈣磷的關係

健康人給與高鈣磷的飲食會增加 FGF23，但不會影響 PTH 濃度 [15]，如果單純吃高磷飲食都不影響 PTH 和 FGF23 的濃度，這個結果和上述的老鼠實驗的結果不同。雖然高鈣會增加 FGF23，但注入重組的 FGF23 卻不會影響血鈣的濃度，所以目前仍未完全排除血鈣參與血磷、1,25(OH)$_2$D$_3$ 和 FGF23 的作用，圖 25-1 表示了可能的 FGF23 與血磷、PTH、1,25(OH)$_2$D$_3$ 的交互作用。

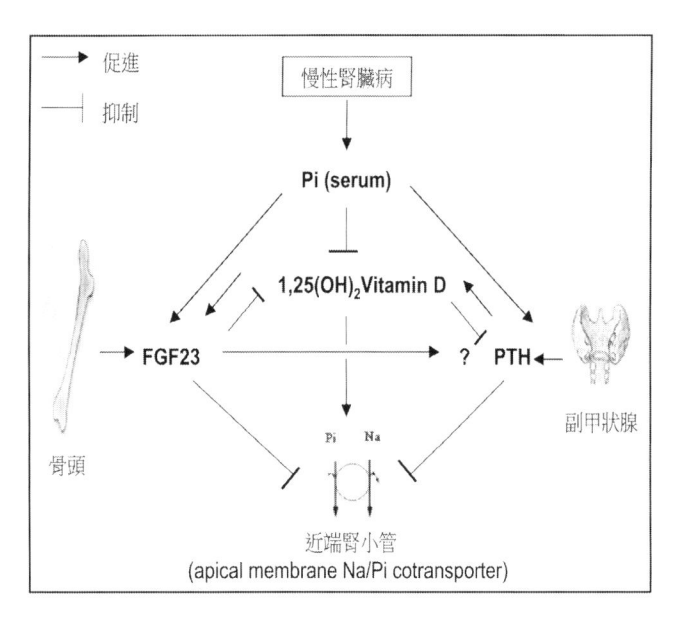

圖 25-1　慢性腎臟病與 FGF23、serum phosphate、PTH、1,25(OH)$_2$D$_3$ 之交互關係

Pi: ionized phosphate; FGF23: fibroblast growth factor 23; PTH：副甲狀腺激素 (parathyroid hormone)。

七、結論

隨著腎臟功能的惡化，鈣、磷、PTH、1,25(OH)$_2$D$_3$ 的平衡失調，會造成慢性腎臟病病患的罹病率與死亡率增加，在慢性腎臟病病患上會增加 FGF23 的濃度的意義，

或許跟調節血磷、1,25(OH)$_2$D$_3$ 有關聯；在慢性腎臟病但非糖尿病患的長期世代研究顯示 [16]，FGF23 和最初的腎功能呈負相關，FGF23 也是一個獨立的預測腎功能惡化的因子。未來對於單就改善 FGF23 濃度是否會改善腎功能仍不得而知，且對於 klotho deficiency 的影響仍還需要進一步研究。

參考文獻

1. Kooienga L: Phosphorus balance dail dialysis. Semin Dial 2007; 20: 342-5.
2. De Boer IH, Gorodetskaya I, Young B, et al: The severity of secondary hyperparathyroidism in chronic renal insufficiency is GFR-dependent, race-dependent, and associated with cardiovascular disease. J Am Soc Nephrol 2002; 13: 2762-9.
3. Murer H, Hernando N, Forster L, et al: Molecular mechanisms in proximal tubular and small intestinal phosphate reabsorption (plenary lecture). Mol Membr Biol 2001; 18: 3-11.
4. The ADHR Consortium: Autosomal dominant hypophosphatemic rickets is associated with mutations in FGF23. Nat Genet 2000; 26: 345-8.
5. Berndt T, Craig TA, Bowe AE, et al: Secreted frizzled-related protein 4 is a potent tumor-derived phosphaturic agent. J Clin Invest 2003; 112: 785-94.
6. Peterson DN, Tkalcevic GT, Mansolf AL, et al: Identification of osteoblast/osteocyte factor 45 (OF45), a bone-specific cDNA encoding an RGD-containing protein that is highly expressed in osteoblasts and osteocytes. J Biol Chem 2000; 46: 36172-80.
7. Schiavi SC, Kumar R: The phosphatonin pathway: new insightsin phosphate homeostasis. Kidney Int 2004; 65: 1-14.
8. Yamashita T: Structural and biochemical properties of fibroblast growth factor 23. Ther Apher Dial 2005; 9: 313-18.
9. Shimada T, Kakitani M, Yamazaki Y, et al: Targeted ablation of FGF23 demonstrates an essential physiological role of FGF23 in phosphate and vitamin D metabolism. J Clin Invest 2004; 113: 561-8.
10. Li SA, Watanabe M, Yamada H, et al: Immunohistochemical localization of Klotho protein in brain, kidney, and reproductive organs of mice. Cell Struct Funct 2004; 29: 91-9.
11. Kuro OM: Klotho as a regulator of fibroblast growth factor signaling and phosphate/calcium metabolism. Curr Opin Nephrol Hypertens 2006; 15: 437-41.
12. Weber TJ, Liu S, Indridason OS, et al: Serum FGF23 levels in normal and disordered phosphorus homeostasis. J Bone Miner Res 2003; 18: 1227-34.
13. Larsson T, Nisbeth U, Ljunggren O, Jüppner H, Jonsson KB: Circulating concentration of FGF-23 increases as renal function declines in patients with chronic kidney disease, but does not change in response to variation in phosphate intakein healthy volunteers. Kidney Int 2003; 64: 2272-9.

14. Sato T, Tominaga Y, Ueki T, et al: Total parathyroidectomy reduces elevated circulating fibroblast growth factor 23 in advanced secondary hyperparathyroidism. Am J Kidney Dis 2004; 44: 481-7.
15. Ferrari SL, Bonjour JP, Rizzoli R: Fibroblast growth factor-23relationship to dietary phosphate and renal phosphate handlingin healthy young men. J Clin Endocrinol Metab 2005; 90: 1519-24.
16. Fliser D, Kollerits B, Neyer U, et al: Fibroblast growth factor 23 (FGF23) predicts progression of chronic kidney disease: the Mild to Moderate Kidney Disease (MMKD) Study. J Am Soc Nephrol 2007; 18: 2601-8.

第 26 章

副甲狀腺素代謝物之生物活性及其臨床上之意義

10.6140/AP.9789864371389.ch_026

陳甫安[1]、吳采虹[2]
[1] 陽明大學附設醫院內科部腎臟科
[2] 臺北榮民總醫院腎臟科

本文修改自陳甫安、吳采虹：副甲狀腺素代謝物之生物活性及其臨床上之意義，
腎臟與透析 2008；20：161-4。

一、副甲狀腺素的構造

　　副甲狀腺素是體內調節鈣、磷、維生素 D 及骨細胞活性最重要的激素。它含有 84 個胺基酸,其中前 34 個胺基酸被歸類為氮端 (N-terminal),為副甲狀腺素的活性端,可以和副甲狀腺素／類副甲狀腺素胜肽受器 (parathyroid/parathyroid related peptide receptor, PTH1R) 結合而活化腺酐環化酶 (adenylyl cyclase),進而達成一連串的反應。其餘的胺基酸為碳端 (C-terminal)。副甲狀腺素在一開始被合成時其實有 115 個胺基酸,被稱為 pre-pro-parathyroid hormone。其中 "pre" 有 25 個胺基酸,而 "pro" 有 6 個。"Pre" 及 "pro" 的作用和副甲狀腺素在細胞內的運送有關。Pre-pro-parathyroid hormone 在粗粒線體中會被切除 "pre" 的部分,形成 proparathryoid hormone;之後在高基氏體中又會將 "pro" 的部分切除,而形成 84 個胺基酸的 intact parathyroid hormone (iPTH) [1]。副甲狀腺素的結構在哺乳類中的相似度極高,尤以 N-terminal 為最;前 38 個胺基酸中有 32 個胺基酸是完全相同的;餘下的 6 個,即使彼此間有不同,也大都屬於同一種類的胺基酸。這充分說明了 N-terminal 是 PTH 的活性端,因此構造必須大致相同。另外,在 C-terminal 的末端部分,哺乳類間的結構也大致是相同的;其中在第 53 到第 61 個胺基酸,除了少數齧齒動物外,相似度幾乎可以達到 100% [2]。當時專家們無法對這個情形提出合理的解釋,直到碳端副甲狀腺素受器 (carboxyl-terminal parathyroid hormone receptor, CPTHR) 的發現,才解開了這個疑團。

二、副甲狀腺素的代謝機制

　　副甲狀腺素在血中並非以單一形式存在,事實上,由於代謝的關係,血液中會存著長短不一的副甲狀腺素斷片。早在 1968 年,科學家們發現使用各種針對副甲狀腺素內不同部位的抗體去測定同一管血中的副甲狀腺素,測出的副甲狀腺素濃度和半衰期,有非常大的差異。隨後又發現,從副甲狀腺內直接萃取的副甲狀腺素,和周邊血中所得到的副甲狀腺素,其平均分子量是不同的 [3]。後來證明,這和副甲狀腺素的代謝方式有很大的關係。

　　副甲狀腺素的代謝其實在副甲狀腺細胞內就開始了;副甲狀腺素平常儲存在一個個的分泌小體內,分泌小體中除了含有 iPTH 外,還有些微的蛋白酶 cathepsin B 及 H,它們會將 iPTH 切成大小不一的碎片,其中含有最前面幾個胺基酸的 N-terminal 會先被代謝掉;因此,分泌出來的產物,除了 iPTH 外,尚含有 carboxyl-terminal parathyroid hormone (C-PTH)。iPTH 被分泌到血中後會迅速被肝臟及腎臟所代謝,其半衰期只有兩分鐘左右,因此只有不到 1% 的 iPTH 能和 PTH1R 結合。iPTH 在肝臟的代謝占了 70%:肝臟的 Kupffer 細胞會認出 iPTH,並將它分解為碎片。所有 N-terminal 端的

碎片均會在 Kupffer 細胞內分解，只釋出各種不同大小的 C-PTH [4]。故肝臟除了是最主要的 iPTH 代謝器官外，同時也是最主要產生 C-PTH 的器官。另外 30% 的 iPTH 是在腎臟代謝的；腎臟代謝 iPTH 有兩個機轉，第一種是經由腎小管吸收 (peritubular uptake)，和腎絲球過濾無關。iPTH 順血流經過腎小管細胞，會和其上的 PTH1R 結合，之後經胞內吞噬作用在腎小管細胞內被清除；由於涉及和 PTH1R 的結合，故這種方式只能清除 iPTH，而無法清除 C-PTH。另一種則經由腎絲球過濾；iPTH 及各種大小的 C-PTH 在腎小管尿腔內會和腎小管細胞上的受器結合，之後亦經胞內吞噬作用，在腎小管細胞被代謝。這是 C-PTH 主要代謝的方式，但由於涉及腎絲球過濾，故在腎功能不良的病人，其血中 C-PTH 含量會比正常人高出許多。

總而言之，副甲狀腺、肝臟及腎臟都會代謝 iPTH，但只有腎臟能代謝 C-PTH。這現象在以往視 C-PTH 為無用代謝產物的年代，並不被重視；然而，隨著 C-PTH 作用機轉的發現，副甲狀腺素代謝物的重要性已變得不可同日而語。

三、副甲狀腺素代謝物之生物活性

1. C-PTH 和血鈣的關係

血中的 iPTH 會被代謝成 C-PTH，而在腎臟排除。由於 iPTH 藉著其 N-termianl 端即可和 PTH1R 結合，並發生作用，而 C-PTH 卻不行；故 C-PTH 一直以來都被認為只是 iPTH 的無活性代謝產物。在 1979 年，首先有人發現，動物體內 iPTH 及 C-PTH 的比值除了和腎功能有關，和血鈣濃度也有關係 [5]。之後有學者更進一步針對正常人的 C-PTH 及 iPTH 量作研究；他們發現，在低血鈣時，血中的 iPTH 會上升到正常值的四到五倍，而 Mid C-PTH 及 late C-PTH (iPTH 的中段斷片及末段斷片) 上升得較少，這使得 C-PTH/iPTH 比值下降；在高血鈣時，C-PTH/iPTH 則相對上升 [6] (圖 26-1)。而在非副甲狀腺機能亢進所引起的慢性高血鈣病患，C-PTH 上升的情形比起急性更為明顯 [7]。在注入 1,25(OH)$_2$D 的狗身上，我們更可以發現在血鈣尚未上升時，iPTH 就會開始降低，但 C-PTH 的量卻沒有減少 [8]。以上種種發現告訴我們似乎 iPTH 和 C-PTH 調控機轉有所不同，且暗示 C-PTH 很有可能並非只是單純 iPTH 的代謝產物。

2. CPTHR

CPTHR 的發現是個重要的進展。在 1980 年代，動物實驗發現 iPTH 可以和兩種受器做結合，其中一種是我們所熟知的 PTH1R。另一種竟也可以和 PTH (53-84)[1] 做結合 [9]，這代表 iPTH 是以其 C-terminal 和這個受器做結合，故此受器便被稱為 CPTHR。

---

[1] 副甲狀腺斷片，括號內數字為斷片頭尾端相對於完整甲狀腺素的胺基酸。

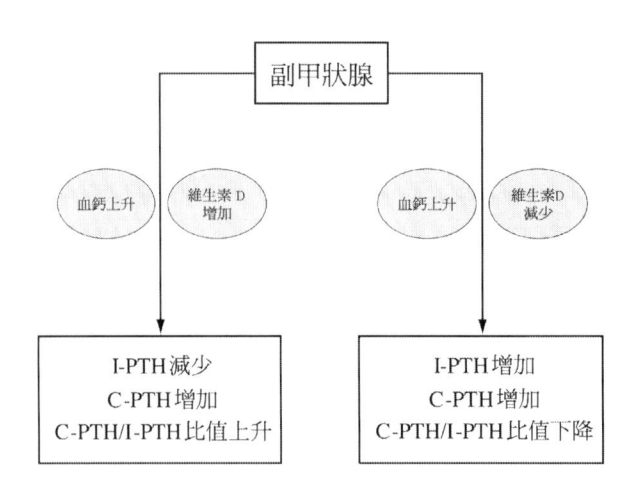

```
                          副甲狀腺
          ┌──────────────────┴──────────────────┐
     ┌─────┐   ┌─────┐                  ┌─────┐   ┌─────┐
     │血鈣 │   │維生素D│                │血鈣 │   │維生素D│
     │上升 │   │增加  │                │上升 │   │減少  │
     └─────┘   └─────┘                  └─────┘   └─────┘
          │                                  │
          ▼                                  ▼
    ┌──────────────┐                  ┌──────────────┐
    │ I-PTH 減少    │                  │ I-PTH 增加    │
    │ C-PTH 增加    │                  │ C-PTH 增加    │
    │C-PTH/I-PTH   │                  │C-PTH/I-PTH   │
    │ 比值上升      │                  │ 比值下降      │
    └──────────────┘                  └──────────────┘
```

圖 26-1　血中鈣離子與維生素 D 的高低與 intact parathyroid hormone (iPTH)、carboxyl-terminal parathyroid hormone (C-PTH) 的關聯性

進一步研究發現，CPTHR 主要存在於骨細胞；它和 iPTH 結合的能力遠低於 PTH1R，且有自己的一套訊息傳遞步驟，而非以抑制 PTH1R 或是其引發的訊息傳遞步驟來達到其作用 [10]。此外，它和不同長度的 C-PTH，親和力也不同：如 PTH (7-84) 和它的親和力是 PTH (28-84) 或 PTH (53-84) 的 10～20 倍 [11]，而 Mid C-PTH 如 PTH (39-68) 則不能和它結合。至於其詳細的作用機轉，以及否存在著數種不同的 CPTHR，則還有待進一步的研究查證。

3. C-PTH 的作用

在 1980 年代，雖然已經發現了 CPTHR 的存在，但是這在當時並沒有廣泛的被接受，其中最重要的原因就是大多數人仍認為 C-PTH 是 iPTH 無用的代謝產物。在 1989 年，Murray 等人發現 PTH (53-84) 可以使老鼠骨細胞中的鹼性磷酸酶 (alkaline phosphatase) 增加 [12]，這是一個重要的里程碑，推翻了先前大眾的觀念，也讓 CPTHR 的存在更多了一些間接證據。之後有人在老鼠身上發現，C-PTH 可以讓血鈣降低；而越長的 C-PTH，降鈣的能力越強，且越能拮抗 iPTH 升血鈣的作用 [10]。近年來，有關 C-PTH 作用的動物實驗不斷出現，其中最引人注目的還是它和 iPTH 在血鈣調節上的拮抗作用。目前看來，C-PTH 主要是藉由抑制骨中鈣離子的釋放，以及減低蝕骨細胞的生成來達到此一目的；在尿鈣的排泄以及腸胃道的吸收上，其表現並不明顯。

4. 副甲狀腺代謝物在慢性腎病變病人的臨床應用

我們知道，相對於 iPTH 可以經過肝臟及腎臟代謝，C-PTH 的代謝幾乎全部由腎臟來進行。在一個腎功能正常的人身上，C-PTH 和 iPTH 的比例約為 20:80，但在腎功

能異常的人身上，C-PTH 的比例可以佔到 90～95%。因此，在以往對於血中副甲狀腺素組成的認知還不瞭解的年代，其測定誤差是相當大的。早年副甲狀腺素的測定方式是以抗體結合血液中的 Mild C-PTH portion。當時以為血中除了 iPTH 外，並沒有其他的代謝產物。但實際上這個方法除了測到 iPTH 外，還會測到各種大小不一的 C-PTH，因此相當的不準確。第二代的測定方式 (即目前所用的 iPTH)，利用兩段抗體同時和 C-terminal 及 N-terminal 結合，以測出完整的副甲狀腺素，比起第一代準確很多。然而隨後的研究發現，由於其 N-terminal 抗體並不是針對最前面的幾個胺基酸作結合，因此它還是會測到含有部分 N-terminal 的 C-PTH〔以 PTH (7-84) 為主〕，因此在 C-PTH 占血中比例極高的腎衰竭病患，仍會有不準確的情況。第三代的測定方式則可以相當準確的測出 PTH (1-84)，這對於腎功能不全病患在 iPTH 的測定，以及腎性骨病變的研究不啻為一大幫助。另外，由於 C-PTH 會抑制蝕骨作用，減低鈣離子釋出而拮抗 iPTH。許多學者便假設，這便是腎功能不全者產生副甲狀腺素阻抗的原因，且這很可能和腎衰竭病患的無活動性骨病變 (adynamic bone disease) 有關，故有人開始研究 C-PTH/iPTH 比值和腎性骨病變的關係。有些研究的確發現 C-PTH/iPTH 比值上升可以診斷無活動性骨病變，但也有的研究發現兩著之間並沒有絕對的關聯 [13,14]。這可能是因為影響 C-PTH 的因素太多：諸如測定 C-PTH 時的血鈣濃度、鈣片及維生素 D 的使用、病患本身釋放副甲狀腺素的鈣離子閾值等都有關係。因此，這方面還有待更完整的研究來證實。

四、結論

　　副甲狀腺素在人體內鈣、磷及骨細胞活性的調控上一向扮演著重要的地位。而隨著 C-PTH 及 CPTHR 作用的發現，我們對於以往副甲狀腺作用機轉的觀念有了重大的改變；C-PTH 不再是無用的代謝產物，而是調控體內鈣磷及骨細胞的另一隻手。對慢性腎病變患者來說，由於其體內的 C-PTH 含量比一般人高的多，相形之下更顯重要。相信不久的將來，我們對 C-PTH 的詳細機轉會有更深入的瞭解，也希望其特性能在臨床上有更廣泛的應用。

參考文獻

1. Larsen PR, Kronenberg HM, Melmed S, Polonsky KS: Williams textbook of endocrinology. Philadelphia: WB Saunders, 2003.
2. Murray TM, Rao LG, Divieti P, Bringhurst FR: Parathyroid hormone secretion and action:

evidence for discrete receptors for the carboxyl-terminal region and related biological actions of carboxyl terminal ligands. Endocrine Rev 2005; 26: 78-113.

3. Berson SA, Yalow RS: Immunochemical heterogeneity of parathyroid hormone in plasma. J Clin Endocrinol Metab 1968; 28: 1037-47.

4. Segre GV, Perkins AS, Witters LA, Potts Jt Jr: Metabolism of parathyroid hormone by isolated rat Kupffer cells and hepatocytes. J Clin Invest 1981: 67; 449-57.

5. Mayer GP, Keaton JA, Hurst JG, Habener JF: Effects of plasma calcium concentration on the relative proportion of hormone and carboxyl fragments in parathyroid venous blood. Endocrinology 1979; 104: 1778-84.

6. D'Amour P: Effects of acute and chronic hypercalcemia on parathyroid function and circulating parathyroid hormone molecular forms. Eur J Endocrinol 2002; 146: 407-10.

7. Brossard JH, Whittom S, Lepage R, D'Amour P: Carboxyl-terminal fragments of parathyroid hormone are not secreted preferentially in primary hyperparathyroidism as they are in other causes of hypercalcemia. J Clin Endocrinol Metab 1993; 77: 413-9.

8. Cloutier M, Gagnon Y, Brossard JH, et al: Adaptation of parathyroid function to IV 1,25-dihydroxyvitamin D_3 or partial parathyroidectomy in normal dogs. J Endocrinol 1997; 155: 133-41.

9. McKee MD, Murray TM: Binding of intact parathyroid hormone to chicken renal plasma membranes: evidence for a second binding site with carboxyl-terminal specificity. Endocrinology 1985; 117: 1930-9.

10. Slatopolsky E, Finch J, Clay P, et al: A novel mechanism for skeletal resistance in uremia. Kidney Int 2000; 58: 753-61.

11. Divieti P, Geller I, Suliman G, et al: Receptors specific for the carboxyl-terminal region of parathyroid hormone in bone-derived cells: determinants of ligand binding and bioactivity. Endocrinology 2005; 146: 1863-70.

12. Murray TM, Rao LG, Muzaffar SA, Ly H: Human parathyroid hormone carboxyterminal peptide (53-84) stimulates alkaline phosphatase activity in dexamethasone-treated rat osteosarcoma cells in vitro. Endocrinology 1989; 124: 1097-9.

13. Monier-Faugere MC, Geng Z, Mawad H, et al: Improved assessment of bone turnover by the PTH(1-84)/large C-PTH fragments ratio in ESRD patients. Kidney Int 2001; 60: 1460-8.

14. Cogn G, Bonucci E, Ballanti P, et al: PTH 1-84 and PTH "7-84" in the non-invasive diagnosis of renal bone disease. Am J Kidney Dis 2002; 40: 348-54.

第 27 章

心臟血管疾病在慢性腎臟疾病與鈣磷代謝問題的相關探討

10.6140/AP.9789864371389.ch_027

簡登淵[1]、林堯彬[2]
[1] 台北市文林診所腎臟科
[2] 臺北榮民總醫院內科部腎臟科

本文修改自簡登淵，林堯彬：心臟血管疾病在慢性腎臟疾病與鈣磷代謝問題的相關探討，
腎臟與透析 2008；20：148-52。

一、前言

即便醫療技術進步,心臟血管疾病仍是造成末期腎臟病 (end-stage renal disease, ESRD) 最常見的死亡主因。而臨床上對於心臟血管疾病在慢性腎臟疾病 (chronic kidney disease, CKD) 的追蹤研究,自從 CKD 的定義確立之後,逐漸釐清心臟血管疾病在 CKD 的發生率、預後及危險因素,甚至確認 CKD 本身即為心臟血管疾病的獨立危險因素之一。目前,CKD 是依據美國國家腎臟基金會 (National Kidney Foundation, NKF) Kidney Disease Outcome Quality Initiative (KDOQI) 準則定義,如表 27-1。

此外,隨著腎臟功能的衰退,鈣磷的代謝也隨之出現問題,進而影響副甲狀腺的分泌與造成骨頭礦物化恆定的受損。接著引起骨外鈣化 (extraskeletal calcification) 及心臟血管疾病的發生。

表 27-1　慢性腎臟疾病分期

分期	敘述	eGFR (ml/min/1.73 m^2)
1	腎臟傷害併有正常或較高 eGFR	≥ 90
2	腎臟傷害併有輕微 eGFR 受損	60 ~ 89
3	中等程度 eGFR 受損	30 ~ 59
4	嚴重程度 eGFR 受損	15 ~ 29
5	腎臟衰竭	< 15 (or 接受透析)

eGFR:腎絲球過濾率 (estimated glomerular filtration rate)。

二、CKD 的心臟血管發生率及盛行率

1. 發生率

根據 Fragmingham 研究顯示,統計 6,223 位腎功能受損患者,其中 18% 的男性及 20% 的女性已有心臟血管疾病的發生 [2],在第 3 期的 CKD 中,心臟血管事件的發生在男性為每千人年有 21.3 個事件和女性為每千人年有 25.6 個事件,這相對於更早期的 CKD,心臟血管事件發生率分別為每千人年有 18.5 與 11.0 個事件。

另一項加拿大的回顧性研究中 [3],已知有心臟血管疾病的非末期腎臟病患者 (pre-ESRD),平均追蹤 23 個月,顯示有 20% 的機會發生新的心臟血管事件、或是原有的心臟血管疾病加重、或是因心臟血管疾病而住院。最近一項收集 16,000 人的研究中 (Atherosclerosis Risk in Communities [ARIC] study) [4],顯示新發生的心臟血管事件機會,在第 2 期的 CKD 為 4.8% (每千人年有 8.3 個事件),而第 3、4 期的 CKD 為 9.3%

(每千人年有 16.8 個事件)；而在 6.2 年的追蹤期間，心臟血管事件的再復發率在第 2 期的 CKD 為 20.4% (每千人年有 30.1 個事件)，第 3、4 期的 CKD 為 28.4% (每千人年有 60.8 個事件)。

2. 盛行率

在 Fragmingham 心臟研究中，顯示心臟血管疾病的盛行率在腎功能受損患者 (血清肌酸酐男性 136～265 μmol/L，女性 120～265 μmol/L) 有高達 64% 的比例。而另外一項 1.12 百萬人口統計研究，發現腎絲球過濾率 (estimated glomerular filtration rate, eGFR) 小於 60 ml/min (第 3 期以上 CKD)，有 14.9% 冠狀動脈疾病，6.8% 腦血管疾病，5.0% 周邊血管疾病及 7.1% 鬱血性心衰竭 [5]。加拿大的回顧性研究中，313 位末期腎病變前患者有心臟血管疾病的盛行率為 46% [3]。

3. CKD 的心臟血管疾病危險因素

「傳統」的動脈粥狀硬化危險因素，包括糖尿病、高血壓、血脂質異常及老年人，皆為 CKD 患者的獨立心臟血管疾病危險因子。另外，一些血液動力異常及代謝性失調包含體液過多、貧血、鈣磷代謝不平衡、慢性發炎及高凝血狀態，皆可能促進心臟血管疾病或成為其病理生成因素。

4. 預後

過去的研究顯示，第 3 期及以上 (eGFR < 60 ml/min/1.73 m^2) 的 CKD 患者比第 1、2 期 (eGFR > 60 ml/min/1.73 m^2) 的 CKD 患者有 2～16 倍發生死亡和主要的不良心血管事件的高危險性，包括鬱血性心衰竭和心肌梗塞 [6]。而且，研究結果也顯示隨著腎臟功能的退化，發生死亡和主要的不良心血管事件勝算比 (odds ratio, OR)，也分別從 1.2 倍 (eGFR 45～59 ml/min/1.73 m^2) 增加至 5.9 倍 (eGFR < 15 ml/min/1.73 m^2) 和 1.4 倍 (eGFR 45～59 ml/min/1.73 m^2) 增加至 3.4 倍 (eGFR < 15 ml/min/1.73 m^2) [5]。

5. 死亡率：第 1～4 期 CKD

在第 1～4 期的 CKD 患者死於心臟血管相關疾病至少 3 倍於腎臟疾病的死亡率。一項多中心、隨機研究 347,978 位高危險因素但無心臟血管疾病 (血清肌酸酐 < 177 μmol/L)，其中在黑人因冠狀動脈疾病死亡有 23 倍於因腎臟疾病死亡的高風險性，而高加索人則有 88 倍的風險性 [7]。

三、第 3、4 期 CKD [8]

一篇描述非透析慢性腎臟疾病的心臟血管風險來自 hypertension detection and follow-up program (HDFP)，於 1989 年時再分析其研究內容發現，血清中肌酸酐大於 1.7 mg/dl 的患者在追蹤 8 年之後，比較正常腎功能的人有 3 倍的風險性 [9]。從此，有越來越多的大型試驗針對非透析 CKD 患者，統計所有死亡發生率 (all cause mortality) 與心臟血管死亡率 (cardiovascular death)。伴隨著 CKD 的其他因素包括冠狀動脈疾病、心臟衰竭、糖尿病、肝硬化或腎移植後合併移植腎功能損傷會更增加其心臟血管死亡的風險性 [10]。

此外，許多研究確認 eGFR 與心臟血管風險的關聯性，當 eGFR 每下降 10 ml/min 或 eGFR < 45 ml/min 相對風險性也隨著增高。而且不利於心臟血管的事件，諸如貧血或是鈣磷代謝異常問題，也隨著 eGFR < 60 ml/min 而開始增加其發生機會。

四、心臟血管風險的增加與蛋白尿的關聯性

蛋白尿 (不論是明顯的蛋白尿或是微蛋白尿) 都可定義有 CKD 的存在。除此之外，蛋白尿也已知可用來預測心臟血管風險。由一項最近的研究發現，在已知罹患冠狀動脈疾病的患者身上，當 eGFR < 60 ml/min 與蛋白尿試紙 (dipstick) 陽性反應同時存在時 [11]，會產生 2～3 倍的所有死亡發生率與心臟血管事件 (cardiovascular event)。即使比較微白蛋白尿與無白蛋白尿二群患者之間，微白蛋白尿這組仍然有比較高的心臟血管風險 [12]。

五、腎臟功能損傷（CKD）是否可視為心臟血管相關疾病的獨立危險因素

許多大型的前瞻性研究指出輕微的腎臟功能損傷也會增加心臟血管疾病相關的死亡率 [13]。在一項研究針對 26,500 位冠狀動脈疾病、正等待冠狀動脈繞道手術的患者，分析已知有腎臟功能損傷者 (第 3 期或更嚴重者)，其左主冠狀動脈疾病的盛行率為 23.5%，而肌酸酐清除率 (creatinine clearance) 大於 60 ml/min 患者的盛行率為 17.5% [14]。因為缺血是造成 CKD 的重要因素，與腎內血管粥狀硬化出現有關。另外，一些心導管檢查統計，也顯示 CKD 患者的冠狀動脈疾病程度比正常腎功能者嚴重。

六、傳統危險因子

高血壓會增加第 2、3 期慢性腎臟疾病，新的或復發性心臟血管事件的風險性，且會增加換腎後病人的心臟衰竭與冠狀動脈疾病機率 [15]。

脂質代謝異常問題常見於 CKD 患者，尤其是腎病症候群，主要增加三酸甘油酯 (triglycerides) 及一些脂蛋白 (lipoprotein)，如非常低密度脂蛋白 (very low-density lipoprotein, VLDL) 及減少高密度脂蛋白 (high-density lipoprotein, HDL)，高膽固醇血症與死亡率間的關係，如同血壓一般成正相關，會增加第 2、3 期 CKD 患者死亡的風險。

糖尿病會造成所有不同分期的 CKD 不良的預後，但令人驚訝的是僅有少許數據證實心臟血管預後與血糖控制在 CKD 有關聯性。較低的空腹血糖與糖化血色素數值對於所有死亡發生率與心臟血管事件死亡 (cardiovascular death) 的風險降低，似乎僅有一些相關。

左心室肥大在第 3～5 期 CKD 也會造成不良的預後，而隨著腎功能減少，左心室肥大的發生率也有所增加。高血壓、貧血與細胞外水分控制不良皆會造成左心室肥大。

七、CKD 的非傳統危險因子

貧血會減少組織氧氣的供給，影響心肌病變、左心室肥大，及損害認知與免疫功能。從早期的研究與近來的臨床試驗準則，發現較低的血色素值會明顯的增加心臟血管風險性 [16]，且建議 CKD 患者的血色素的標準為 11～12 g/dl，然而將血色素增加高於目前所建議的標準，甚至可能有害處。

不正常的血磷濃度及鈣磷離子生成物與副甲狀腺賀爾蒙是有關於透析病人的死亡率，會增加心臟血管鈣化及死亡風險，也跟動脈粥狀硬化有關；同樣地，也發現於第 3～4 期 CKD [17]，尤其是糖尿病患者。

發炎反應也在動脈粥狀硬化過程扮演重要的角色。在所有期別的 CKD 都有不同程度的發炎反應 [18]，而在血液透析病人尤甚，原因可能是由於腎臟減少清除發炎物質的能力。

儘管腎功能損傷的患者有出血的風險性，但亦會有高血凝固狀態的情形，舉例而言，纖維蛋白原的濃度在第 3、4 期 CKD 比正常腎功能者要高。這類的情況雖然對於心臟血管事件的風險未知，但有一些氧化傷害的證據關聯血管疾病及高血壓的病理生成。然而，目前有關抗氧化試驗研究仍只限於小型研究，還需要大型的研究來證實。

高胱胺酸血症會增加血管疾病的風險，如中風、心肌梗塞及心臟血管事件死亡。CKD 患者的血中胱胺酸濃度會增加，部分原因即肇因於腎臟清除能力的下降，至於腎臟功能改善是否真的會改善預後，目前有些學者正針對腎臟移植病患進行研究。

八、CKD 的傳統與非傳統危險因子對血管疾病的影響

　　CKD 患者有較高的傳統心臟血管危險因子傷害，校正這些傳統因子的影響之後發現並不能完全解釋 CKD 的高風險率，表示仍存在著未知的危險因子 (非傳統危險因子)，有些是因為腎臟功能的清除能力下降所致。此外，正常腎臟功能者也存在著會產生保護心臟血管的物質。

九、CKD 患者的心臟血管鈣化

　　從 Dallas Heart Study (共 2,660 位，平均年齡 44.9 歲) [19]，第 3 ～ 5 期 CKD 患者比較沒有 CKD 者，發現其冠狀動脈鈣化指數 (coronary artery calcium, CAC score) > 100 (OR = 2.85；95% 信賴區間 = 0.92 ～ 8.80)，而指數為 > 400 (OR = 8.35；95% 信賴區間 = 1.94 ～ 35.95)。再假設病患是糖尿病患又是第 3 ～ 5 期的 CKD 患者，則 CAC 指數 > 10 的機會為非慢性腎臟疾病患者增加 9 倍危險率。另外一篇 Multi-Ethic Study of Atherosclerosis (MESA) Study (共 6,785 位) [20]，是一群腎功能評估為 < 60 ml/min/1.73 m^2 的糖尿病患者，發生二尖瓣膜鈣化 (校正 OR = 2.03；95% 信賴區間 = 1.26 ～ 3.25)。

　　心臟血管鈣化可以四種形式表現：「血管內膜鈣化」、「血管中膜鈣化」、「瓣膜鈣化」及「轉移性鈣化」 (calciphylaxis)。CKD 患者因鈣磷代謝造成心臟血管鈣化 [21]，有三個重要病理機轉：1. 這是一個持續進行且精密調控的過程，不僅僅只是鈣磷產物過飽和的沉積結果，也牽涉到類似骨形成的機轉；2. 過度鈣化也被認為與傳統危險因子的有關，例如男性、老年人、吸煙、氧化壓力及慢性發炎，這些因子與尿毒症相關造成的不正常鈣磷代謝一樣重要，而病患所使用含鈣的磷結合劑也會有所影響；3. 缺乏抑制鈣化的因子，如基質 Gla 蛋白 (matrix Gla protein)、造骨蛋白 (osteopontin)、骨保護素 (osteoprotegerin)、胎球蛋白 (fetuin)-A、Klotho 蛋白、焦磷酸 (pyrophosphate)、碳酸酐酶 (carbonic anhydrase)、骨形態發生蛋白 (bone morphogenetic protein)-7、維生素 K、鎂、硫代硫酸鈉 (sodium thiosulfate) 等，可見於 Schlieper 等人的整理文章中 [22]，不論是在一些透析病患或者是 CKD 患者都可見到此種情形。另外，糖尿病、血脂異常、蛋白尿、高血壓及腎功能減少也會加速血管鈣化情形。

十、結論

　　CKD 是一個非常高心臟血管危險性的狀況，尤其會伴隨腎功能逐漸衰退而更加惡

化。風險的增加不單單只是常見的傳統危險因子，還包括一些非傳統的因子，諸如發炎反應、慢性體液增加及不正常鈣磷的代謝。雖然，心臟血管事件傷害對於 CKD 患者的影響雖已確認，但仍有待進一步的大型介入治療研究已確立有效的治療模式。

參考文獻

1. National Kidney Foundation: K/DOQI clinical practice guidelines for chronic kidney disease: Evaluation, classification, and stratification. Am J Kidney Dis 2002; 39: S1-266.
2. Culleton BF, Larson MG, Wilson PW, Evans JC, Parfrey PS, Levy D: Cardiovascular disease and mortality in a community-based cohort with mild renal insufficiency. Kidney Int 1999; 56: 2214-9.
3. Levin A, Djurdjev O, Barrett B, et al: Cardiovascular disease in patients with chronic kidney disease: getting to the heart of the matter. Am J Kidney Dis 2001; 38: 1398-407.
4. Manjunath G, Tighiouart H, Ibrahim H, et al: Level of kidney function as a risk factor for atherosclerotic cardiovascular outcomes in the community. J Am Coll Cardiol 2003; 41: 47-55.
5. Go AS, Chertow GM, Fan D, McCulloch CE, Hsu CY: Chronic kidney disease and the risks of death, cardiovascular events, and hospitalization (see comment). N Engl J Med 2004; 351: 1296-305.
6. Mathew RO, Bangalore S, Lavelle MP, et al: Diagnosis and management of atherosclerotic cardiovascular disease in chronic kidney disease: a review. Kidney Int 2017; 91: 797-807.
7. Flack JM, Neaton JD, Daniels B, Esunge P: Ethnicity and renal disease: lessons from the multiple risk factor intervention trial and the treatment of mild hypertension study. Am J Kidney Dis 1993; 21: 31-40.
8. Marcello T, Marc AP: Kidney disease and cardiovascular risk. Annu Rev Med 2007; 58: 123-39.
9. Shulman NB, Ford CE, Hall WD, et al: Prognostic value of serum creatinine and effect of treatment of hypertension on renal function. Results from the hypertension detection and follow-up program. The Hypertension Detection and Follow-Up Program Cooperative Group. Hypertension 1989; 13: 180.
10. Garg AX, Clark WF, Haynes RB, House AA: Moderate renal insufficiency and the risk of cardiovascular mortality: results from the NHANES I. Kidney Int 2002; 61: 1486.
11. Tonelli M, Jose P, Curhan G, et al: Relation between proteinuria, impaired kidney function, and adverse outcomes in people with coronary disease. BMJ 2006; 332: 1426.
12. Arnlov J, Evans JC, Meigs JB, et al: Low-grade albuminuria and incidence of cardiovascular disease events in nonhypertensive and nondiabetic individuals: the Framingham Heart Study. Circulation 2005; 112: 969-75.
13. Kundhal K, Lok CE: Clinical epidemiology of cardiovascular disease in chronic kidney disease. Nephron Clin Pract 2005; 101: c47-52.

14. Lok CE, Austin PC, Wang H, Tu JV: Impact of renal insufficiency on short- and long-term outcomes after cardiac surgery. Am Heart J 2004; 148: 430-8.
15. Rigatto C, Parfrey P, Foley R, et al: Congestive heart failure in renal transplant recipients: risk factors, outcomes, and relationship with ischemic heart disease. J Am Soc Nephrol 2002; 13: 1084-90.
16. Collins AJ, Ma JZ, Ebben J: Impact of hematocrit on morbidity and mortality. Semin Nephrol 2000; 20: 345.
17. Kestenbaum B, Sampson JN, Rudser KD, et al: Serum phosphate levels and mortality risk among persons with chronic kidney disease. J Am Soc Nephrol 2005; 16: 520-8.
18. Shlipak MG, Fried LF, Cushman M, et al: Cardiovascular mortality risk in chronic kidney disease: comparison of traditional and novel risk factors. JAMA 2005; 293: 1737-45.
19. Kramer H, Toto R, Peshock R, Cooper R, Victor R: Association between chronic kidney disease and coronary artery calcification: the Dallas Heart Study. J Am Soc Nephrol 2005; 16: 507-13.
20. Ix JH, Shlipak MG, Katz R, et al: Kidney function and aortic valve and mitral annular calcification in the Multi-Ethnic Study of Atherosclerosis (MESA). Am J Kidney Dis 2007; 50: 412-20.
21. Wajeh YQ: Cardiovascular calcification in nondialyzed patients with chronic kidney disease. Semin in Dial 2007; 20: 134-8.
22. Schlieper G, Schurgers L, Brandenburg V, Reutelingsperger C, Floege J: Vascular calcification in chronic kidney disease: an update. Nephrol Dial Transplant 2016; 31: 31-9.

第28章
慢性腎臟病之血管鈣化與治療

10.6140/AP.9789864371389.ch_028

何韋德[1]、陳蕙如[1]、黃錫培[2]、何永和[3]、劉文治[2]、楊麗瓊[1,4]

[1] 天主教輔仁大學醫學院醫學系
[2] 天主教永和耕莘醫院內科部腎臟科
[3] 衛生福利部嘉義醫院內科部腎臟科
[4] 天主教耕莘醫療財團法人耕莘醫院內科部腎臟科

本文修改自何韋德，陳蕙如，黃錫培，何永和，劉文治，楊麗瓊：慢性腎臟病之血管鈣化與治療，腎臟與透析 2015；27：129-34。

一、前言

慢性腎臟病患者常面臨血管鈣化的風險，其血管鈣化的致病機轉，主要為血管平滑肌細胞 (vascular smooth muscle cells, VSMCs) 的變性與鈣化，導致心臟瓣膜、血管內皮細胞傷害及減少血管彈性。慢性腎臟病患者常出現體內礦物質及荷爾蒙代謝的異常、腎臟骨病變及血管軟組織的鈣化，這種現象統為慢性腎臟病—礦物質骨病變 (chronic kidney disease-mineral bone disorder, CKD-MBD)。Kidney Disease: Improving Global Outcomes (KDIGO) 對於 CKD-MBD 所下的定義，是因慢性腎臟病所引起全身系統礦物質與骨骼異常的疾病，其有三個特點：（一）鈣、磷、副甲狀腺素或是維生素 D 等代謝的異常；（二）骨骼置換率、骨骼礦物化、骨量生長或是骨硬度等的異常；（三）血管或是其他軟組織的鈣化。

慢性腎臟病人的血管鈣化，常由於鈣與磷的代謝異常促使血管平滑肌細胞變性成為造骨細胞等的一系列反應。本文擬將討論慢性腎臟病患者血管鈣化的病生理及其治療方式。

二、慢性腎臟病血管鈣化的組織解剖分類

動脈血管鈣化根據動脈管壁位置的不同，分成兩大類：動脈粥狀硬化 (atherosclerosis) 與動脈中層鈣化 (medial arterial calcification) ╱動脈硬化 (arteriosclerosis)，然而大部分慢性腎臟病患者，同時存在二種的動脈血管鈣化，且病理進程常有所重疊。

1. 動脈粥狀硬化

主要發生於血管內膜層，包含有血管內皮細胞與一些內皮細胞下的結締組織，動脈粥狀硬化即是血管內膜層的發炎、增厚與鈣化。

2. 動脈硬化

動脈中間層包含了血管平滑肌與富含彈性纖維的細胞外基質，當這些彈性纖維基質的鈣化稱為動脈硬化 [1]。以放射線檢查，動脈粥狀硬化在 X 光呈現點狀鈣化病灶，而動脈中層鈣化呈現線性如軌道狀平行的鈣化病灶。

3. 組織特色、臨床症狀、危險因子、X 光檢查的敘述

(1) 內膜鈣化 (intimal calcification)；動脈粥狀硬化 (atherosclerosis)

組織特色：載脂斑塊、粥狀硬化斑塊的輕微發炎、好發於中型動脈血管、呈現片狀與單點分布。

臨床症狀──斑塊破裂：心肌梗塞、腦血管意外。
危險因子：血脂、巨噬細胞、發炎反應、高血壓性心血管疾病、糖尿病、氧化壓力。
X 光檢查：點狀的鈣化病灶。

(2) 動脈中層鈣化 (medial arterial calcification)；動脈硬化 (arteriosclerosis)
組織特色：胞外基質的沉澱、彈性纖維降解 (degradation)、凋亡小體 (apoptotic bodies) 的增生、呈現瀰漫延續性的分布。
臨床症狀──血管僵硬：左心室肥大、心瓣膜鈣化、心臟衰竭。
危險因子：彈性纖維降解、高血磷、高血鈣、血液透析、抑制鈣化因子的減少。
X 光檢查：線性如軌道狀平行的鈣化病灶。

三、血管鈣化的促成因子

1. 鈣磷的調控失衡

在慢性腎臟病的患者常伴有高血磷的情況。血磷經由平滑肌磷的細胞通道 sodium-dependent phosphate transporter 1 (PIT-1)，促使磷易進入平滑肌細胞，活化骨化因子 (ostogenic transcription factor: runt-related transcription factor 2, Runx2/Cbfα-1)，同時高血鈣進入平滑細胞後會增加由平滑肌磷的細胞通道 PIT-1 的表現，增加細胞中磷，加強活骨化因子作用，導致血管平滑肌細胞分化成造骨細胞。同時細胞中磷增加會做成平滑細胞的凋零死亡 (apoptosis)，分化後造骨細胞產生細胞外基質，幫助鈣化蛋白因子 (calciprotein particle, CPP) 在血管中沉澱，做成血管鈣化 [2-4]。

(1) 發炎作用
發炎作用和活性氧化物質是血管鈣化的另二個因子。免疫細胞會幫助 CPP 在血管中沉澱。

(2) 維生素 D 的影響
維生素 D 與鈣、磷的代謝有密切關係。過量的活性維生素 D 會導致血管和軟組織的鈣化。在體外試驗中，具有維生素 D 受體的血管平滑肌細胞和高劑量的活性維生素 D 會誘發血管平滑肌細胞的基質礦化 [5]。另有研究發現不論在主動脈上有或無維生素 D 的受體，高劑量的活性維生素 D 都會誘發血管鈣化，因此認為維生素 D 是產生全身性而非局部性的反應，來促進血管鈣化。

過量的活性維生素 D 有二種不同機轉，可促使血管平滑肌細胞的鈣化。第一方式

是藉由提高血磷／血鈣的濃度而驅使鈣化效應，第二方式是過量的維生素 D 將抑制副甲狀腺素，造成無力骨 (adynamic bone disease) 或低骨置換率狀態，使鈣磷無法進入骨骼而促成血管鈣化。然而，適量的活性維生素 D 卻能避免鈣化的效應，因其具有抗發炎和免疫調節的保護效應，所以在心血管系統上有防止鈣化的效果。一般來說，慢性腎臟病患者補充低劑量的維生素 D 已經被證實可以降低死亡率。

2. 尿毒素

慢性腎臟病患者因為腎臟功能受損，因此在體內累積尿毒物質，這些尿毒物質，也就是所謂的尿毒毒素 (uremic toxins, UTx)，已經被認為會傷害許多器官。其中一種來自於色胺酸的尿毒素是硫酸吲哚酚 (indoxyl sulfate, IS)，主要透過近曲小管分泌並從尿液排出，慢性腎衰竭時會降低腎臟對於 IS 的清除率，增加血中 IS 的濃度。在動物實驗證實，IS 明顯增加主動脈鈣化 [6]，在慢性腎臟病患者，也發現 IS 濃度與主動脈鈣化呈正相關 [7]。

四、血管鈣化的治療

1. 磷結合劑 (Phosphate Binder)

為改善慢性腎病患者血管鈣化的程度，應降低血磷的濃度，維持在正常範圍。除限制含磷的食物外，另可使用磷結合劑。

磷結合劑主要分成兩大類：含金屬的磷結合劑與非含金屬的磷結合劑。現在市場上，有數種含金屬的磷結合劑：碳酸鈣、碳酸鑭 (lanthanum carbonate)、鐵劑 (ferric citrate) [8,9]、及以前被廣泛使用的含鋁的磷結合劑，但因為鋁的毒性，現已被建議較少使用。含鈣的磷結合劑，目前被認為容易促成血管鈣化。至於非金屬的磷結合劑 sevelamer，為離子交換樹脂且不會在體內堆積，其具有多效性的功能 (pleiotropic effects)，像是降低低密度脂肪與膽固醇、減少發炎反應、增加 fetuin-A、及保護心血管的功能 [10]。

2. 維生素 D 受體的類似物 (Vitamin D Receptor Agonists, VDRAs)（活性與生理性維生素 D）

在維生素 D 不足的慢性腎臟病患者，較易造成慢性腎臟病的死亡 [11]。在慢性腎臟病患者使用 VDRAs，除可矯正副甲狀腺亢進與維生素 D 缺乏，還可以增加 Klotho 血液濃度，明顯降低主動脈的鈣化 [11]。

至於生理性劑量維生素 D 的補充，對於心血管與免疫系統有所助益，且會增加存活率 [12,13]。另在低骨置換率的病人，因造骨細胞本身具有 1α-hydroxylase 的存在，只要給與適當劑量的生理性維生素 D，即可產生造骨細胞所需的活性維生素 D，活化造骨細胞，並進而活絡骨骼的重塑過程，而降低腎骨病變的發生。

3. 擬鈣劑

擬鈣劑是一種模仿鈣離子效果的化合物，可用於治療續發性副甲狀腺亢進與骨外鈣化。其治療慢性腎臟病續發性副甲狀腺亢進的機轉，是藉由結合於副甲狀腺的鈣離子受器 (calcium sensing receptor, CaSR)，而抑制副甲狀腺的分泌。並且具有可降低血清中鈣與磷酸的效果 [14]。此外，針對血液透析患者的 ADVANCE 研究報告指出，同時使用擬鈣劑與維生素 D 受體促進劑比起單純使用維生素 D 受體促進劑，更可以減緩血管鈣化的病程 [15]。

五、結論

慢性腎臟病的病患經常有嚴重的軟組織鈣化情形，特別是在心血管系統。血管鈣化是主要的病理機轉為血管平滑肌細胞主動或被動轉變成骨／軟骨型態的生成作用。血鈣、血磷的調控異常，是刺激慢性腎臟病血管平滑肌鈣化的主要原因。血管鈣化依照患者骨置換率的情形，可以給予不同方式治療，所以瞭解血管鈣化的關鍵要素，依照患者骨骼代謝的狀況調整治療方式是必須的，才可避免造成患者潛在的危險。

參考文獻

1. Cannata-Andía JB, Rodriguez-García M, Carrillo-López N, Naves-Díaz M, Díaz-López B: Vascular calcifications: pathogenesis, management, and impact on clinical outcomes. J Am Soc Nephrol 2006; 17: S267-73.
2. Martínez-Moreno JM, Munoz-Castaneda JR, Herencia C, et al: In vascular smooth muscle cells paricalcitol prevents phosphate-induced Wnt/β-catenin activation. Am J Physiol Renal Physiol 2012; 303: F1136-44.
3. Kamiya N, Kobayashi T, Mochida Y, et al: Wnt inhibitors Dkk1 and Sost are downstream targets of BMP signaling through the type IA receptor (BMPRIA) in osteoblasts. J Bone Miner Res 2010; 25: 200-10.
4. Ducy P, Zhang R, Geoffroy V, Ridall AL, Karsenty G: Osf2/Cbfa1: a transcriptional activator of osteoblast differentiation. Cell 1997; 89: 747-54.

5. Jono S, Nishizawa Y, Shioi A, Morii H: 1,25-dihydroxyvitamin D_3 increases in vitro vascular calcification by modulating secretion of endogenous parathyroid hormone-related peptide. Circulation 1998; 98: 1302-6.
6. Adijiang A, Goto S, Uramoto S, Nishijima F, Niwa T: Indoxyl sulphate promotes aortic calcification with expression of osteoblast-specific proteins in hypertensive rats. Nephrol Dial Transplant 2008; 23: 1892-901.
7. Barreto FC, Barreto DV, Liabeuf S, et al: Serum indoxyl sulfate is associated with vascular disease and mortality in chronic kidney disease patients. Clin J Am Soc Nephrol 2009; 4: 1551-8.
8. Malberti F: Hyperphosphataemia: treatment options. Drugs 2013; 73: 673-88.
9. Phan O, Maillard M, Peregaux C, et al: PA21, a new iron-based noncalcium phosphate binder, prevents vascular calcification in chronic renal failure rats. J Pharmacol Exp Ther 2013; 346: 281-9.
10. Kidney Disease: Improving Global Outcomes (KDIGO) CKD-MBD Work Group: KDIGO clinical practice guideline for the diagnosis, evaluation, prevention, and treatment of chronic kidney disease-mineral and bone disorder (CKD-MBD). Kidney Int Suppl 2009; 113: S1-130.
11. Wu M, Rementer C, Giachelli CM: Vascular calcification: an update on mechanisms and challenges in treatment. Calcif Tissue Int 2013; 93: 365-73.
12. Teng M, Wolf M, Ofsthun MN, et al: Activated injectable vitamin D and hemodialysis survival: a historical cohort study. J Am Soc Nephrol 2005; 16: 1115-25.
13. Teng M, Wolf M, Lowrie E, Ofsthun N, Lazarus JM, Thadhani R: Survival of patients undergoing hemodialysis with paricalcitol or calcitriol therapy. N Engl J Med 2003; 349: 446-56.
14. Block GA, Martin KJ, de Francisco AL, et al: Cinacalcet for secondary hyperparathyroidism in patients receiving hemodialysis. N Engl J Med 2004; 350: 1516-25.
15. Raggi P, Chertow GM, Torres PU, et al: The ADVANCE study: a randomized study to evaluate the effects of cinacalcet plus low-dose vitamin D on vascular calcification in patients on hemodialysis. Nephrol Dial Transplant 2011; 26: 1327-39.

第 29 章

慢性腎臟病病人的磷結合劑使用

10.6140/AP.9789864371389.ch_029

許喬欣、吳義勇
臺北榮民總醫院內科部腎臟科

本文修改自許喬欣、吳義勇：慢性腎臟病病人的磷結合劑使用，腎臟與透析 2008；20：156-60。

一、前言

慢性腎臟病患的高血磷症主要是因為對磷的過濾率及排除率減少。磷的排除減少在早期可由副甲狀腺素增加而導致近曲小管的吸收減少來代償，因此血中磷離子濃度通常在腎絲球過濾率 (glomerular filtration rate, GFR) 大於 30 ml/min 時，尚能維持正常範圍內 [1]。但隨著腎功能持續惡化，尿中排出的磷離子量下降而無法趕上腸道之吸收量，因而造成高血磷症，因此大部分的尿毒症病人，皆有顯著高血磷之情形 [2]。

二、血磷控制的重要性

高血磷除了與次發性副甲狀腺功能亢進及腎性骨失養 (renal osteodystrophy) 的發生有關外，近來的研究也發現，高血磷也與透析病人心血管死亡率、總死亡率和住院率的增加有相關，致病機轉儘管目前尚未完全瞭解，但適當的控制血中的磷離子依舊是重要的課題 [3]。目前控制高血磷的方法包括飲食限制、透析及口服磷結合劑的使用。

三、血磷控制的方法與原則

飲食中磷離子的限制可早期預防次發性副甲狀腺功能亢進的發生，也可減緩慢性腎臟病患之腎功能惡化和軟組織鈣化。尿毒症病患從飲食中吸收約 50～60% 的磷離子，但隨著腎功能的惡化及尿中排除磷離子能力的降低，而逐漸產生高血磷症 [4]。但是過度限制磷離子攝取也是不實際的，且可能造成營養不良，尤其是蛋白質之攝取。照目前美國國家腎臟基金會 (National Kidney Foundation, NKF) Kidney Disease Outcome Quality Initiative (KDOQI) 準則的建議，每天每公斤最少蛋白質攝取為 1.2 g，相當於每天 800～1,000 mg 磷離子的攝取 [5]。因此單由飲食控制並無法完全控制高血磷症。

透析對磷離子的清除可因不同的模式而改變。可惜的是傳統每週三次、每次四小時的血液透析約只能清除 900 mg 的磷離子，亦即平均每天 300 mg 的磷離子 [6]。因此對大多數末期腎病變的病人來說，磷結合劑的使用是必要的。

理想的磷結合劑是單一且味道易被接受的錠劑或膠囊，可以適中易吞服，且對磷的結合力強。再者，可被完全排除而不被體內吸收，不論在任何腸胃道酸鹼值中，皆不會改變其對磷的結合力 [7]。儘管目前沒有符合所有條件的磷結合劑，但藥物仍朝向這些條件研發。從早期的氫氧化鋁開始，不但便宜且與磷結合力很好，但長期使用卻

有鋁中毒的風險。而目前常用的鈣片包含碳酸鈣以及醋酸鈣，一樣便宜且與磷結合力好，但長期使用有高血鈣且可能造成其他地方的鈣化，其中碳酸鈣的效用會受 pH 影響。新一代的磷能解，與磷結合力好且不含鋁、鈣，也不會被腸胃道吸收，臨床上更發現可能減緩冠狀動脈與主動脈的鈣化以及可能降低低密度膽固醇與發炎指標。而碳酸鑭一樣不含鋁、鈣且與磷結合力很好，但可能會沉積在體內組織 [7]。以下再就各種磷結合劑的種類作深入介紹。

四、磷結合劑的種類

1. 含鋁的磷結合劑

從 1970 年代人們開始重視高血磷症後，含鋁的磷結合劑如氫氧化鋁以及碳酸鋁就是很常用的磷結合劑。儘管效用很強，但長久使用會因沈積而造成腦病變、骨軟化症、肌肉病變及小球性貧血。當以較安全劑量給與時，其磷結合率又較碳酸鈣差 [8]。因此含鋁的磷結合劑應該只建議給與 4～8 週。應避免同時使用檸檬酸鈉或檸檬酸鈣，以防止腸胃道對磷離子大量吸收 [9]。

2. 含鈣的磷結合劑

含鈣的磷結合劑 (俗稱鈣片) 臨床上以碳酸鈣及醋酸鈣較常被使用。從 1980 年以來就因為其效用、耐受力及價格等因素被廣泛接受。然而碳酸鈣的解離率在 pH < 5 的情況下最高，卻在較高的 pH 環境下才能和磷結合，這也是為何碳酸鹽其磷結合效力較鋁鹽差之故 [10]。

儘管鈣片在臨床上廣泛被使用，越來越多的證據顯示，從腸胃道大量吸收鈣，會導致高血鈣症、無活動性骨病變 (adynamic bone disease) 及增加心血管、軟組織鈣化的風險。Goodman 等人以電子束電腦斷層掃描儀 (electron-beam computed tomography, EBCT) 來測量慢性腎臟病第 5 期病人發現其冠狀動脈鈣化分數是正常人的兩倍 [11]。London 等人發現，服用碳酸鈣之常規血液透析的病人之血管中層與內層有明顯的鈣化 [12]。另外，Sherrard 等人在大型的世代研究發現，鈣片會造成無活動性骨病變。其主要的特色是高血鈣症卻伴隨較低的副甲狀腺素與鹼性磷酸酶的濃度 [13]。

依目前 KDOQI 準則的建議每天攝取的元素鈣應小於 1.5 g [5]。但多數研究所使用的磷結合劑所含元素鈣皆超過此量，這也導致目前發展其他非鋁非鈣的磷結合劑。

碳酸鈣含有較高比率的元素鈣 (約 40%)，而醋酸鈣雖有較少的元素鈣 (約 25%)。但其與磷離子的結合能力卻相當於碳酸鈣的兩倍。醋酸鈣不論在酸鹼性環境下都有較好解離率，也因此兩者的效力相當 [14]。儘管兩者長期使用下皆有高血鈣以及便秘之副作用，卻因價格便宜，故仍為目前磷結合劑的主流。

3. 含鎂的磷結合劑

含鎂的磷結合劑如氫氧化鎂與碳酸鎂也曾被使用。但因為其對磷結合力都比鈣片差，故需大劑量才可達到相同效果，但卻又會產生高血鎂、高血鉀以及腹瀉等副作用，因此臨床上很少使用 [15]。

4. 含鐵的磷結合劑

含鐵的磷結合劑目前有檸檬酸鐵 (ferric citrate, Phosbind®，中文商品名為護腎康)，是由國人許振興教授所研發，仍臨床試驗中。

Hsu 等人在實驗中發現，檸檬氨鐵 (ferric ammonium citrate)、檸檬酸鐵及氯化鐵 (ferric chloride) 可以有效結合食物中的磷酸，以減少其吸收率。檸檬氨鐵其副作用很少，只偶發腹瀉症狀而已。但檸檬氨鐵可能不適合尿毒症病人使用，因其所含的氨基鹽會造成體內氨含量增加而增加肝臟負擔。另外，硫酸鐵及氯化鐵也可能發生代謝性酸中毒，目前認為檸檬酸鐵較適合作為磷結合劑，它不會造成鈣的滯留，並可提升血清鐵蛋白的含量，改善病人的貧血 [16]。

5. 非鋁非鈣的磷結合劑

磷能解 (sevelamer hydrochloride, Renagel®) 及碳酸鑭 (lanthanum carbonate, Fosrenol®) 為目前 FDA 所核准的新一代磷結合劑。

(1) 磷能解 (Sevelamer Hydrochloride)

磷能解可完全抵抗消化液分解，不會被腸胃道吸收。其在酸性下無法結合磷，卻在 pH = 6～7 有最好的磷結合力。它也是一種交換樹脂，可結合磷離子而釋放出氯離子。

Tonelli 等人曾經回顧了 2007 年 1 月之前所有有關磷能解的隨機性試驗中發現磷能解與鈣片相比，病人血中磷離子濃度顯著地高了 0.12 mmol/L；鈣磷乘積沒有差別；而血中鈣離子濃度則顯著降低 0.10 mmol/L。另外，在回顧了 31 個前瞻性試驗中，他並沒有發現有足夠證據顯示磷能解可改善病患的總死亡率、心血管死亡率、有症狀的骨頭疾病或病患的生活品質 [17]。大型隨機試驗如 dialysis clinical outcomes revisited study (DCOR 試驗) 亦發現磷能解與鈣片相比，並無證據能改善病人的總死亡率 [18]。

儘管磷能解不能改善總死亡率，在早期的 treat to goal (TTG) 研究中，磷能解可減緩冠狀動脈與主動脈的鈣化 [18]。另外部分小規模的研究也發現磷能解能降低低密度膽固醇 [19-21] 與發炎指標等優點 [20,22]。

(2) 碳酸鑭 (Lanthanum Carbonate)

碳酸鑭 (福斯利諾) 是地球上的微量元素。在 pH = 3～5 有最好的磷結合力，但在 pH = 1～7 仍可結合磷離子，因此在胃與小腸近段即開始與磷離子結合，這點與其他鈣片或磷能解不同。而碳酸鑭本身不但不會被吸收，不會影響到脂溶性維生素的吸收。其主要的排泄方式是從膽道，約占 85%。

碳酸鑭本身有多種劑型，大部分人所需的劑量為 1,500～3,000 mg，也就是一天只須 2～3 顆錠劑即可，跟傳統的碳酸鈣及醋酸鈣相比方便許多。

Hutchison 在隨機性試驗收集了約 800 個血液透析的病人，經過 6 個月的觀察，使用碳酸鑭的病人有 65.8% 可達到控制的血磷範圍，而使用碳酸鈣的病人則是 63.9%，兩者雖然差異不大，但使用碳酸鑭發生高血鈣的機率則明顯較少 [23]。

儘管碳酸鑭較接近所謂的理想的磷結合劑，但研究也發現碳酸鑭與鋁鹽一樣會在體內組織沉積，尤其是肝臟、骨頭、腎臟、以及腦。在一個短期 (28 天) 的的老鼠研究中發現，肝臟為主要沉積處，其濃度為其他器官的 3～30 倍。有趣的是，在尿毒症的老鼠中，其肝臟碳酸鑭的濃度為正常腎功能老鼠的 3～4.5 倍，而這也可在其他組織發現如腦、心臟、肺臟、腎臟、肌肉以及骨頭。但其血漿中碳酸鑭濃度並不會升高，這也意味著血漿中濃度沒有上升不能代表組織沉積 [24]。在長達 4.5 年的追蹤當中，血液透析病人骨頭中的碳酸鑭濃度會隨著時間而持續增加 [25]。

不過根據目前數個長期追蹤的研究 (目前最久長達 6 年)，碳酸鑭並不會造成明顯的毒性，尤其是肝臟、骨頭或腦部 [26]。

目前已知有四個主要副作用包括噁心、嘔吐、人工廔管疼痛以及腹痛。長期使用亦可能造成水腫以及肌肉酸痛 [27]。因為早期氫氧化鋁所帶給人們的慘痛經驗，所以更大規模的研究及長期追蹤組織沉積所帶來的作用是必要的。儘管如此，碳酸鑭仍有許多的優點，臨床上所造成的副作用也不明顯，因此對於有血管鈣化的病人可考慮第一線使用。

五、目前磷結合劑的困境與未來展望

按照目前的 NKF KDOQI 準則，慢性腎臟病第 3、4 期的病人其血磷濃度應控制在 2.7～4.6 mg/dl (0.87～1.49 mmol/L)，而第 5 期的病人則要在 3.5～5.5 mg/dl (1.13～1.78 mmol/L)。一旦超過此標準或副甲狀腺素 (parathyroid hormone, PTH) 濃度過高且無法用飲食控制以及血液透析的時候，磷結合劑的使用是需要的 [5]。以經濟效益來說，鈣片仍是首選，非鋁非鈣的磷結合劑如磷能解或碳酸鑭也有同樣效果但價格卻昂貴許多。當無法以其中一種控制好血磷濃度時，建議兩者或以上合併使用。此外，鈣片不應使用在矯正後血鈣大於 10.2 mg/dl (2.54 mmol/L) 或 PTH 連續兩次測量起來小於 150 pg/

ml (16.5 pmol/L) 的病人身上。尤其當病人有嚴重血管或軟組織鈣化時，建議優先使用非鈣磷結合劑。當血磷高於 7.0 mg/dl (2.26 mmol/L) 時，短期四週的氫氧化鋁使用是被建議的，但只能用一次以防鋁中毒的危機 [5]。內科治療不是萬能的，在病患的 PTH 濃度大於 800 pg/ml (88.0 pmol/L)，且合併高血鈣或高血磷無法以藥物控制時，副甲狀腺切除是必須考慮的 [5]。

六、結論

隨著腎功能惡化，高血磷症的問題一直困擾著慢性腎臟病病人與醫護人員。儘管目前有許多種類之磷結合劑可供使用，但各有其優缺點。臨床上如何選擇除了需考量每個病患不同的狀況，也考驗著醫生的智慧。

參考文獻

1. Slatopolsky E, Gradowska L, Kashemsant C: The control of phosphate excretion in uremia. J Clin Invest 1966; 45: 672-7.
2. Bricker NS, Slatopolsky E, Reiss E: Calcium, phosphorus and bone in renal disease and transplantation. Arch Intern Med 1969; 123: 543-53.
3. Block GA, Klassen PS, Lazarus JM: Mineral metabolism, mortality, and morbidity in maintenance hemodialysis. J Am Soc Nephrol 2004; 15: 2208-18.
4. Ramirez JA, Emmett M, White MG: The absorption of dietary phosphorus and calcium in hemodialysis patients. Kidney Int 1986; 30: 753-9.
5. National Kideney Foundation®: KDOQI celebrating 20 years. National Kideney Foundation®, retrieved from https://www.kidney.org/professionals/guidelines
6. Gotch FA, Panlilio F, Sergeyeva O: A kinetic model of inorganic phosphorus mass balance in hemodialysis therapy. Blood Purif 2003; 21: 51-7.
7. de Freitas D, Donne RL, Alastair JH: Lanthanum carbonate -- a first line phosphate binder? Semin Dial 2007; 20, 4: 325-8.
8. Salusky IB, Foley J, Nelson P, Goodman WG: Aluminum accumulation during treatment with aluminium hydroxide and dialysis in children and young adults with chronic renal disease. N Engl J Med 1991; 324: 527-31.
9. Coburn JW, Mischel MG, Goodman WG, Salusky IB: Calcium citrate markedly enhances aluminum absorption from aluminum hydroxide. Am J Kidney Dis 1991; 17: 708-11.
10. Emmett M: A comparison of clinically useful phosphorus binders for patients with chronic kidney failure. Kidney Int 2004; 66: S25-32.

11. Goodman WG, Goldin J, Kuizon BD, et al: Coronary-artery calcification in young adults with end-stage renal disease who are undergoing dialysis. N Engl J Med 2000; 342: 1478-83.

12. London GM, Guérin AP, Marchais SJ, Métivier F, Pannier B, Adda H: Arterial media calcification in end-stage renal disease: impact on all-cause and cardiovascular mortality. Nephrol Dial Transplant 2003; 18: 1731-40.

13. Sherrard DJ, Hercz G, Pei Y, et al: The spectrum of bone disease in endstage renal failure -- an evolving disorder. Kidney Int 1993; 43: 436-42.

14. Schaefer K, Scheer J, Asmus G: The treatment of uraemic hyperphosphataemia with calcium acetate and calcium carbonate: a comparative study. Nephrol Dial Transplant 1991; 6: 170-5.

15. Delmez JA, Kelber J, Norwood KY, et al: Magnesium carbonate as a phosphorus binder: a prospective, controlled, crossover study. Kidney Int 1996; 49: 163-7.

16. Hsu CH, Patel SR, Young, EW: New phosphate binding agents: ferric compounds. J Am Soc Nephrol 1999; 10: 1274-80.

17. Tonelli M, Wiebe N, Culleton B, et al: Systematic review of the clinical efficacy and safety of sevelamer in dialysis patients. Nephrol Dial Transplant 2007; 22: 2856-66.

18. Suki WN, Zabaneh R, Cangiano JL, et al: Effects of sevelamer and calcium-based phosphate binders on mortality in hemodialysis patients. Kidney Int 2007; 72: 1130-7.

19. Chertow GM, Burke SK, Raggi P, Treat to Goal Working Group: Sevelamer attenuates the progression of coronary and aortic calcification in hemodialysis patients. Kidney Int 2002; 62: 245-52.

20. Ferramosca E, Burke S, Chasan-Taber S, Ratti C, Chertow GM, Raggi P: Potential antiatherogenic and anti-inflammatory properties of sevelamer in maintenance hemodialysis patients. Am Heart J 2005; 149: 820-5.

21. Wilkes BM, Reiner D, Kern M, Burke S: Simultaneous lowering of serum phosphate and LDL-cholesterol by sevelamer hydrochloride (RenaGel) in dialysis patients. Clin Nephrol 1998; 50: 381-6.

22. Yamada K, Fujimoto S, Tokura T, et al: Effect of sevelamer on dyslipidemia and chronic inflammation in maintenance hemodialysis patients. Ren Fail 2005; 27: 361-5.

23. Hutchison AJ: Improving phosphate-binder therapy as a way forward. Nephrol Dial Transplant 2004; 19: 19-24.

24. Lacour B, Lucas A, Auchere D: Chronic renal failure is associated with increased tissue deposition of lanthanum after 28-day oral administration. Kidney Int 2005; 67: 1062-9.

25. Shire Pharmaceuticals Ltd: Fosrenal (lanthanum carbonate) prescribing information, 2004, retrieved from http://www.fosrenol.com

26. Pratt R: Evidence for the long-term safety and tolerability of lanthanum carbonate. J Am Soc Nephrol 2005; 16: 765A.

27. Finn WF, Joy MS: A long-term, open-label extension study on the safety of treatment with

lanthanum carbonate, a new phosphate binder, in patients receiving hemodialysis. Curr Med Res Opin 2005; 21: 657-64.

第 30 章

活性維他命 D 及其類似物於慢性腎臟病併發副甲狀腺機能亢進的治療

10.6140/AP.9789864371389.ch_030

郭旭崇[1]、林志慶[2,3]
[1] 聖保祿醫院腎臟科
[2] 臺北榮民總醫院內科部腎臟科
[3] 國立陽明大學醫學院

本文修改自郭旭崇,林志慶:活性 vitamin D 及其類似物於慢性腎臟病併發副甲狀腺機能亢進的治療,腎臟與透析 2008;20:171-7。

一、簡介

　　近年對於續發性副甲狀腺機能亢進致病機轉和臨床表現的瞭解、對鈣磷恆定與病患預後間關係的釐清、以及抑制副甲狀腺藥物的開發，都有許多新的進展。從分子生物學的觀點，已發現三種可產生療效的作用標的——鈣離子感應接受器 (calcium sensing receptor, CaSR)、維他命 D 受器 (vitamin D receptor, VDR)、細胞外磷離子感應受器。對於續發性副甲狀腺機能亢進的內科治療，便是針對這些標的，結合磷結合劑、活性維他命 D 類似物、及擬鈣作用劑 (calcimimetics) 等藥物，進行多方面的評估與治療。本文將針對活性維他命 D 類似物的角色，進行較深入的探討。

二、續發性副甲狀腺機能亢進之綜論

1. 致病機轉——瞭解致病機轉為治療之基礎

(1) 腎衰竭——腎衰竭會導致腎臟的磷排除量及 1,25-(OH)$_2$ Vitamin D$_3$ (calcitriol) 的生成量減少。血中 calcitriol 在腎絲球濾過率 (glomerular filtration rate, GFR) 小於 40 ml/min 時開始減少 [2]，在進入末期腎臟病 (end-stage renal disease, ESRD) 後更為顯著。其原因包括具合成 calcitriol 功能的腎組織的減少和高血磷對於 calcitriol 合成的抑制效應 [3]。

(2) 低血鈣及 CaSR——CaSR 高度表現於副甲狀腺，可偵測血清鈣濃度。胞外鈣濃度可透過 CaSR，調控副甲狀腺素 (parathyroid hormone, PTH) 的轉錄、分泌、和副甲狀腺的增生 [4]。低血鈣可促進 PTH 的分泌。

(3) 維他命 D 減少——維他命 D 可增加腸道磷的吸收，故其生成減少可視為腎衰竭高血磷時的一種調適反應。其缺乏可透過以下機制影響鈣離子的恆定及 PTH 的濃度 [5]：

　　a. Calcitriol 可增加鈣自腸道吸收及自骨骼釋放，故其不足會促成低血鈣，而刺激 PTH 的釋放。

　　b. Calcitriol 可作用於副甲狀腺的 VDR，以抑制 PTH 基因的轉錄，故 calcitriol 的缺乏直接地增加 PTH 的生成。

　　c. Calcitriol 濃度降低亦會減少副甲狀腺的 VDR 表現，進而透過非基因層次的作用促進副甲狀腺主細胞 (chief cells) 的增生和結節的形成。

　　　　然而，在調控副甲狀腺功能的生理上，動物實驗發現 VDR 的角色似乎不如 CaSR [6]。因此，VDR 於續發性副甲狀腺機能亢進致病機轉上的角色仍有疑義。

　　d. 高血磷——目前雖仍未發現細胞外磷酸離子感應受器，但磷酸和維他命 D 可透過調節促進尿液排磷因子 (fibroblast growth factor 23, FGF23) 調控副甲狀腺

功能 [7]。高血磷亦可減少血中離子態的鈣並干擾 calcitriol 的生成，而導致血中 PTH 濃度增加。

三、維他命 D 及其類似物於透析患者的使用

現今用於治療透析患者續發性副甲狀腺機能亢進的藥物包括：磷結合劑、維他命 D 類似物、及擬鈣作用劑 (calcimimetics)。以下將著重於維他命 D 類似物的探討。

使用活性維他命 D 類似物時，必須斟酌其可能引起高血磷及高血鈣的副作用，及在動物研究中發現高劑量可能導致血管鈣化等問題 [8]，以拿捏劑量的給與。

1. 背景──慢性腎病患者因 calcitriol 缺乏而促進續發性副甲狀腺機能亢進的發生為使用活性維他命 D 及其類似物治療的生物原理。血中 intact PTH (iPTH) 超過 300 pg/ml 的多數透析患者需使用 calcitriol 或其他維他命 D 類似物治療。將治療的適應症定於該濃度的理由如下：
   (1) 對於多數透析患者，維他命 D 及其類似物對於抑制血中 PTH 濃度的效果優於鈣的補充。
   (2) 預防副甲狀腺機能亢進較治療之更為容易。

   然而，維他命 D 會增加腸胃道鈣、磷的吸收，導致鈣磷乘積上升而產生危害。此外，也有一些證據顯示 calcitriol 可調節血管平滑肌的生長、影響血管的鈣化。為此，更具選擇性的維他命 D 類似物應運而生，其減少了高血鈣、高血磷的風險，但高劑量使用仍會導致血鈣及血磷的上升，而需併用非鈣之磷結合劑。因此，發展出具副甲狀腺組織專一性的 VDR 結合藥物才是根本解決之道。

   雖有風險，但仍有一些證據顯示活性維他命 D 治療的好處：
   (1) 一個針對許多資料庫的回溯性分析發現，使用活性維他命 D 類似物於新進血液透析病患，與安慰劑相比，有存活率上的好處 [9]，且使用 paricalcitol (Zemplar®) 的患者比使用 calcitriol 的患者有更好的存活率 [10]。
   (2) 另一個回溯性研究發現使用 alfacalcidol 的透析患者，較未使用者，有更低的風險死於心血管疾病 [11]。

2. 透析病患治療的適應症──根據 Kidney Dialysis Outcome Quality Initiative (KDOQI) 的準則，當 iPTH 大於 300 pg/ml 時，應開始使用活性維他命 D 或其類似物以將 iPTH 控制於 150 至 300 pg/ml 的範圍內。當血鈣超過 9.5 mg/dl 或血磷超過 5.5 mg/dl 時，應考慮減低劑量、使用非鈣之磷結合劑、或改用較不會增加血鈣的維他命 D 類似物。而當血鈣超過 10.2 mg/dl 或血磷超過 6.0 mg/dl 時，應停止使用活性維他命 D 及其類似物 [12]。

3. 藥物的選擇──現今已上市的維他命 D 衍生物共有六種（圖 30-1）：alfacalcidol、

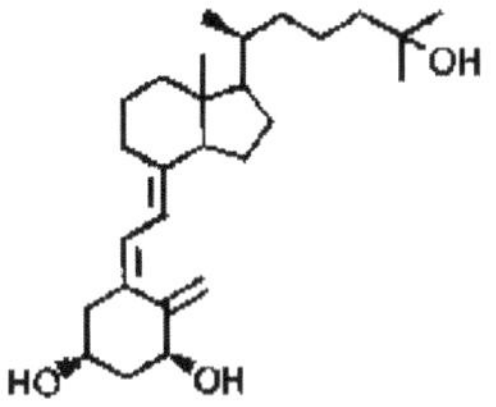

1α, 25-dihydroxyvitamin D₃
Calcitriol

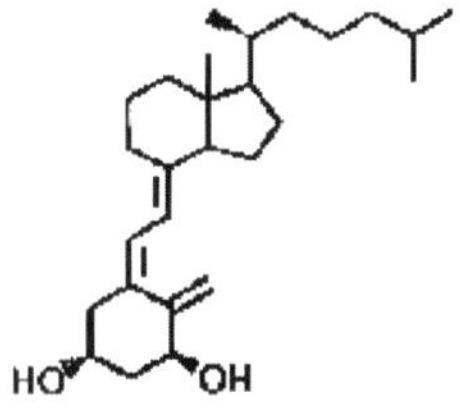

1α-hydroxyvitamin D₃
Alfacalcidol

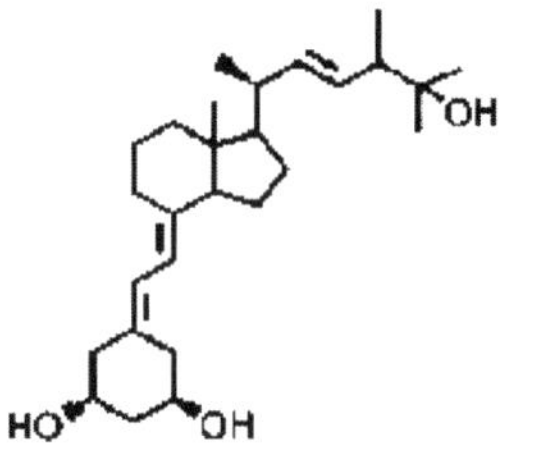

1α,25-dihydroxy-19-nor-vitamin D₂
Paricalcitol

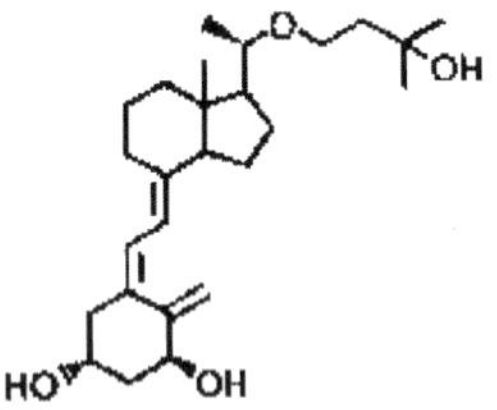

22-oxacalcitriol
Maxacalcitol

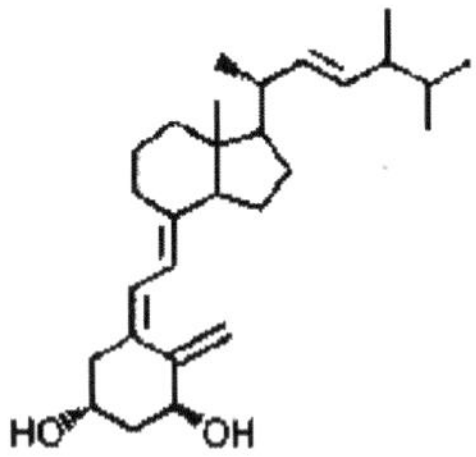

1α-hydroxyvitamin D₂
Doxercalciferol

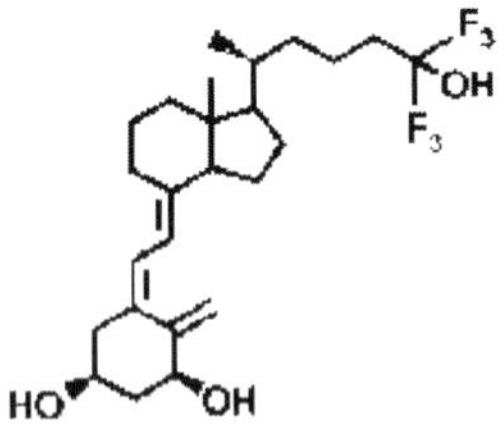

1α,25-dihydroxy-26,27-F₆-vitamin D₃
Falecalcitriol

圖 30-1　已上市之維他命 D 衍生物的化學名稱及其結構式

calcitriol、paricalcitol、doxercalciferol、falecalcitriol 及 22-oxacal-citriol，其中後三者未於台灣上市。目前國內的使用以前兩者為主。以下將就目前台灣有的三種藥物作個別介紹：

(1) Calcitriol——即 1,25-(OH)₂Vitamin D₃，為人體活性維他命 D 的原型，也是第一個用於治療的活性維他命 D 衍生物。

　　對於使用的方式上仍有爭議，包括途徑（口服或靜脈注射）、劑量與頻次（間歇性的高劑量或每日投與小劑量）及慢性腎病患者開始使用的時機等，就現有的臨床證據仍無法訂出理想的治療。

　　早期有一些未分組的研究發現間歇性高劑量靜脈注射 calcitriol 比口服 calcitriol 更有效，且病患耐受性較好。後續的研究認為間歇性的口服高劑量與靜脈注射的效果相同 [13]。但這些研究的效力都不足以建立確定的結論。

　　對於腹膜透析患者，針劑的治療並不實用，而口服間歇性大劑量與每日低劑量的給與，對於血中 PTH 的抑制效果相當 [14]。

(2) Paricalcitol——Paricalcitol 因其可能的存活率優勢和較不會增加血中鈣磷的 PTH 抑制能力而受矚目。

　　至今唯一比較 paricalcitol 與 calcitriol 的前瞻性研究發表於 2003 年的 Kidney International [15]。該研究發現兩者在主要目標（降低 PTH 達 50%) 及次要目標（高血鈣或鈣磷乘積大於 75 mg²/dl²）上，皆無統計上的差異，但

paricalcitol 達到主要目標所需時間較短，且發生持續高血鈣或鈣磷乘積超過 75 mg^2/dl^2 的次數較少。

2003 年發表於 New England Journal of Medicine 的一篇歷史性世代研究比較 paricalcitol 與 calcitriol 對於病患死亡率的影響 [10]，收集超過六萬名病患，其結論如下：

a. 追蹤三年後，paricalcitol 組的死亡率顯著較低 (paricalcitol 與 calcitriol 的粗估死亡率分別為 18 及 22.3%)，此差異在治療 12 個月後開始出現。

b. 根據 ICD-9-CM 分類，心血管疾病於 paricalcitol 組與 calcitriol 組分別占死亡的 59 及 57%。

c. 在兩年時，由 calcitriol 換為 paricalcitol 之患者的存活率顯著優於由 paricalcitol 改為 calcitriol 的患者，但無法得知是何藥物導致此差異。

d. 在所有的檢測時間點上，paricalcitol 發生血中鈣磷增加的情形顯著較少，而 PTH 的抑制程度顯著較多，但兩組間使用含鈣或非鈣磷結合劑的資料則未提供。因該研究未隨機分組，以致兩組的病患特性不同。於是，paricalcitol 是否優於其他的維他命 D 衍生物，仍有待證實。

(3) Alfacalcidol──需透過肝臟的 25-hydroxyl-ation 轉變為 calcitriol。已被證實與安慰劑相比，可抑制血中 PTH 的濃度 [16]，但未曾有與 calcitriol 比較的研究被發表。

4. 劑量──活性維他命 D 治療的理想劑量仍未確立，且治療時需考量同時使用的含鈣磷結合劑之劑量 (元素鈣的含量每日不超過 1.5 g)。目前的使用多是依據個人經驗，將血中 iPTH 值維持於 150 至 300 pg/ml 之間 [12]。持續增加活性維他命 D 的劑量至超過生理劑量時，通常可以降低 iPTH，但常導致高血磷與高血鈣。

根據 KDOQI 準則，各種維他命 D 衍生物的建議劑量如表 30-1。

表 30-1　維他命 D 劑量與血鈣、磷、副甲狀腺素濃度之相關性

血漿副甲狀腺素濃度 (pg/ml)	血清鈣濃度 (mg/dl)	血清磷濃度 (mg/dl)	鈣磷乘積	Calcitriol 於每次透析之劑量 (μg)	Paricalcitol 於每次透析之劑量 (μg)
300～600	< 9.5	< 5.5	< 55	IV: 0.5～1.5 Oral: 0.5～1.5	2.5～5.0
600～1,000	< 9.5	< 5.5	< 55	IV: 1.0～3.0 Oral: 1.0～4.0	6.0～10.0
> 1,000	< 10.0	< 5.5	< 55	IV: 3.0～5.0 Oral: 3.0～7.0	10.0～15.0

維他命 D 治療劑量的需依據血中鈣、磷、iPTH 值每 4～8 週調整一次。各種藥物的最大劑量如上表。在加量之際，需每兩週檢測一次血中鈣磷濃度。在鈣大於 10.2 mg/dl、磷大於 6.0 mg/dl、或 iPTH 小於 150 pg/ml 時需停用。通常治療初期所需劑量最大，爾後，會隨骨骼病變的改善和 iPTH 數值的下降而減少。

5. 禁忌症──若治療前病患血鈣大於 9.5 mg/dl、血磷大於 5.5 mg/dl、或鈣磷乘積大於 55 mg^2/dl^2，應先校正高血鈣或高血磷 [12]，再開始維他命 D 治療。以避免異位性鈣化和血管鈣化的風險。當血中 iPTH 小於 150 pg/ml 時，應避免使用維他命 D，以免過度抑制 iPTH 而導致不活動性骨病變。

6. 抗藥性──有將近一半嚴重副甲狀腺機能亢進患者有抗藥性的問題，原因包括：過大的副甲狀腺結節或腫塊、副甲狀腺細胞對鈣離子感受性的改變、及高血磷或高血鈣限制了維他命 D 類似物的劑量 [17]。

現有的證據顯示維他命 D 治療無法縮小副甲狀腺腺體體積，也不能減少需要切除副甲狀腺的機會。較大的腺體有較高的結節性增生或 iPTH 釋放細胞單株性增生的可能性 [18]。然而，早期治療可否改變此自然病程，仍不清楚。

四、未進入透析之慢性腎病患者的治療

1. 治療原則、理論基礎、及文獻證據──慢性腎病患者常見血中 25-(OH)D_3 偏低的情形，推測可能與生活型態改變、陽光暴露減少 [19]，及蛋白尿患者尿中流失維他命 D 與維他命 D 結合蛋白之複合物有關 [20]。25-(OH)D_3 減少時，組織內的 1α-hydroxylase 活性會下降，而減少活性維他命 D 的生成。補充生理劑量的維他命 D_2 (ergocalciferol) 可改善此一情況，降低血中 iPTH。

若已校正了營養上的維他命 D 缺乏，也適當控制了血中鈣磷後，仍無法有效降低 PTH，才需使用活性維他命 D 類似物。更有小型的前瞻性隨機分組研究發現 paricalcitol 可以減少第 3、4 期慢性腎病患者的蛋白尿 [21]。

2. KDOQI 準則的治療目標，如表 30-2。

表 30-2　副甲狀腺素濃度與慢性腎病分期之相關性

慢性腎病分期	腎絲球過濾率 (ml/min/1.73 m^2)	目標副甲狀腺素 (intact PTH) 濃度 (pg/ml)
3	30～59	35～70 (專家意見)
4	15～29	70～110 (專家意見)
5	<15 或接受透析中	150～300 (實證佐證)

3. KDOQI 處置準則——第 5 期慢性腎病患者的處置比照透析患者。對於第 3、4 期的患者,當 iPTH 超過目標值時,須先評估血中 25-(OH)D$_3$。若 25-(OH)D$_3$ 小於 30 ng/ml 時,應先補充維他命 D$_2$,劑量如表 30-3,並同時監測及控制血中鈣磷濃度。若校正後的血鈣超過 10.2 mg/dl,則應停止維他命 D 治療。若血磷超過 4.6 mg/dl,則應先用磷結合劑,若無效,則亦須停止維他命 D 藥物。一旦維他命 D 不足以改善,須讓病患持續補充含維他命 D 的綜合維他命製劑,並每年檢測 25-(OH)D$_3$ 濃度及每 3 個月檢測血中鈣磷濃度。當 25-(OH)D$_3$ 大於 30 ng/ml,但血中 iPTH 仍大於目標值時,應使用活性維他命 D 類似物治療。但血鈣大於 9.5 mg/dl、血磷大於 4.6 mg/dl、腎功能快速惡化、或病患順從性不佳時,則須停用。參考劑量如表 30-4。當 iPTH 低於目標範圍、血鈣大於 9.5 mg/dl 或血磷大於 4.6 mg/dl 時,須停止活性維他命 D 治療,待 iPTH 再次超過目標值或血中鈣磷已控制於理想值時,再開始活性維他命 D 的治療。惟再次治療時,若先前是因 iPTH 或血鈣因素而暫停治療者,須以減半之劑量重新開始治療。

表 30-3　維他命 D 缺乏症分級之定義與治療

血清 25(OH)D 濃度 (ng/ml)	定義	Ergocalciferol (vitamin D$_2$) 劑量	治療期間	備註
< 5	嚴重維他命 D 缺乏	口服每週 50,000 單位治療 12 週後,改為每月投予	6 個月	療程完成後檢驗血清 25(OH)D 濃度
		肌肉注射單一劑量 50,000 單位		確認患者遵從性,於 6 個月後追蹤血清 25(OH)D 濃度
5～15	輕度維他命 D 缺乏	口服每週 50,000 單位治療 12 週後,改為每月投予	6 個月	療程完成後檢驗血清 25(OH)D 濃度
16～30	維他命 D 不足	口服每月 50,000 單位	6 個月	

表 30-4　慢性腎病第 3、4 期時維他命 D 治療之血鈣、磷、副甲狀腺素濃度條件與劑量

血漿副甲狀腺素濃度 (pg/ml)	血清鈣濃度 (mg/dl)	血清磷濃度 (mg/dl)	Calcitriol 口服劑量	Alfacalcidol 口服劑量
> 70 (第 3 期) 或 > 110 (第 4 期)	< 9.5	< 4.6	每日 0.25 μg	0.25 μg,一週三次

iPTH:intact PTH,完整副甲狀腺激素;CKD:chronic kidney disesase,慢性腎病。

第三十章　活性維他命 D 及其類似物於慢性腎臟病併發副甲狀腺機能亢進的治療

五、結語

慢性腎病併發之副甲狀腺機能亢進是相當複雜的問題，絕非單一藥物可以妥善控制，須仰賴臨床醫師多方面的評估、時常監測並斟酌多種治療與介入，方能維持有效的治療。

參考文獻

1. Davison AM: Oxford textbook of clinical nephrology. 3rd ed. Oxford, 2005; 1828.
2. Levin A, Bakris GL, Molitch M, et al: Prevalence of abnormal serum vitamin D, PTH, calcium, and phosphorus in patients with chronic kidney disease: results of the study to evaluate early kidney disease. Kidney Int 2007; 71:31-8.
3. Portale AA, Halloran BP, Morris RC Jr: Physiologic regulation of the serum concentration of 1,25-dihydroxyvitamin D by phosphorus in normal men. J Clin Invest 1989; 83: 1494-9.
4. Panda DK, Miao D, Bolivar I, et al: Inactivation of the 25-hydroxyvitamin D 1α-hydroxylase and vitamin D receptor demonstrates independent and interdependent effects of calcium and vitamin D on skeletal and mineral homeostasis. J Biol Chem 2004; 279: 16754-66.
5. Malluche HH, Mawad H, Koszewski NJ: Update on vitamin D and its newer analogues: actions and rationale for treatment in chronic renal failure. Kidney Int 2002; 62: 367-74.
6. Denda M, Finch J, Brown AJ, Nishii Y, Kubodera N, Slatopolsky E: 1,25-dihydroxyvitamin D3 and 22-oxacalcitriol prevent the decreasein vitamin D receptor content in the parathyroid glands of uremic rats. Kidney Int 1996; 50: 34-9.
7. Saito H, Maeda A, Ohtomo S, et al: Circulating FGF-23 is regulated by 1α,25-dihydroxyvitamin D_3 and phosphorus in vivo. J Biol Chem 2005; 280: 2543-9.
8. Goldsmith D, Ritz E, Covic A: Vascular calcification: a stiff challenge for the nephrologist. Kidney Int 2004; 66: 1315-33.
9. Teng M: Activated injectable vitamin D and hemodialysis survival: a historical cohort study. J Am Soc Nephrol 2005; 16: 1115-25.
10. Teng M, Wolf M, Lowrie E, Ofsthun N: Survival of patients undergoing hemodialysis with paricalcitol or calcitriol therapy. N Engl J Med 2003; 349: 446-56.
11. Shoji T, Shinohara K, Kimoto E, et al: Lower risk for cardiovascular mortality in oral 1α-hydroxy vitamin D_3 users in a haemodialysis population. Nephrol Dial Transplant 2004; 19: 179-84.
12. National Kidney Foundation: K/DOQI clinical practice guidelines for bone metabolism and disease in chronic kidney disease. Am J Kidney Dis 2003; 42(4 Suppl 3): S1-201.
13. Mazess RB, Elangovan L: A review of intravenous versus oral vitamin D hormone therapy in

hemodialysis patients. Clin Nephrol 2003; 59: 319-25.

14. Moe SM, Kraus MA, Gassensmith CM, Fineberg NS, Gannon FH, Peacock M: Safety and efficacy of pulse and daily calcitriol in patients on CAPD: a randomized trial. Nephrol Dial Transplant 1998; 13: 1234-41.

15. Sprague SM, Llach F, Amdahl M, et al: Paricalcitol versus calcitriol in the treatment of secondary hyperparathyroidism. Kidney Int 2003; 63: 1483-90.

16. Ritzerfeld M, Klasser M, Mann H: Alfacalcidol in the therapy of renal bone disease. Int J Clin Pharmacol Ther 2001; 39: 546-50.

17. Katoh N, Nakayama M, Shigematsu T, et al: Presence of sonographically detectable parathyroid glands can predict resistance to oral pulsed-dose calcitriol treatment of secondary hyperparathyroidism. Am J Kidney Dis 2000; 35: 465-8.

18. Fukuda N, Tanaka H, Tominaga Y, et al: Decreased 1,25-dihydroxyvitamin D_3 receptor density is associated with a more severe form of parathyroid hyperplasia in chronic uremic patients. J Clin Invest 1993; 92: 1436-43.

19. Ghazali A, Fardellone P, Pruna A, et al: Is low plasma 25-(OH) vitamin D a major risk factor for hyperparathyroidism and Looser's zones independent of calcitriol? Kidney Int 1999: 55; 2169-77.

20. Schmidt-Gayk H, Grawunder C, Tschöpe W, et al: 25-hydroxy-vitamin-D in nephrotic syndrome. Lancet 1977; 2: 105-8.

21. Agarwal R, Acharya M, Tian J, et al: Antiproteinuric effect of oral paricalcitol in chronic kidney disease. Kidney Int 2005; 68: 2823-8.

第 31 章

慢性腎衰竭病人的鈣、磷代謝異常之飲食對策

10.6140/AP.9789864371389.ch_031

高治圻[1,2]、許巧縈[1]、張芳綺[1,2]、林彥仲[1,2]、吳麥斯[1,2]、
陳振文[1,2]、陳錫賢[1,2]

[1] 臺北醫學大學附設醫院腎臟內科
[2] 臺北醫學大學醫學系內科學科

本文修改自高治圻，許巧縈，張芳綺，林彥仲，吳麥斯，陳振文，陳錫賢：
慢性腎衰竭病人的鈣、磷代謝異常之飲食對策，腎臟與透析 2008；20：171-7。

一、鈣磷的正常生理

磷具有重要的生理功能，包括骨骼生長、礦物質代謝、細胞膜上磷脂質組成、細胞訊息傳遞、血小板凝集、與能量傳遞等功能。人體主要由三個器官掌管磷的恆定：腸道、腎臟與骨頭；而控制磷平衡最重要的兩個荷爾蒙是維他命 D 和副甲狀腺。飲食中有 60～70% 的磷離子在腸胃道被吸收，其中包括被動和主動運輸。由於具有重要的細胞生理功能，因此維持磷離子濃度在正常範圍內 (2.5～4.5 mg/dl) 對於細胞功能正常是很重要的。全身的磷總量有 700 g，其中 85% 是存於骨頭和牙齒中、14% 在細胞內、1% 存於細胞外；細胞外的部分，70% 是存在磷脂質中的有機磷 (organic)，剩下的 30% 是無機磷 (inorganic)，其中 15% 與蛋白質結合，剩下的 85% 與鈉、鎂、鈣等離子結合。無機磷是平時循環、抽血可量測的部分，由此可知，抽血所測量到的磷僅是身體內很小一部分的磷含量，不完全等同於身體的磷總量。健康成年人每日建議攝取的磷是 700 mg，在兒童及懷孕婦女建議可達 1,250 mg，然而現代化飲食使大部分的人都攝取了過多的磷，平均一天達到 1,000～1,400 mg，而飲食進入體內的磷有 2/3 經尿液排出，剩下的 1/3 則由糞便排出。

鈣是身體內含量最豐富的礦物質之一，其中 99% 儲存在骨頭和牙齒，1% 則在血液及軟組織中。鈣具有重要的生理功能，包括骨骼、牙齒生長，肌肉收縮、神經傳導、凝血及調節細胞分裂等功能。隨年齡與生長所需的鈣攝取量有些微不同，一般而言，9 到 18 歲年輕人每天需 1,300 mg 的鈣，19 到 50 歲的成年人需 1,000 mg，超過 50 歲則需 1,200 mg 的鈣攝取量。

二、慢性腎臟病患的鈣磷異常

正常人體內鈣、磷維持穩定，當腎功能衰退時，無法排出過多的磷，造成磷離子的堆積，長期控制不良導致副甲狀腺亢進、血管鈣化、腎性骨病變和皮膚搔癢等併發症；除這些併發症外，研究也顯示高血磷會增加透析病患的死亡率 [1]。在慢性腎臟病初期就出現磷堆積現象，但直到腎絲球過濾率小於 30 ml/min/1.73 m² 才會見到血磷升高。至於鈣離子平衡在慢性腎臟病患身上的變化還不太清楚，目前已知隨腎功能惡化，活性維生素 D 的合成減少會使腸胃道的鈣吸收減少，同時腎功能惡化會導致鈣排出減少，這些因素使血中鈣在病人身上可能出現正平衡或負平衡的現象；若鈣離子過低則會刺激副甲狀腺分泌和骨質流失，若過高則會和磷離子結合形成沉積，導致腎性骨病變與血管鈣化 [2]。

三、現代飲食中的磷與飲食對策

控制磷代謝異常的方法在於飲食中限制磷的攝取、與磷結合劑的使用。大部分的食物中都含有磷；同時，根據研究發現，近 20 年來平均每個人攝取的磷總量比過去增加了 10～15%，很大的一部分來自於加工食品，磷成了食品添加物當中很重要的成分，為什麼呢？因為磷使得食物變得更多汁、使食物保存得更久、使食物增加色澤、使食物味道變豐富、同時還可使食物維持新鮮度。

天然食物中，植物性食物 (例如植物種子、堅果、豆類等) 的磷比動物性蛋白當中的磷來得不容易吸收，原因是植物性磷主要以植酸磷 (phytate phosphorus) 的形式存在，但人體腸子內沒有分泌可分解植酸的酵素——植酸酶 (phytase) [3]，因此，這部分的磷吸收要比動物性蛋白吸收來的少，但腸道益生菌與全麥中的植酸酶可能可輔助吸收，因此攝取量大的時候其吸收仍然可觀。

食品添加物所含的磷成了現代外來磷當中很大的一部分，這部分的磷 (＞90% 可被吸收) 比天然食物當中的磷 (僅 40～60% 可被吸收) 要更容易被吸收 [4]，這些加工食品中的磷被人體吸收的量相較於天然食物中的含磷百分比是不成比例的高。

四、醫護人員與營養師之照護角色及其臨床實務

往往在醫護人員的提醒下，病人的磷仍然居高不下，分析下來有幾個因素：包括外食次數增加未隨身攜帶鈣片、衛教時間不足與或沒有提供持續性的衛教，以及不清楚高磷食物與磷的控制目標。醫師的角色在於提供病人正確的觀念、磷的控制不是一蹴可幾、也不是抽血前一兩天減少高磷食物攝取，抽血結果正常就可以減少併發症的發生；相反的，磷的控制需要持續、長時間的飲食控制、和正確的鈣片使用；護理師們總在每個月的抽血結果後，不厭其煩的向病友說明這個月的目標是否有達成，若沒有，哪些高磷食物需要減少攝取，同時給與相關的衛教單張；更進一步，對於少部分磷持續控制不良的病友，醫護人員會照會營養師，發揮團隊照護的功能。營養師會請病人將每天的飲食作詳盡的紀錄，再與病人面對面的討論。

食物選擇以天然的食物為主，盡量避免加工食品和點心，由於加工食品中磷酸鹽類添加物的使用很多，像是香腸、火腿等，容易造成磷的攝取過量。此外，使用很多酵母粉做成的麵包糕點、碳酸飲料、可可等，都是高磷的食物，要儘量避免。常用食物含磷量請參閱表 31-1。

表 31-1　常用食物含磷量表 [5]

食物種類	0～100 mg 磷／100 公克食物	100～400 mg 磷／100 公克食物	400 mg 磷／100 公克食物
主食類	白飯、煎餅	大麥、小米、胚芽米、玉米、小麥、白吐司、牛肉漢堡肉、冷凍花枝排	燕麥、麥糠
豆類／堅果類		花生、杏仁、紅豆、綠豆	黑豆、黃豆、黑芝麻、瓜子、薏仁
蔬菜類	蘿蔔乾、長年菜、莧菜	木耳、玉蜀黍、蘑菇、香菇、金針	
水產／肉類	烏賊、花枝	明蝦、小捲、牛小排、豬肝、牡蠣、香腸、豬五花、牛小排	烏魚子、干貝、柴魚片、小魚乾
奶類／加工調理類	高品質鮮乳、調味乳、養樂多、低脂優酪乳、中脂人造奶油、低鈉鹽、牛奶軟糖	脫脂低乳糖奶粉、保久乳、沙茶醬、貢丸、牛肉乾、豆沙包、紅茶葉、白巧克力	脫脂強化奶粉、全脂羊奶粉、全脂奶粉、脫脂高鈣奶粉、酵母粉、芝麻醬、花生醬、綠茶葉

五、尿毒病人在高磷血症的預防上常犯之飲食錯誤

　　平時醫護人員要提醒病友避免這些食物的攝取，以減少高血磷的發生。由於高蛋白質食物的磷含量高，因此尿毒症病人要小心選用，儘量選擇高生理價蛋白質食物，例如動物性蛋白質及黃豆，而且吃的時候要正確搭配磷結合劑，用餐時必須一口磷結合劑、一口高蛋白飲食，把磷結合劑當成配菜食用，若仍是很不習慣的病人，建議可將磷結合劑磨成粉，加到食物攪拌均勻，再一起吃也是一種方法。

　　常遇到病人說牛奶是好的蛋白質，但牛奶的磷與奶蛋白結合在一起，很難被磷結合劑結合，因此病人應該避免喝牛奶及攝取奶類相關製品，例如乳酪、起司等。吃麥片感覺很健康，但麥片的含磷量高，對洗腎病人不合適。

六、如何減少磷的攝取

　　清楚哪些食物含磷量高、減少高磷食物的攝取是飲食控制磷的關鍵。除此之外，還有哪些減少磷離子攝取的小方法呢？

1. 用白米飯取代糙米飯。
2. 用新鮮食品取代加工過的肉類、魚類或家禽。
3. 用玉米、大米製成的穀物取代麩、燕麥或全麥穀物。
4. 用低磷牛奶、非乳製奶精、豆漿、米漿取代牛奶。
5. 用蛋白取代蛋黃 (每克蛋白質的磷含量差了 16 倍)。
6. 用奶油乳酪取代起士。
7. 用自製冰茶取代可口可樂。
8. 用餅乾取代巧克力或堅果。
9. 用果醬或蜂蜜取代花生醬。

七、結論

在慢性腎臟病患者，足夠的蛋白質攝取、低磷飲食、與正常的血清磷濃度病患有最好的預後 [6]；攝取營養價值高的動物性和植物性食物，避免高度加工的食品，搭配足夠量的透析與磷結合劑的使用；同時政府食品藥物管理署建立更為完整而清楚的標示食品含磷量，將可幫助慢性腎臟病患將鈣磷平衡控制得更好，並改善病人的預後。

參考文獻

1. Block GA, Klassen PS, Lazarus JM, Ofsthun N, Lowrie EG, Chertow GM: Mineral metabolism, mortality, and morbidity in maintenance hemodialysis. J Am Soc Nephrol 2004; 15: 2208-18.
2. Spiegel DM, Brady K: Calcium balance in normal individuals and in patients with chronic kidney disease on low- and high-calcium diets. Kidney Int 2012; 81: 1116-22.
3. Uribarri J, Calvo MS: Hidden sources of phosphorus in the typical American diet: does it matter in nephrology? Semin Dial 2003; 16: 186-8.
4. Sullivan CM, Leon JB, Sehgal AR: Phosphorus-containing food additives and the accuracy of nutrient databases: implications for renal patients. J Ren Nutr 2007; 17: 350-4.
5. 衛生福利部食品藥物管理署：食品營養成分資料庫 (新版)，2015，取自 https://consumer.fda.gov.tw/Food/TFND.aspx?nodeID=178
6. Shinaberger CS, Greenland S, Kopple JD, et al: Is controlling phosphorus by decreasing dietary protein intake beneficial or harmful in persons with chronic kidney disease? Am J Clin Nutr 2008; 88: 1511-8.

國家圖書館出版品預行編目（CIP）資料

慢性腎臟病及其合併症：治療與照護手冊 / 王守玠等作. -- 初版. -- 新北市：華藝學術，台灣腎臟醫學會，2018.04
　面；公分
ISBN 978-986-437-138-9 (平裝)
1. 腎臟疾病

415.81　　　　　　　　　　　　　106015463

慢性腎臟病及其合併症：治療與照護手冊

主　　編／陳靖博、張家築、張浤榮、吳家兆、陳永昌
作　　者／王守玠、王奕山、王淑麗、王舒民、何永和、何韋德、吳明儒、吳采虹、吳建興、吳麥斯、吳義勇、李文欽、李宜哲、李建德、周獻章、林志慶、林彥仲、林家弘、林堯彬、林景坤、林鈺琳、林靜皓、邱怡文、洪崇尹、唐德成、徐國雄、徐煜能、馬紹銘、高治圻、高銘聰、張立群、張芳綺、張家築、張浤榮、莊峰榮、許巧縈、許國泰、許喬欣、郭旭崧、郭健群、陳甫安、陳呈旭、陳怡安、陳虹霖、陳振文、陳鈺如、陳德全、陳錫賢、陳薏如、陳鴻鈞、彭聖曾、曾偉誠、游棟閔、游顯妹、黃尚志、黃秋錦、黃惠勇、黃錫培、楊得政、楊智超、楊雅斐、楊麗琼、詹尚儒、劉文治、蔡尚峰、鄭本忠、蕭仕敏、賴美玉、簡玉樹、簡登淵、蘇鈺壬
（依姓氏筆劃排序）

責任編輯／詹雅婷
美術編輯／黃宏穎
版面編排／王凱倫

發　行　人／常效宇
總　編　輯／張慧銖
發行業務／張書綸
共同出版／華藝學術出版社（Airiti Press）
　　　　　地址：234 新北市永和區成功路一段 80 號 18 樓
　　　　　電話：(02)2926-6006　　傳真：(02)2923-5151
　　　　　服務信箱：press@airiti.com

　　　　　台灣腎臟醫學會
　　　　　地址：100 台北市中正區青島西路 11 號 4 樓之 1
　　　　　電話：(02) 2331-0878　　傳真：(02) 2383-2171
　　　　　服務信箱：snroctpe@ms1.hinet.net

發　　行／華藝數位股份有限公司
　　　　　戶名（郵局／銀行）：華藝數位股份有限公司
　　　　　郵政劃撥帳號：50027465
　　　　　銀行匯款帳號：0174440019696（玉山商業銀行　埔墘分行）
法律顧問／立暘法律事務所　歐宇倫律師
Ｉ Ｓ Ｂ Ｎ／978-986-437-138-9
Ｄ　Ｏ　Ｉ／10.6140/AP.9789864371389
出版日期／2018 年 4 月初版
定　　價／新台幣 520 元

版權所有・翻印必究　　Printed in Taiwan
（如有缺頁或破損，請寄回本社更換，謝謝）

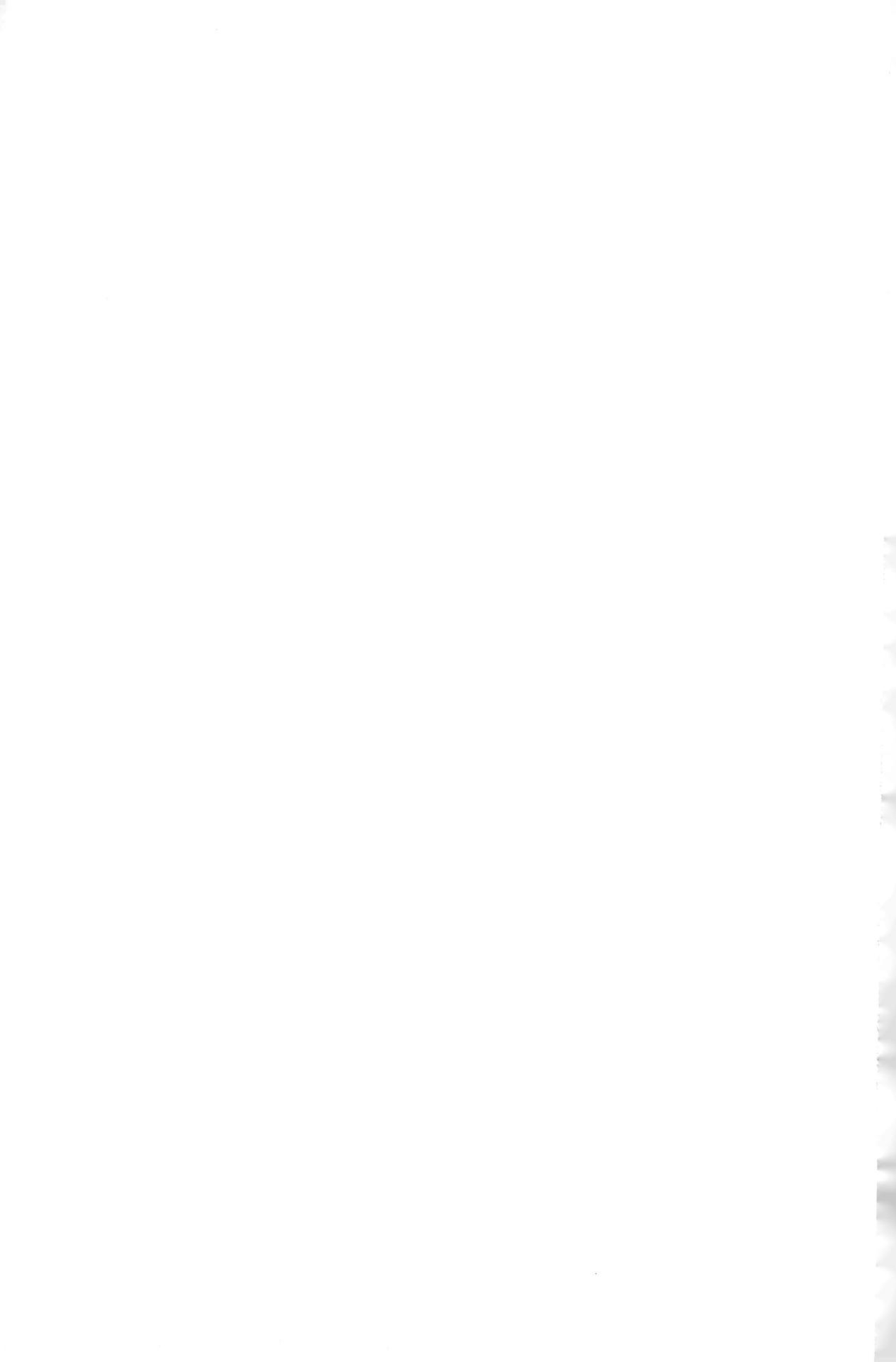